Cécile Loetz + Jakob Müller

Mein größtes Rätsel bin ich selbst

Die Geheimnisse
der Psyche verstehen

Hanser

5. Auflage 2025

ISBN 978-3-446-27608-6

Kolbergerstraße 22 | 81679 München | info@hanser.de

Umschlag: Birgit Schweitzer, München
Motiv: © asbe / iStock / Getty Images Plus;
Illustration: © Cécile Loetz und Jakob Müller
Satz: Sandra Hacke, Dachau
Druck und Bindung: CPI books GmbH, Leck
Printed in Germany

FSC www.fsc.org
MIX
Papier | Fördert gute Waldnutzung
FSC® C083411

Inhaltsverzeichnis

Einleitung
Mein größtes Rätsel bin ich selbst 7

Konrad
Die Melancholie des Lichts oder:
Die Weiße Depression 13

Maike
Abschied von »Nimmerland« oder:
Das Rätsel der Prokrastination 103

Aliya und Shadi
Die verlorenen Worte. Eine Kindertherapie 155

Tom
Therapie mit einem Narzissten 215

Dank 299

Weiterführende Hinweise
und Literaturempfehlungen 300

Register 303

Einleitung
Mein größtes Rätsel bin ich selbst

Eine Frau hat alles, was es vermeintlich braucht, um zufrieden zu sein: einen soliden Beruf, eine Partnerschaft, tolle Kinder. Trotzdem scheint ihr Leben von einer tiefen Sinnlosigkeit durchzogen, und jeden Morgen muss sie sich überwinden, aus dem Bett zu steigen. Nach außen hin zeigt sie das nicht, wahrscheinlich ahnt niemand, wie es ihr wirklich geht. Warum sie das Leben so sinnlos erlebt, kann sie selbst nicht sagen.
Ein Student lernt auf seine Prüfungen so kurzfristig, dass immer unsicher ist, ob er sie überhaupt bestehen wird. Alle Lernpläne und Motivationstricks erweisen sich als wirkungslos. Auch sonst neigt er zur Prokrastination, schiebt Verpflichtungen aller Art auf, als müsse er jeden Schritt in seinem Leben gegen eine zähe Masse in seinem Inneren setzen.
Eine junge Frau gerät auf unerklärliche Weise immer wieder in dieselbe Situation: Ihre Beziehungen zu Männern scheitern, auf die immer gleiche Weise – trotz ihrer Bemühungen, bei jedem neuen Partner alles anders anzugehen und nach einem völlig anderen Typus Mann zu suchen. Sie befürchtet, zu keiner stabilen Partnerschaft fähig zu sein.
Wieder einer anderen Person fällt es schwer, sich von den Wünschen anderer abzugrenzen. Sie kann nicht Nein sagen und lässt sich immer wieder in ungewollte Verpflichtungen oder andere unangenehme Situationen verwickeln.

Dies sind nur einige jener vielgestaltigen Hemmnisse und Verstrickungen, in die unser psychisches Leben geraten kann. Alle Beispiele stellen uns vor ein Rätsel. Warum tun wir nicht das, was wir doch eigentlich wollen? Was führt uns immer wieder in dieselben Situationen, allen guten Vorsätzen zum Trotz? Das Schicksal? Wir selbst, gleichsam als das größte Rätsel von allen? Rätselhaft sind nicht nur jene kleineren oder größeren Störungen des Alltags, denen wir uns mit etwas Humor oder einem gewissen Schulterzucken fügen können: »So bin ich eben.« Auch das Wesen einer tiefen psychischen Krise besteht meist darin, dass das, worunter wir leiden, sich unserem Willen und unserer Kontrolle entzieht. Wir leiden, obwohl es scheinbar keinen triftigen Grund dazu gibt. Wir sind niedergeschlagen und traurig, obwohl doch »eigentlich alles gut ist«, fühlen uns nicht geliebt, obwohl die anderen uns versichern, dass sie uns mögen, haben Angst, obwohl keine Gefahr droht, werden impulsiv, obwohl es um Kleinigkeiten geht, oder werden von Zuständen überwältigt, die wir anderen kaum mit Worten beschreiben können.

Unser Buch erzählt die Geschichten von Menschen, die in solche Krisen geraten sind, und von ihrer Suche nach Antworten. Alle Menschen, von denen in den folgenden Kapiteln die Rede sein wird, haben eine Psychotherapie unternommen. Wir schildern den Verlauf dieser Therapien aus der Perspektive der Therapeutinnen und Therapeuten. Es ist eine Reise durch die innere Welt dieser Menschen, aber auch die Geschichte jener besonderen Beziehung, die in einer Psychotherapie zwischen Therapeut und Patient entsteht. Denn letztendlich sind unsere Beziehungen der Schlüssel für Veränderungen, auch und gerade in einer Therapie.

Alle Therapien, von denen wir in diesem Buch erzählen, folgen einem psychoanalytischen Setting. Mit der Psychoanalyse konzentrieren wir uns auf eine therapeutische Herangehensweise, die für unsere Zeit vielleicht ungewöhnlich scheint. Dies zeigt schon die Tatsache, dass die therapeutischen Prozesse, die wir in diesem Buch schildern, allesamt ihre Zeit gebraucht haben, manche weniger, manche mehr. Die geschilderten Therapien sind keine Wunderkiste mit Tipps und Tricks, anhand derer sich Symptome vermeintlich im Handumdrehen zum Verschwinden bringen lassen, noch können sie ein Heilungsversprechen durch den Einsatz einer vermeintlich bahnbrechenden Methode geben. Unsere Gesellschaft begegnet jenem Rätselhaften, das psychischem Leiden innewohnt, mit vielgestaltigen Versuchen, Kontrolle über das psychische Leben herzustellen. Es herrscht kein Mangel an Ratgebern, Techniken, Anleitungen, wie wir uns selbst in eine gewünschte Richtung lenken, unsere Gedanken und Gefühle verändern oder umprogrammieren können. Aber so wenig es eine Anleitung für unser Leben gibt, so wenig gibt es eine Anleitung für unsere Psyche. Auf dem Feld psychischer Hilfen gilt, dass es kein Allheilmittel gibt, vermeintlich schnelle Lösungen oft nicht nachhaltig sind. Jeder Mensch muss letztlich für sich einen eigenen Weg finden, der für ihn gangbar ist. In einer Psychotherapie geht es zugleich auch immer um einen gemeinsamen Weg, weshalb es wichtig ist, dass Patient und Therapeut miteinander harmonieren. Wir möchten in unserem Buch zeigen, welche Prozesse entstehen können, wenn Patient und Therapeut in einen solchen Austausch kommen – und wie sich darin auch etwas Hilfreiches für private Beziehungen und das eigene psychische Leben entdecken lässt.

Wir möchten versuchen, einen Einblick in jene »Rätsel der Psyche« zu geben, wie sie uns in unserer Arbeit als Psychotherapeuten begegnen. Oftmals ist ein psychisches Symptom, seien es Niedergeschlagenheit, Ängste oder sich wiederholende Beziehungsmuster, nur das Anzeichen für ein Problem, das wir noch nicht verstanden haben, das uns in diesem Sinne unbewusst ist – gerade dann, wenn es hartnäckig ist und sich nicht durch Willenskraft beseitigen lässt. Etwas, das uns manchmal wie ein Schatten durch unser Leben begleitet, der uns überallhin verfolgt, egal, wie schnell wir zu rennen versuchen. Es geht darum, sich selbst besser zu verstehen und über diesen Prozess mehr innere Freiheit zu gewinnen. Denn nur, wenn wir wissen, was wir tun, öffnet sich uns ein Spielraum, um uns aus festgefahrenen Mustern lösen zu können.

Das Wort »Psychoanalyse« weckt üblicherweise gleich eine Reihe von Assoziationen und klingt in vielen Ohren verstaubt. Man denkt an Sigmund Freud, die Couch, an den »Ödipuskomplex« und Schlagworte wie Verdrängung, Triebe, Trauma. Doch die Psychoanalyse ist viel mehr als das: Sie hat eine lange Geschichte, in der sich Theorien und therapeutisches Vorgehen immer wieder gewandelt haben. Psychoanalytische Therapien werden in vielen Ländern weltweit praktiziert, wobei es mitunter sehr unterschiedliche Ansätze und Herangehensweisen gibt. In Deutschland sind psychoanalytische Therapien neben Verhaltenstherapien und Systemischen Therapien wissenschaftlich anerkannt und werden von den gesetzlichen Krankenkassen übernommen. Sie machen etwa die Hälfte aller Psychotherapien aus. In Form eher kürzerer und fokussierter Therapien finden sie sich unter dem Namen »Tiefenpsychologisch fundierte Psychotherapie«, für eher längere und intensivere Formen unter dem Namen »Analytische Psychotherapie«.

Aktuelle psychoanalytische Ansätze haben wenig mit dem Klischeebild dunkler Triebe oder heimlicher verderbter Wünsche zu tun, die auf der Couch zutage gefördert werden. Ein zentraler Grundsatz der zeitgenössischen Psychoanalyse ist, dass sich unser Selbst aus den Beziehungserfahrungen bildet, die wir im Verlauf unseres Lebens machen. Beziehung ist der Stoff, aus dem unsere Psyche ist – wir erfahren von anderen, wer wir sind. Daran erinnert vielleicht schon unser Name, den wir uns nicht selbst gegeben haben. Menschen verinnerlichen ihre Beziehungserfahrungen, machen das, was sie mit anderen erfahren, zu einem Teil des Selbst. Die Bindungserfahrungen, die wir als Kinder in unseren Familien machen, sind für unsere spätere Entwicklung besonders prägend. Aus diesen frühen Erfahrungen entsteht ein tiefes Wissen über uns selbst, das uns meist nicht bewusst ist, sondern von dem wir ganz implizit ausgehen, das zur Brille wird, durch die wir auf die Welt schauen: ob wir gut sind, wie wir sind, ob wir geliebt werden, uns sicher fühlen und den anderen vertrauen dürfen. Aber auch spätere Beziehungserfahrungen, etwa mit Freunden, in einer Partnerschaft – oder in einer Therapie –, nehmen Einfluss auf das Bild, das wir von uns selbst und anderen haben. Das bedeutet auch: Wir können uns durch neue Beziehungserfahrungen ändern. Hinter vielen psychischen Schwierigkeiten steht auch ein unverstandener Appell an den anderen: ein Wunsch, gesehen und geliebt zu werden, eine Wut oder Enttäuschung, weil man nie gehört wurde, eine Angst, den anderen zu verlieren, oder ein innerer Rückzug, um nicht wieder verletzt zu werden. In unserer Arbeit als Psychoanalytiker versuchen wir, die Spur der Beziehungsgeschichte unserer Patientinnen und Patienten nachzuzeichnen und zu verstehen, was ein psychisches Symptom mit dem Leben und der Geschichte eines Menschen zu tun hat. Manchmal kann eine psychische Verletzung nur überwunden werden, wenn man jener Stimme Gehör schenkt, die man ein Leben lang in sich unterdrückt hat, sie gerade nicht mit Techniken der Selbstdisziplinierung wieder zum Verstummen zu bringen versucht.

Warum das in manchen Fällen so schwierig ist, aber auch, wie es gelingen kann, davon handelt dieses Buch. Dabei geht es uns nicht nur darum, die Geschichte von einzelnen Patienten zu erzählen. Diese Geschichten sind vielmehr auch der Anlass, allgemein Licht in die Rätsel unseres unbewussten Lebens zu bringen. Alle Therapieerzählungen enthalten Passagen, die die Hintergründe zu bestimmten Fachbegriffen und Terminologien erhellen – in einer Bedeutung, wie sie vielleicht vielen nicht bekannt ist. Ein Register am Ende des Buchs hilft bei der Suche und Orientierung im Text. Davor finden sich zudem Verweise auf einzelne Folgen unseres Podcasts »Rätsel des Unbewussten« sowie ausgewählte Literaturempfehlungen, die einige der Themen, die wir hier erzählerisch berühren, noch einmal aus der Perspektive der klinischen Praxis und der Wissenschaft vertiefen. Zu jeder Therapiegeschichte findet sich auf unserer Homepage (www.psy-cast.de) zudem eine ausführliche Nachbesprechung durch die Autoren. Die Geschichten in diesem Buch beruhen auf tatsächlichen Therapieverläufen, sind aber so stark abgewandelt, anonymisiert und fiktionalisiert, dass kein Rückschluss auf eine reale Person möglich ist. Wir danken allen, die uns erlaubt haben, andere an ihrem therapeutischen Prozess teilhaben zu lassen.

Wir hoffen, dass wir mit diesem Buch einer Perspektive eine Stimme leihen können, die in unseren gegenwärtigen Debatten oft vergessen wird. Vielleicht kann aus unserem Beitrag die eine oder der andere eine Anregung gewinnen, sich selbst und andere Menschen besser zu verstehen. Auch wenn sich jenes Rätsel, das wir uns selbst sind, wohl niemals vollends ergründen lässt.

Um der Lesbarkeit willen verzichten wir in unserem Buch auf das Gendern. Selbstverständlich dürfen sich alle Menschen gleichermaßen angesprochen und zur Lektüre eingeladen fühlen.

Konrad

Die Melancholie des Lichts oder: Die Weiße Depression

Die Geschichte führt uns in die Praxis eines männlichen Psychoanalytikers mittleren Alters, der über seine Arbeit mit seinem Patienten Konrad berichtet. Es handelt sich um eine Analytische Psychotherapie, deren Kosten von den gesetzlichen Krankenkassen in Deutschland übernommen werden. Die Stundenzahl ist vorab auf üblicherweise bis zu 300 Sitzungen festgelegt. Die Sitzungen finden mehrmals in der Woche statt, Patienten können, müssen dabei nicht auf der Couch liegen.

Künstliche Sterne

Ein berühmter psychoanalytischer Satz besagt, dass alles, was wir in unserer Geschichte nicht bewältigt haben, zur Wiederholung verdammt ist. Eine Verletzung, die wir in unserem Leben erleiden, wirft eine Frage auf, die wir zu beantworten suchen und gleichsam an jeden Menschen richten, der uns fortan begegnet. Unsere Psyche kommt nicht zur Ruhe, ehe sie eine Antwort gefunden hat. Wenn ich an meine Arbeit mit Konrad denke, glaube ich, dass er mir eine solche Frage schon gleich bei unserem ersten Aufeinandertreffen gestellt hat. Aber es hat lange gedauert, ehe ich sie verstanden habe.

Es ist ein wolkenverhangener Nachmittag im ausklingenden Sommer, kurz nach den großen Ferien. Zu meiner psychotherapeutischen Sprechstunde erscheint ein Mann Anfang 40, eher schmal gebaut, schon etwas schütteres, grau meliertes Haar. Mein erster Eindruck: eigentlich ein attraktiver Mann, der aber nicht wirklich etwas aus sich macht. Seine Kleidung, Bomberjacke, Jeans, Mütze mit englischer Aufschrift, verleiht ihm eine beinahe jugendliche Erscheinung und erinnert an die 90er-Jahre, als Konrad jung gewesen sein muss. Er begrüßt mich mit einem Nicken sowie einer überraschend tiefen Stimme, sein Blick ist freundlich, aber auch gleichgültig, wenig neugierig, als wäre er schon oft hier gewesen. Etwas umständlich befestigt er seinen Rucksack an der Vorrichtung in meiner Garderobe, ehe er mich in den Therapieraum begleitet, wobei er sich beim Schritt über die Türschwelle duckt, als fürchte er, sich den Kopf zu stoßen.

Als Konrad an mir vorübergeht, entsteht in mir ein merkwürdiger Eindruck: Ich meine, den Geruch von etwas wahrzunehmen, das ich von irgendwoher kenne, so vage und flüchtig, dass ich mir nicht sicher bin, ob ich es mir nur eingebildet habe. Vielleicht ist es sein Rasierwasser? Etwas erinnert mich an eine Art von Männlichkeit, die es heute kaum noch gibt – und die auch Konrad, von außen besehen, wenig zu vertreten scheint: der Geruch von Kernseife, nach hinten gekämmte Haare, Bügelwäsche, die morgentliche Rasur vor dem Spiegel, reinweißer Hemdkragen – für einen Moment durchzuckt mich der unheimliche Eindruck, eine mir seit Kindertagen bekannte und lange verschollene Person betrete den Raum, und nicht ein Patient, den ich noch nie gesehen habe. Ehe ich es recht greifen kann, ist das Gefühl verflogen.

Stattdessen greift nun ein anderes Gefühl Raum, das mich über lange Phasen der Therapie begleiten wird: eine ratlose Leere sowie der Eindruck, die Zeit vergehe nur quälend langsam.

Konrad setzt sich, schweigt, blickt auf seine weißen Turnschuhe und eröffnet das Gespräch schließlich mit den Worten: »Ich weiß nicht, ob ich hier richtig bin. Ich hab gedacht, so etwas wie hier brauche ich eigentlich nicht. Aber mein Hausarzt meinte, ich soll einmal einen Termin bei einem Psychotherapeuten machen.«

»Weshalb denn?«, frage ich.

»Wegen Depressionen. Aber ich weiß nicht, ob ich das wirklich habe. Vielleicht geht es auch um etwas anderes.«

Konrad kann nicht recht erklären, was er damit meint. Er berichtet, dass er seit einiger Zeit unter Panikattacken leidet. Sie kämen vor allem nachts, rissen ihn aus dem Schlaf. Er wisse nicht, ob er schlecht geträumt habe, denn er könne sich seit seiner Jugend nicht an seine Träume erinnern. Er wache auf mit Herzrasen und einem »komischen Gefühl«: »Es ist, als wäre der Raum um mich leer, alles schwarz, da gibt es nichts anderes, nur mich und sonst nichts. Dann ist da so eine Angst, ich weiß nicht, vor was.« Der Arzt habe alles Mögliche abgeklärt, mit seinem Herzen und »im Kopf« sei alles okay. »Also mehr oder weniger«, sagt Konrad. Er sei kein Hypochonder, aber er merke doch, dass etwas nicht so ist, wie es sein sollte, »da oben stimmt etwas nicht« – Konrad tippt mit dem Finger an seine Stirn.

Ich sage: »Nachts aufwachen, und der Raum um Sie herum ist leer. Das hört sich an wie ein Gefühl von schrecklicher Verlassenheit.«

Konrad übergeht meine Worte, spricht weiter, ohne mich anzusehen. Er könne dann nicht mehr einschlafen, müsse grübeln, aber seine Gedanken hätten »keinen Inhalt«. Das sei eigentlich noch schlimmer als die Angst. Etwa vor einem Jahr, im letzten November, habe es begonnen. Er leide allerdings schon länger unter Schlafstörungen, könne sich nicht erinnern, wann er das letzte Mal eine Nacht durchgeschlafen habe, »das muss Jahrzehnte her sein«. Damit er überhaupt schlafen kann, nimmt er seit einiger Zeit ein mildes Antidepressivum.

Ich frage: »Haben Sie selbst eine Idee, wie das kommt: das mit der Angst und den Schlafstörungen?«

Konrad: »Ich weiß nicht. Ich weiß es wirklich nicht … Ich denke, ich brauche einen Neuanfang«, sagt er, »vielleicht ein neuer Job oder eine neue Stadt oder so etwas. Aber wohin, das weiß ich nicht.«

Wie Konrad von sich erzählt, entsteht in mir das Bild eines Mannes, der in der Mitte seines Lebens nicht mehr weiterkommt, der an einem unsichtbaren Hindernis festzuhängen scheint. Er arbeitet als Techniker im örtlichen Planetarium. Für meine Ohren klingt das nach einer durchaus interessanten Tätigkeit, doch noch ehe ich etwas dazu sagen kann, beschreibt Konrad sie so: »Das ist eigentlich nur für Besucher spannend. Wenn man das erste Mal da ist oder als Kind oder so. Aber wenn man es hundert Mal gesehen hat: Das ist auch nichts anderes als ein Kino, nur dass die Filme veraltet sind.« Die Arbeit sei in Ordnung, aber im Grunde langweile er sich und würde gerne etwas anderes machen als jeden Tag »künstliche Sterne« an die Leinwand werfen. Er hat schon einige Anläufe unternommen, Kurse gemacht, Fortbildungen, aber daraus ist immer nichts geworden, »nie hab ich wirklich etwas umgesetzt«. Warum, kann Konrad nicht sagen, irgendwie »ging es dann immer nicht weiter, wenn es darauf ankam«.

Er lebt alleine, seine letzte Beziehung ist vor einigen Jahren in die Brüche gegangen. Er wünsche sich eigentlich schon Familie und Kinder und hätte sich das auch mit Tanja, seiner letzten Partnerin, vorstellen können.

»Aber irgendwie hat etwas zwischen uns gefehlt. Seitdem habe ich nicht mehr wirklich gesucht. Jetzt bin ich auch schon 42. Ich glaube nicht, dass das noch etwas wird.«

Die Beziehung mit Tanja sei die längste in seinem Leben gewesen, über fünf Jahre waren sie ein Paar. Zu Beginn der Beziehung habe es eigentlich gut gepasst zwischen beiden. Doch nach und nach habe Tanja ihm immer mehr Vorwürfe gemacht, immer wieder Dinge eingefordert: »Sie war eigentlich ständig enttäuscht von mir. Sie meinte: ›Du bist nie wirklich da!‹«

Als ich ihn frage, was Tanja damit gemeint haben könnte, antwortet Konrad: »Ich weiß es immer noch nicht. Ich hab mir schon Zeit genommen. Wir haben Sachen unternommen, haben das gemacht, was sie wollte … aber das hat ihr irgendwie nicht gereicht. Anscheinend konnte ich ihr nicht geben, was sie gesucht hat.«

Konrad erzählt davon ohne Vorwurf oder irgendeine andere Regung in der Stimme, liefert mir eher einen faktischen Bericht. Mittlerweile hat Tanja einen neuen Partner, im letzten Jahr haben sie und er eine Tochter bekommen. Zur Geburt kam eine Karte mit einem Foto der Kleinen: Sie sei »wirklich süß«, er erkenne Tanja in ihren Gesichtszügen wieder. Statt die Karte wegzuwerfen, wie er es eigentlich habe machen wollen, habe Konrad sie behalten, sie sogar bei sich im Wohnzimmer aufgestellt.

Ich sage: »Wie eine Erinnerung daran, was Sie sich eigentlich mit ihr ersehnt haben.«

Konrad, ohne aufzusehen: »Ja.«

Ich: »Das muss ziemlich schmerzhaft gewesen sein.«

Konrad: »Ich freue mich für Tanja, dass es ihr gut geht. Dass sie es geschafft hat, glücklich zu sein.«

Ich: »Aber Sie selbst haben das Gefühl, dass Sie es nicht schaffen …«

Konrad: »Das ist kein Gefühl, sondern die Wahrheit. Ich hab es verbockt.«

Als ich meinen Gedanken ausspreche, er stecke irgendwie im Leben fest und wisse gerade nicht recht weiter, schaut mich Konrad das erste Mal an und nickt: »Das trifft es gut.«

Mein erster Eindruck ist, dass Konrad unter so etwas wie

einem festgefrorenen Liebeskummer leidet. Seine Beziehung, in die er Hoffnungen gesetzt hatte, ist gescheitert, und er kann sich nicht erklären, warum. Das ist ihm nicht das erste Mal passiert, schon mehrere Beziehungen seien auf ähnliche Weise gescheitert. Doch es scheint nicht nur um eine Partnerschaft und die Gründung einer Familie zu gehen, sondern um etwas ganz Grundsätzliches in Konrads Leben. Er hat keine echte Freizeitbeschäftigung; mit seinen wenigen Freunden unternimmt er nur selten etwas. Er geht einem Beruf nach, mit dem er nicht wirklich zufrieden ist – »künstliche Sterne« statt etwas, das für ihn Bedeutung hat –, zumindest kann er seine Tätigkeit, obwohl sie eigentlich interessante Seiten hat, nicht mit einer solchen Bedeutung besetzen, führt sie nur maschinenhaft-gleichgültig aus. Aus irgendeinem Grund kann Konrad eine bestimmte Schwelle im Leben nicht nehmen, nicht wirklich zu etwas finden, das ihn zufrieden macht. Etwas fehlt. Aber was?

Ich sage: »Ich habe das Gefühl, Sie warten auf etwas, aber es kommt nicht. Das Leben zieht weiter, andere gründen eine Familie, scheinen glücklich zu sein. Aber für Sie wird die Zeit knapp. Vielleicht lässt Sie das in der Nacht aufschrecken?«

Konrad: »Aber das ist eigentlich ziemlich dumm. Im Leben gibt es nichts umsonst, da braucht man auf nichts warten. Man muss es selbst in die Hand nehmen, etwas aus sich machen. Das hab ich nicht geschafft.«

Ich: »Ihr Leben ist aber noch nicht am Ende.«

Konrad: »Aber viel Zeit habe ich nicht mehr. Man setzt sich in meinem Alter auf keine Schulbank mehr. Man gründet auch keine Familie mit 50« – er lacht verbittert – »da haben andere bald schon Enkelkinder.«

Ich: »Dann ist es vielleicht wichtig zu verstehen, warum das so ist. In unserer Arbeit könnte es darum gehen, herauszufinden, was Sie festhält – und wie Sie weiterkommen können.«

Konrad gibt ein »Das hört sich gut an« zurück – aber er verzieht keine Miene dabei, sodass mir nicht klar ist, wie er es meint. Ich habe das Gefühl, ihm einen naiven Optimismus anzuempfehlen, der an der kalten Hand der Realität erfriert. Wenngleich ich doch auch ein kurzes Aufglimmen von Hoffnung zu vernehmen glaube. Obwohl die Zeit während der Stunde nur zäh voranzuschreiten scheint, ist die Sitzung auf einmal überraschend schnell zu Ende. Ich fühle mich plötzlich unter Druck – eigentlich gibt es noch so viel zu besprechen, ich habe ja noch gar nicht wirklich etwas über Konrad erfahren; als hätten wir uns zum Mittagessen verabredet, und nach der Suppe wird schon abgedeckt.

Als ich Konrad eine weitere Sitzung anbiete, nimmt er an. Dabei erkundigt er sich nach meiner »Arbeitstechnik«. Er hatte erwartet, dass ich ihm Ratschläge und Tipps gebe, wie er besser klarkommen kann. Es gebe doch solche Trainings, »wie finde ich mein Glück in zehn Schritten und so was« – Konrad spricht, als würde er selbst nicht daran glauben, aber erwarten, dass ich ihm genau so ein Programm hier verordnen werde.

Ich sage: »Es klingt, als rechnen Sie damit, dass ich Ihnen etwas vorgebe, eine Anleitung zum Glücklichsein. Aber wäre das nicht nur der nächste Kurs, die nächste Ausbildung, die zu scheitern droht?«

Konrad antwortet mit einem »Hm«. Ich beschreibe ihm die unterschiedlichen Therapieformen, auch solche, die mehr auf Vorgaben und Anleitungen aufbauen. Unsere Gespräche wären hingegen erst einmal ganz offen, damit wir uns Zeit nehmen können herauszufinden, worum es eigentlich geht.

»So darüber zu sprechen, wie hier, das ist schon auch gut«, meint Konrad schließlich. Er berichtet, dass es seine Halbschwester Yvonne war, die »ihm den Kopf gewaschen« und ihn gedrängt hat, endlich mal »mit jemandem darüber zu reden«.

»Wie geht es Ihnen jetzt nach dem Gespräch?«, frage ich.

»Gut«, sagt er, mit jener ungerührten Stimme, die ich nicht recht zu interpretieren weiß. Konrad geht aus der Stunde, verabschiedet sich mit demselben freundlichen, aber müden Blick, mit dem er mich begrüßt hat, seufzt leise, als er die Praxis verlässt.

Nach dieser ersten Stunde breiten sich erst einmal Ratlosigkeit und Unbehagen in mir aus. Es fühlt sich an, als wäre etwas Wesentliches unausgesprochen geblieben, als hätte ich etwas versäumt – obwohl ich gar nicht sagen könnte, was. Es bleibt allein die Spannung einer unbefriedigenden Ungewissheit in mir, die sich nicht aufgelöst hat.

Die Gefühle, die in mir als Therapeut in der Begegnung mit einem Patienten entstehen, haben in der Psychoanalyse eine besondere Bedeutung. Was ich fühle, kann natürlich mit mir selbst zu tun haben, mit eigenen Unsicherheiten; aber es kann auch durch etwas hervorgerufen werden, das in der Stunde geschieht. Es gehört zum psychoanalytischen Arbeiten, solche Gefühle nicht auszublenden oder beiseitezuschieben, sondern zunächst einmal in sich wahrzunehmen und über sie nachzudenken, auch wenn sie irrational oder unwichtig scheinen. Denn in ihnen kann etwas enthalten sein, das für die Therapie bedeutsam ist – wenn man so will, eine Flaschenpost, die mir vor die Füße gespült wird. Jeder Mensch trägt an seine Mitmenschen bestimmte Erwartungen heran, Wünsche, Ängste – und in diesen verbirgt sich oft die Geschichte unserer Beziehungen. Es gibt so etwas wie eine Gefühlserbschaft, die wir aus unserer Vergangenheit mitnehmen. Was wir in emotional bedeutsamen Beziehungen erfahren haben, wird zu einem Teil unserer selbst, formt unseren Blick, wird zu einer Art Schablone, mit der wir auf die Welt schauen: Wir erwarten es auch in künftigen Beziehungen, sei es, dass wir uns danach sehnen, sei es, dass wir uns davor fürchten. Oft merken wir das nicht, die Schablonen sind uns so selbstverständlich, dass uns ihr Vorhandensein gar nicht bewusst wird, sie also unbewusst sind.

Haben wir zum Beispiel Erfahrungen gemacht, die uns zweifeln lassen, ob der andere es gut mit uns meint, dann kann es sein, dass wir uns auch in späteren Beziehungen misstrauisch verhalten, andere wenig an unseren Gefühlen teilhaben lassen. Das kann zum Beispiel der Fall sein, wenn wir von unseren Eltern wenig Rückhalt erfahren, uns oft bloßgestellt oder alleingelassen gefühlt haben. In der Psychoanalyse spricht man auch von einer Übertragung, das heißt, wir übertragen unsere vergangenen Erfahrungen auf neue Situationen. Begegnen wir aber einem anderen Menschen mit Misstrauen, wird dieser auf uns reagieren, in der Regel ebenfalls mit negativen Gefühlen: Unser Gegenüber bleibt reserviert, wird vielleicht sogar selbst misstrauisch. Diese Dynamik wird in der Psychoanalyse Gegenübertragung genannt, sie bezeichnet das, was die Übertragung einer Person in einer anderen Person auslöst. Die Muster von Übertragung- und Gegenübertragung knüpfen sich in allen menschlichen Beziehungen, immerzu und in alle Richtungen. Wenn sich zwei Menschen begegnen, ergibt sich ein kompliziertes Netz aus Gefühlen und Erwartungen, die beide jeweils an den anderen richten.

Meistens können wir unsere Erwartungen mit der Realität abgleichen und gegebenenfalls anpassen: Wir fürchten vielleicht, dass der andere uns nicht mag, aber können uns dann doch für eine Begegnung öffnen, wenn wir merken, dass diese Befürchtung nicht berechtigt ist. Tragen wir aber eine tiefe Verletzung in uns, kann uns diese Flexibilität verloren gehen, dann fällt es uns schwer, die Fühler nach neuen Erfahrungen auszustrecken. Das ist es, was man in der Psychoanalyse eine verinnerlichte Beziehungsstörung nennt, die sich oftmals – wenngleich nicht immer – mit einer psychischen Störung verbindet. Wir sind auf ein Thema fixiert, können im anderen immer nur die Person sehen, die uns einmal verletzt hat. Weil wir so eine große Angst vor einer neuen Verletzung haben, lassen wir etwa gar keinen bedeutsamen Kontakt entstehen oder reagieren auf kleine Irritationen sofort gekränkt, ärgerlich, enttäuscht – was es unserem Gegenüber im Gegenzug schwermacht, uns mit Offenheit zu begegnen. Wieder entsteht eine Beziehungsdynamik, in der wir nicht die Erfahrung machen können, die wir eigentlich so sehr bräuchten: gemocht zu werden, in einen gelingenden Austausch zu kommen. Stattdessen wiederholt sich die Erfahrung eines irgendwie scheiternden Kontakts – und damit in gewissem Sinne auch unsere Vergangenheit. Wir merken oftmals nicht, wie wir selbst immer wieder dazu beitragen, dass sich diese schmerzhafte Situation wiederholt, wie wir selbst dem anderen eine bestimmte Rolle zuschieben. Wir suchen nach Veränderungen im Außen, etwa der endlich »richtigen Beziehung«, dem »richtigen Beruf«, dem »richtigen Wohnort«, merken aber nicht, dass es etwas in unserem Inneren ist, das uns nicht zufrieden werden lässt.

Es ist eine Besonderheit der Psychoanalyse, dass Therapeuten auf Übertragungs- und Gegenübertragungsdynamiken achten und sie zum Gesprächsgegenstand machen – dies hilft, sich festgefahrener Beziehungsmuster bewusst zu werden und auch den eigenen Anteil daran zu reflektieren. Dazu ist jedoch erst einmal ein gewisses Moment von Zurückhaltung aufseiten des Therapeuten notwendig – um gerade nicht in alte Automatismen zu verfallen, etwa sofort zum zurückweisenden Gegenüber zu werden. Deshalb muss auch ein Therapeut seine eigenen Gefühle, das heißt seine Gegenübertragung in die Reflexion einbeziehen.

Wie verhält es sich diesbezüglich bei Konrad? Das ist nach unserem ersten Treffen schwer zu sagen. Ich habe ja noch fast gar nichts über seine Biografie und seine Familiengeschichte erfahren, kenne sozusagen die Rollen noch nicht, die in seinem Leben bestimmend waren und sind. Dennoch ist zunächst einmal ein Kontakt entstanden, der einen Funken Hoffnung weckt: Die Therapie könnte helfen. Zugleich scheint es, als würde dieser Funken keine Glut entfachen, sondern in einem rätselhaften Dunkel zerstieben. Eine Begegnung, wenn man so will, »mit Potenzial«, das aber nicht wirklich ausgeschöpft wird. Es ist, als hätte sich in unserem ersten Zusammentreffen sein Lebensthema – die eigenen Möglichkeiten nicht ergreifen zu können – in einer mikroskopischen Szene wiederholt. Plötzlich wird die Zeit knapp, die Stunde ist zu schnell alt geworden.

Konrad und ich nehmen uns in den kommenden Wochen Zeit, um auszuloten, ob wir gut zusammenarbeiten können. Er erzählt in dieser Zeit auch mehr Details aus seiner Geschichte. Es ist eine sehr traurige Geschichte, auch wenn Konrad sie ungerührt vorträgt. In mir entsteht das Bild eines Lebensweges, der schon früh von Abbrüchen und Verlusten gezeichnet ist. Konrad hat seine Eltern verloren, als er noch ein junger Mann war, zuerst den Vater, wenige Jahre später auch die Mutter, beide unter mir noch unklaren Umständen.

Konrad kommt, wie er sagt, »aus einfachen Verhältnissen«. Geboren ist er in den 1970er-Jahren in einer kleinen Stadt in Norddeutschland. Seine Eltern haben ihn recht spät bekommen, er ist das einzige Kind geblieben. Er hat eine ältere Halbschwester aus einer früheren Beziehung des Vaters, Yvonne, die allerdings in einer anderen Stadt aufgewachsen ist. Seine Mutter arbeitete als Verkäuferin, hat ihren Beruf aber nach der Geburt aufgegeben. Konrads Vater war Lkw-Fahrer und nur selten zu Hause. Er habe als kleiner Junge seinen Vater vermisst, obwohl das Verhältnis der beiden eher distanziert gewesen sei. Aber man ersehnt ja zumeist das, was man am meisten vermisst. Der Beruf des Vaters habe auf ihn als Kind einen großen Eindruck gemacht, er habe sich immer vorgestellt, wie der Vater in die Ferne fährt und dort etwas Abenteuerliches erlebt. Zu Hause sei der Vater oft müde und misslaunisch gewesen, wortkarg. Er habe sich im Grunde nicht viel für Konrad interessiert. Einmal habe er versprochen, zu einem wichtigen Spiel von Konrads Fußballmannschaft zu kommen, an einem Sonntagvormittag, es dann aber »wieder verpasst, er hatte irgendeinen Auftrag, bei dem er einspringen musste«. In diesem Spiel schoss Konrad ein entscheidendes Tor.

»Aber freuen konnte ich mich nicht.«

Ich sage: »Weil die entscheidende Person nicht da war, für die Sie das Tor eigentlich geschossen haben.«

Konrad: »Das war üblich so bei ihm. Arbeit geht vor.«

In Konrads Fantasie war der Vater auf seinen Reisen ein anderer, und als Junge träumte er immer davon, dass er einmal mit dem Vater auf eine Tour fahren darf.

Ich: »Damit Sie endlich den Vater kennenlernen, nach dem Sie sich so gesehnt haben.«

Konrad wiegelt ab: »Ja, aber so toll war das dann gar nicht.«

Als ihn der Vater einmal mitnimmt, Konrad war schon ein Jugendlicher, ist er enttäuscht: immer nur Straßen, Firmengelände, Tankstellen und Zeitdruck und sein Vater genauso stumm und mürrisch wie zu Hause. Dort auf den Autobahnen findet Konrad nicht, wonach er sucht. Aber vielleicht an einem anderen Ort, ferner noch, wohin keine Straßen führen?

Konrad beschreibt seine Eltern als bemüht, aber doch viel mit sich beschäftigt, »nicht wirklich da«. Beim Vater ist das im wörtlichen Sinne zu verstehen, aber in einem übertragenen

Sinn gilt es auch für die Mutter. Wenn der Vater zu einer seiner wochenlangen Touren aufbrach, sagte er schon früh zu Konrad: »Gib auf die Mutti acht.« Das nicht ohne Grund. In Konrads Erzählungen wirkt die Mutter auf mich, als hätte sie an Depressionen gelitten, auch wenn dieses Wort in der Familie nie gefallen ist. Gerade, wenn der Vater nicht da war, sei sie tagelang nicht aus dem Bett gekommen, habe immer gesagt: »Konny, mach dir dein Frühstück heute selber.« Seine Mutter stammte aus der DDR, einer ländlichen Region, »aber sie ist noch rechtzeitig rübergekommen, bevor die Mauer da war«. Ihre Eltern, Konrads Großeltern, seien aber hinter der Mauer geblieben. Die Familie sieht sich nie wieder. Auf den wenigen alten Fotos von seiner Mutter als junger Frau sieht sie »eigentlich glücklich aus«. Aber später sei sie »immer schlecht drauf« gewesen, ob das mit »Heimweh« zu tun hatte, wisse er nicht.

In der Schule hatte Konrad eigentlich sehr gute Noten, von den Lehrern bekam er eine Empfehlung fürs Gymnasium. Dort hatte er aber Schwierigkeiten, kam in der Klasse nicht so gut klar. In der siebten Stufe fiel er durch. Daraufhin meldeten ihn seine Eltern von der Schule ab mit der Begründung, er solle lieber auf die Realschule gehen und einen Beruf lernen. Das habe er dann auch gemacht und »Mechaniker gelernt«. Doch das sei letztendlich langweilig gewesen. »Also der Job ist schon okay, aber es war nicht so mein Ding.«

Konrad nimmt nach der Ausbildung noch einen neuen Anlauf, versucht, an einer Abendschule sein Abitur nachzuholen, da ist er 19 Jahre alt. In dieser Zeit erkrankt der Vater an Lungenkrebs und stirbt wenige Monate später. Konrad bricht die Abendschule ab, obwohl er dort gute Fortschritte macht.

»Auf einmal hab ich keinen Sinn mehr darin gesehen. Das war dumm. Eigentlich wollte ich ja studieren. Aber irgendwie ging das alles dann nicht mehr«, sagt er.

»Vielleicht hatte das mit dem Tod Ihres Vaters zu tun. Als hätten Sie auch für ihn die Schule besucht, und wo er nicht mehr da war, da fehlte etwas, das Ihnen Sinn gegeben hat«, sage ich.

»Ich weiß nicht. Ich wollte ja etwas ganz anderes machen als er. Er hat sich nie groß dafür interessiert, was ich mache«, antwortet Konrad.

Der Abbruch seines Abiturs, nicht der einzige in seinem Leben, bleibt rätselhaft.

Konrad bleibt in den nächsten Jahren in der Nähe der Mutter, deren Zustand immer desolater wird. Sie stirbt, als Konrad, mittlerweile 25, gerade im Urlaub auf Mallorca ist. Die Nachbarin übermittelt Konrad die Nachricht, seine Mutter sei »einfach nicht mehr aufgewacht«. Als er zurückkehrt, ist die Mutter schon abgeholt worden, er sieht sie nicht wieder. »Man hat sie gleich ins Krematorium gebracht und eingeäschert«, sagt Konrad – was sich für mich merkwürdig anhört. Konrad schildert die Umstände so, dass ich mir nicht sicher bin, ob die Wendung »nicht mehr aufgewacht« nicht doch die Umschreibung für einen Suizid ist, über dessen Umstände man Konrad nicht genau aufklären oder die er selbst nicht genau kennen wollte.

Konrad geht nach dem Tod der Mutter für mehrere Jahre auf Reisen, nach Australien und Neuseeland, lernt dort eine Frau kennen, kehrt aber wieder nach Deutschland zurück, als es ernst wird zwischen beiden. Aus seiner Familie bleibt ihm nur Yvonne, seine ältere Halbschwester, mit der er ein gutes Verhältnis hat, die aber weiterhin mehrere Hundert Kilometer entfernt lebt. Seit dieser Zeit ist er in wechselnden Jobs als Techniker tätig, bis er schließlich die Anstellung am Planetarium findet, wo er die Projektoren betreut. Er geht, da schon ein Mann in den Dreißigern, die Beziehung mit Tanja ein, die mehrere Jahre dauert, die beiden ziehen auch in eine gemeinsame Wohnung.

»Nun, das Ende kennen Sie ja bereits«, schließt Konrad, »seitdem ist eigentlich nicht mehr viel los.« Er schaut mich aus müden Augen an, als hätte all das Erzählen ihm nur wieder in Erinnerung gerufen, wie viel Lasten ihm das Leben schon aufgebunden hat, wie viele Trümmerteile vergebener Hoffnungen sich hinter ihm auftürmen.

Während ich Konrads Geschichte niederschreibe, fällt es mir schwer, die Atmosphäre im Therapieraum wiederzugeben, während er sprach. Obwohl Konrad schon da alle wesentlichen Details aus seiner Geschichte berichtet – und es sich um eine bestürzende Geschichte handelt –, bin ich in den Stunden eigenartig fühllos, unberührt, wie betäubt. Die Ereignisse und Jahreszahlen huschen an mir vorbei. Eigentlich müsste an so vielen Stellen ein Nest schmerzlicher Empfindungen glühen: die Vatersehnsucht, die Leere und Leblosigkeit im Kontakt mit der Mutter; die Enttäuschung, es nicht zum Abitur zu schaffen; der frühe Verlust seiner Eltern; das Scheitern seiner Beziehungen. Konrad sucht etwas, das er auch in den fernsten Winkeln der Erde nicht gefunden hat, weil es am Ende vielleicht etwas in ihm selbst ist, das er nicht finden kann. Aber was?

Konrad spricht nahezu ohne emotionale Beteiligung, was mich immer wieder dazu verleitet, ihm Gefühle gleichsam anzubieten, als wolle ich um sein fühlendes Herz werben, das sich irgendwo in seinem Faktenbericht verstecken muss: »Das war für Sie bestimmt nicht leicht.« Oder: »Das muss traurig gewesen sein.« Oder auch: »Sie hatten sicherlich große Sehnsucht.« Konrad wiegelt das alles ab, er verneint es nicht, stimmt manchmal sogar zu, aber einen emotionalen Zugang öffnet das nicht. Ich komme mir vor wie jemand, der draußen vor verschlossenen Türen steht und ans Fenster klopft – ein wenig zu polterig, als würde ich darauf beharren, über Dinge zu sprechen, die für ihn eigentlich erledigt scheinen. Gleichsam wie das leibhaftige Klischee eines Psychoanalytikers, der in der Vergangenheit bohrt, Eintritt in Konrads innere Welt zu erlangen sucht, wo er sich eigentlich nur ein besseres Schloss für seine Tür von mir wünscht.

Ich glaube, Konrad hat in seinem Leben selbst schon früh vergeblich an solche Türen geklopft, bei anderen Menschen, wie ich jetzt bei ihm – aber wenn niemand aufmacht, entsteht vielleicht eine grundlegende Überzeugung, dass diese Mühe vergeblich ist. Es ist etwas wie eine fundamentale Resignation in ihm, beinahe anorganisch wie die Materie, bevor sie zum Leben erweckt wurde. Ich bin fast geneigt, sein Angstsymptom – die Panik – als ein Zeichen von Lebendigkeit zu werten. Angst heißt ja immer auch, leben zu wollen. Immerhin: Sein Symptom – und die Aufmunterung seiner Schwester – waren es auch, die ihn dazu bewegt haben, eine Therapie zu beginnen. In irgendeinem Winkel seiner Seele hofft er vielleicht, dass es jemanden gibt, der helfen kann.

In einer Stunde sage ich: »Vielleicht war das alles zu schmerzhaft für Sie. Wenn Sie das alles hätten fühlen müssen, wären Sie an diesem Gefühl verbrannt. Sie haben Ihren fühlenden Teil in Eis gepackt. Und wir beide stehen gerade vor dieser Wand aus Eis.«

Konrad schaut mich ein wenig scheel an, antwortet mir mit einem seiner »Hms«.

Als ich nachfrage, was er denn im Kopf hat, wenn er mir ein »Hm« zuschiebt, antwortet er: »Ne, stimmt schon, Sie könnten recht haben mit dem Eis« – aber wieder klingt es, als würde er ausweichen, als könne er mich am besten auf Distanz halten, indem er mir mit Worten ein Zugeständnis macht.

Es wirkt überhaupt, als wäre er skeptisch gegenüber allen allzu »psychologischen« Deutungen oder einer Sprache, die zu bilderreich und metaphorisch ist. »Ich bin eher so ein rationaler Typ«, sagt Konrad – obwohl ich von Anfang an das Gefühl habe, dass er eigentlich sehr sensibel ist.

Lässt sich seine Problematik nicht geradewegs in diesem Licht beschreiben: Konrad hat nur wenig Zugang zu seinen eigenen Gefühlen und damit auch wenig Zugang zu sich selbst? Wir brauchen diesen Kontakt zu uns selbst, damit wir uns lebendig fühlen. Ohne ihn ist die Welt für uns leer und dürftig. Etwas in Konrad hat diesen Kontakt unterbunden. Man könnte auch sagen: Konrad hat etwas verdrängt, wobei ich dieses Wort ungerne verwende, da es so viele Assoziationen hervorruft und oft missverstanden wird. Es geht nicht darum, dass sich Konrad nicht an die traurigen Ereignisse seiner Geschichte erinnert: Er hat sie mir ja berichtet – aber die Verbindung zu den damit verbundenen Gefühlen ist gekappt. Obwohl diese Gefühle vielleicht noch da sind, ihn untergründig zu beherrschen scheinen, er sie gerade nicht hinter sich lassen kann. Es scheint, dass Konrad alle psychischen Kräfte aufwenden muss, das Tor zu diesen schmerzhaften Erinnerungen zuzudrücken. Vielleicht ist das Konrads inneres Dilemma: Er kann sich nicht lebendig fühlen, solange er keinen Zugang zu seiner Gefühlswelt findet, aber einen Zugang zu finden würde zugleich bedeuten, von Schmerz überwältigt zu werden.

Ohne Verbindung zu sich selbst verarmt aber auch die Beziehung zu anderen, denn ohne Gefühle wird jedes Gespräch leer, gewinnen Worte keine Bedeutung, können auch andere nicht mit ihm in Resonanz kommen. Vielleicht weiß er selbst gar nicht, wie viel Schmerz er in sich trägt, denke ich, es ist da nur dieses gefrorene Meer in ihm, das ihn immer wieder sagen lässt: »Ich weiß nicht, ich kann es nicht fühlen« oder einfach

»hm«. Konrad wirkt so tief in sich vergraben, kann mit dem, was ich sage, nicht wirklich etwas anfangen, dass ich mich frage, ob eine Therapie, bei der es vor allem um das Sprechen über das innere Erleben geht, wirklich das Richtige für ihn ist. Wie kann ich Konrad helfen?

Manchmal sind es weniger die Worte, die ein Mensch spricht, als seine Fantasien, Interessen oder etwas scheinbar Nebensächliches, worin sich der »lebendige« Teil des Selbst verbirgt. Konrad spricht in den ersten Wochen wenig von solchen Dingen: wovon er träumt, wofür er sich begeistert, was ihn interessiert. Bis auf eine Sache, die mir wie ein Farbfleck auf einer grauen Leinwand erscheint: seine Faszination für das Weltall. Schon als Jugendlicher, sagt Konrad, habe er viel gelesen, Science-Fiction, vor allem aber Sachbücher über Astronomie. Das sei bis zum heutigen Tag so geblieben, er »binge« oft bis in die Nacht Podcasts oder Erklärvideos zu diesem Thema. Sein Arbeitsplatz im Planetarium ist also nicht ganz zufällig gewählt. Auch wenn er sich darüber beklagt, dass er es hier mit »künstlichen Sternen« zu tun hat, steckt darin doch ein wahres Interesse. Konrad verrät mir, dass er schon als Jugendlicher den heimlichen Wunsch hatte, Astrophysiker zu werden. Deshalb wollte er sein Abitur nachholen, auch wenn er seinen Eltern damals nichts davon erzählte. Erst viel später in der Therapie wird er mir schildern, dass er, wenngleich auf einem anderen Weg, immer noch an der Verwirklichung dieses Traumes arbeitet, auf eine Weise, die ich ihm zu Beginn der Therapie nicht zugetraut hätte.

Es ist dieses Gespräch über seinen alten Wunsch, Astrophysiker zu werden, in dem zum ersten Mal ein wirklicher Austausch stattfindet, wir in Kontakt kommen. Vielleicht spürt Konrad, dass auch ich mich für das Thema interessiere – immerhin kann er dieses Interesse wahrnehmen, und ein wenig

Lebendigkeit kommt in den Raum. Es beginnt ein Dialog, in dem wir uns vordergründig über Sternensysteme austauschen, in dem aber vielleicht zugleich noch etwas ganz anderes mitgeteilt wird – als sprächen wir nicht nur über einen fernen Planeten, sondern auch über Konrad.

Er beschreibt, dass er durch einen Podcast von der Entdeckung eines Planeten in einem benachbarten Sternensystem erfahren hat, der sich in der »bewohnbaren Zone« befindet.

»Es könnte dort Leben geben?«, frage ich.

»Man weiß es nicht. Aber es ist eher unwahrscheinlich.« Der Stern, an den der Planet gebunden sei, weise in unregelmäßigen Abständen immer wieder »Ausbrüche« auf, die den Planeten wahrscheinlich radioaktiv verstrahlten.

»Wenn dort etwas lebt, dann hat es nicht viel Zeit, sich zu entwickeln. Immer nur von Ausbruch zu Ausbruch, ehe es wieder ausgelöscht wird und von Neuem beginnen muss. Vielleicht hat der Planet aber gar keine Atmosphäre mehr, die ihn schützt, und es kann dort ohnehin nichts entstehen.«

»Hm«, sage ich. Ein Schweigen tritt ein, ehe ich hinzufüge: »Dann wäre es eine leere und tote Landschaft.«

»Ja«, sagt Konrad, »aber irgendwie – ich weiß nicht. Gerade das hat ja etwas. Der Wüstenplanet. Das hat mich irgendwie schon immer fasziniert.«

Als Konrad mir seine Vorstellung ferner Wüstenwelten näherbringt, wird sein Blick wacher, in sein Sprechen kommt ein Moment von Leidenschaft – als würde er gerade dort lebendig, wo es um das Tote geht. Auch in mir entstehen beinahe poetische Fantasien, aber grauenvoller Art: der Planet, der den Mutterstern umkreist, wieder und wieder, wie in der Hoffnung, von ihm endlich jenen Funken zu empfangen, der Leben wecken könnte. Aber es kommt nur das tödliche Licht.

»Es ist merkwürdig«, sagt Konrad, »warum es das überhaupt

gibt. Einen Planeten, bei einem fernen Stern, wo nichts ist, nur Leere.«

»Sie meinen, weil eine Erde ohne Leben sinnlos ist?«, sage ich, fragend, unverständig.

»Aber auch anziehend …«, sagt Konrad und fügt nach einer Weile hinzu: »Der Planet fühlt es ja nicht, das Sinnlose.«

»Weil er nicht lebendig sein muss.«

»Ja«, sagt Konrad und sieht mich an, als wäre er überrascht von meiner Antwort.

Am Weltall habe ihn immer schon die Leere des Raumes fasziniert, mehr als die Frage, ob es Leben gibt. »Denn selbst wenn es dort irgendwo andere Lebensformen gibt, können wir wahrscheinlich nie voneinander erfahren.« Es gäbe Hohlräume im All, die allein durch ihr ungeheures Ausmaß jede Verbindung unmöglich machten. Denn selbst ein Lichtstrahl, den man von einem Ort zum anderen schicke, könne sein Ziel nie erreichen, bevor es nicht schon lang erloschen sei.

Dieser Lichtstrahl, so denke ich, ist ein Bild dafür, wie Konrad Beziehungen erlebt: als wäre es vergeblich, je beim anderen anlangen zu wollen, die Ferne zwischen ihm und dem anderen unüberwindlich. Es ist aber auch ein Sinnbild für unsere gemeinsame Arbeit, unsere Therapie: eine Reise, von der Konrad nicht glauben kann, dass sie an ein Ziel gelangen wird, statt immer nur neue Räume der Leere in seinem Innern zu durchmessen. Eine Reise, die er aber dennoch unternimmt, indem er zu unseren Sitzungen kommt. Ein Teil von ihm identifiziert sich mit dem Toten. Er empfindet eine Faszination für die Leere, wie eine abgründige Lust am Nichts, die ich auch in anderen Lebensbereichen an ihm wahrzunehmen meine, als wäre die Hoffnungslosigkeit sein heimlicher Trost, als könne nur das Nichts so etwas wie Geborgenheit geben: von der Leere umhüllt, wie auf einer Reise des Lichts durch die Nacht, allein, und keine Augen um ihn, die ein Urteil sprechen, ohne Schmerz, aber auch ohne Sinn.

Was ist mit dem Teil von ihm, der leben will, der sich nach dem anderen sehnt und nach einem »Wozu«? Ich glaube, auch etwas von dieser anderen Seite wahrnehmen zu können. Es ist viel wert, dass Konrad solche Worte überhaupt finden kann, ein Bild ausgestalten, das eigentlich gut zu seinem seelischen Kosmos passt – auch wenn er es noch nicht mit sich selbst in Zusammenhang bringt. Wer ein Wort oder ein Bild findet für das, was in ihm ist, der hat die Hoffnung noch nicht aufgegeben, dass er sich einmal doch einem anderen wird mitteilen können.

Ich formuliere in der Stunde keine Verbindung zwischen unserem Gespräch über das Weltall und Konrads innerer Welt, denke das erst einmal nur für mich – auch, weil ich ihm nicht zu nahe treten will und das Gefühl habe, nicht gleich meinen Stiefel in den Spalt der Tür setzen zu dürfen. Schon in der nächsten Woche ist diese Tür – einstweilen – wieder geschlossen und Konrad im Zustande jener Unlebendigkeit, die auch mein Fühlen betäubt.

Nach einigen Wochen Probesitzungen – es ist mittlerweile Dezember geworden – vereinbaren wir schließlich die Aufnahme einer psychoanalytischen Therapie für den Beginn des neuen Jahres, mit drei Sitzungen in der Woche, aber nicht auf der Couch, sondern im Gegenübersitzen.

Die Wand aus Beton

Wie mit Konrad arbeiten? Was sind die Ziele der Therapie? Was möchte Konrad selbst mit der Therapie erreichen? Als ich ihn das frage, ist er ratlos. »Nachts besser schlafen zu können«, sagt er, »und irgendwie – weiterkommen. Aber eigentlich kann ich das gar nicht so genau sagen, was ich erreichen will.«

Ich sage: »Wäre das nicht ein Ziel unserer Arbeit? Dass Sie wissen, was Sie wollen? Und Entscheidungen treffen können, wie Sie Ihr Leben gestalten möchten?«

Konrad sagt, dass er sich eine Beziehung wünscht. Aber er möchte nicht, dass es noch einmal so endet wie mit Tanja. Ob das mit Kindern noch etwas wird, daran zweifelt er. Ob es nicht zu spät ist – »und ob ich es wirklich kann, Vater sein. Oder ob es nicht besser für meine Kinder ist, nicht auf die Welt zu kommen«, sagt er.

»Es ist besser für meine Kinder, nicht auf die Welt zu kommen«: Diesen ernüchternden Satz muss ich für mich wiederholen. Es steckt vielleicht ein Funken Wahrheit darin. Konrad nimmt wahr, dass Kinder etwas brauchen, das er nicht geben kann, solange er unter der Herrschaft jener rätselhaften Leere steht. Wieder ist da diese Resignation – die zweite Hälfte des Lebens ist angebrochen, der Sommer neigt sich dem Ende zu, viele Türen beginnen sich zu schließen. Wird es der Therapie gelingen, daran etwas zu verändern? Und wie lange wird das dauern? Bleibt Konrad dann noch genügend Zeit? Oder käme er, selbst wenn die Therapie ihm einen Weg ins Freie zeigt, in eine Welt, die sich ohne ihn weitergedreht hat und in der er keine Heimat mehr finden kann? Ziel einer Therapie muss nicht immer zwingend sein, neue Möglichkeiten zu eröffnen. Gerade bei älteren Menschen geht es öfter darum, Abschied zu nehmen von dem, was nicht mehr möglich ist, die eigene Geschichte anzunehmen. Auch bei Konrad scheint es darum zu gehen, etwas Versäumtes zu betrauern. Zugleich erhebt etwas in mir Einspruch: Noch ist etwas möglich!

Ich glaube, die Frage nach einer Beziehung und Kindern ist bei Konrad auch in einem übertragenen Sinn zu verstehen. Es geht nicht nur um die leiblichen Kinder einer eigenen Familie, sondern ganz grundlegend um die Frage, ob er etwas ins Leben bringen kann, ob er etwas in sich trägt, das ihm so viel bedeutet, dass er es anderen Menschen geben möchte. Und dahinter steht auch eine ganz grundsätzliche Frage: ob er lieben kann. Nichts aber macht uns so schutzlos, oder in den Worten Sigmund Freuds: »Niemals sind wir so verletzlich, als wenn wir lieben.« Konrad hat das in seinem Leben schon viel zu früh erfahren. Dies vielleicht ist der maßgebliche Punkt, der über die Entwicklung der Therapie entscheiden wird: Kann Konrad noch einmal dieses Wagnis eingehen, sein Herz an etwas binden, an etwas wirklich glauben?

Ich frage Konrad: »Glauben Sie denn, dass etwas anders werden kann?«

Konrad: »Um ehrlich zu sein: Ich weiß es nicht. Ich würde es mir wünschen. Aber ob ich daran glauben kann …« Konrad beendet den Satz nicht.

Ich sage: »Wahrscheinlich können wir beide hier noch keine Antwort geben. Sie und ich wissen noch nicht, was aus unserer Arbeit entstehen kann und was nicht.«

»Ja«, sagt Konrad, »das steht in den Sternen.«

Die ersten Wochen und Monate der Therapie sind für mich quälend und mühsam. Dadurch, dass ich Konrad nun mehrmals in der Woche sehe, greift das Gefühl der Leere nur umso mehr Raum. Konrad spricht über seinen Alltag, seine Arbeit als Techniker, öfter auch über seine vergangene Beziehung zu Tanja. Doch alles, was er sagt, scheint wie der wiederkehrende –

und scheiternde – Versuch, der Wüste Leben einzuhauchen. Konrad beschreibt mir die Begebenheiten in einer Weise, dass ich nicht recht weiß, was ich dazu sagen soll. Es gibt scheinbar kein konkretes Problem, keine offene Frage, über die wir uns gemeinsam austauschen könnten, sondern nur fertig gebackene Ausschnitte seines Lebens, Berichte, Anekdoten, die er mir in den Raum legt, mit denen ich aber nicht wirklich etwas anfangen kann. Immer wieder entsteht zwischen uns Schweigen, Leere, manchmal minutenlang. In den Schweigepausen baut sich in mir ein innerer Druck auf, den Zustand durch irgendetwas zu beenden, eine Nachfrage, eine Bemerkung. Aber mein Denken ist wie gelähmt, mir fällt nichts Sinnvolles ein, außer belanglose Bemerkungen: »Wie ist es denn zurzeit in der Arbeit?«, oder: »Wie haben Sie denn das Wochenende verbracht?« Doch auch damit rege ich kein Gespräch an, sondern ziehe nur immerzu einen Fahrschein ins Nirgendwo. Konrad antwortet bemüht, aber einsilbig, wahrscheinlich unter dem Bann derselben Einfallslosigkeit. Unsere Zusammenkünfte haben etwas von endlosen Familienkaffeetreffen, die quälend sind, weil man sich eigentlich nicht wirklich etwas zu sagen hat. Und beim Versuch, die Zeit »totzuschlagen«, entsteht eben nur das: tote Zeit. Ich bin erleichtert, wenn die Turmuhr mir das nahe Ende der Stunde ankündigt, aber immer auch unbefriedigt: Wie kann ich nur in Kontakt mit Konrad kommen? Ich beschwichtige mein Unbehagen mit einer abstrakten Hoffnung: Morgen gehe ich es anders an.

Doch die Stunden gleichen sich. Morgen ist wie gestern. Immer wieder ergibt sich jene charakteristische Konstellation in unserer Begegnung, in der Konrad ratlos wirkt, sich eine Leere ausbreitet – weil nicht wirklich Gefühle im Raum sind –, während ich auf eine irgendwie unbeholfene Weise versuche, so etwas wie emotionale Wiederbelebungsmaßnahmen zu ergreifen. Ich unterbreite ihm Vorschläge, was er vielleicht empfinden könnte, versuche zu benennen, was ihn eigentlich bewegt, worum es in der Stunde wirklich geht. Das allerdings ist die Frage: Worum geht es in den Stunden?

Einmal berichtet Konrad von einer Situation im Planetarium, die ihm am Vortag widerfahren ist. Ein Besucher, wohl auf der Suche nach der Toilette, war unerlaubt in den Maschinenraum eingedrungen und ließ sich, neugierig geworden, nicht wieder hinauskomplementieren, obwohl Konrad ihm – allerdings auf sehr verklausulierte Weise – sagte, dass dies kein Besucherraum sei. Konrad habe schließlich resigniert und so getan, als wäre der Besucher nicht da, bis dieser endlich gegangen sei.

Die Geschichten, die Patienten während der Therapie erzählen, finden ihren Weg zumeist nicht ganz zufällig in den Therapieraum. Häufig stellt sich eine assoziative Verbindung her zwischen dem, was erzählt wird, und dem, was gerade in der Therapie geschieht, auch wenn die Geschichte ganz willkürlich ausgewählt scheint. Oft gibt es einen Grund, warum gerade diese Geschichte auf diese bestimmte Weise erzählt wird. Aus Psychotherapien mit Kindern ist bekannt, dass sie ihren inneren Zuständen, für die sie noch keine Worte haben, auf eine andere Weise Ausdruck geben, in ihrem Spiel. Kinder sagen ihren Therapeuten meist nicht: »Ich habe dich seit der letzten Stunde so vermisst«, sondern lassen eine traurige Spielfigur zu einer anderen sagen: »Ich gehe weg und komme nicht wieder«, woraufhin die andere vielleicht antwortet: »Geh nicht fort, sonst muss ich weinen!« In Kindertherapien ist Spielzeug unabdingbar, die therapeutische Arbeit entfaltet ihre Wirkung über das gemeinsame Spielen.

Spielsachen habe ich keine in meinem Therapieraum, der ja für Erwachsene ausgelegt ist. Aber ein gewisser spielerischer Zugang bleibt auch in meiner Arbeit mit erwachsenen Patienten erhalten: in den Anekdoten und Geschichten, aber auch Träumen und Fantasien, die mir Patienten berichten. Mit einem Ohr lausche ich jeder Erzählung immer auch ein wenig so, als würde ein Kind etwas mit Spielfiguren darstellen. Das bedeutet nicht, dass ich meine erwachsenen Patienten für Kinder halte, wohl aber, dass der Geist des kindlichen Spielens ein Leben lang in jedem Menschen erhalten bleibt – wir denken nicht nur in Worten, sondern auch in Bildern und Handlungen.

Man darf die Interpretation von Erzählungen während der Therapie nicht überstrapazieren, auch, weil sich in jeder Mitteilung eines Menschen immer eine Vielzahl möglicher Bedeutungen überlagern. Bei Konrad jedoch habe ich immer wieder das Gefühl, dass er mir mit solchen scheinbar belanglosen Anekdoten auch etwas über unsere therapeutische Begegnung mitteilt, nicht bewusst, aber auf jene indirekte und vergrabene Art und Weise, wie sie ihm wohl allein möglich ist. Das gilt auch für jene Geschichte vom penetranten Besucher, der sich nicht aus seinem Maschinenraum vertreiben lässt.

In der Nachbetrachtung der Stunde denke ich: Das war auch eine Geschichte über uns beide. Ich bin der penetrante Besucher, der zufällig in sein Maschinenreich eingedrungen ist. Er will mich wieder loswerden, ich störe seine Einsamkeit, die ihm wenigstens ein bisschen Ruhe verschafft – aber es gelingt ihm nicht, ich setze mich fest, weshalb er meine Anwesenheit über sich ergehen lässt, in der Hoffnung, dass ich aufgebe. Vielleicht ist das wirklich ein treffendes Bild für den Ablauf unserer Sitzungen. Die Geschichte über den Maschinenraum ist eine Geschichte über seine psychische Abwehr, über die Art und Weise, wie er durch einen Rückzug in sich selbst versucht, den Kontakt mit mir zu unterbinden, vielleicht aus Angst davor, berührt zu werden. Dass es auch noch einen anderen Konrad gibt, jemand, der sich in seinem einsamen Versteck danach sehnt, von mir gefunden zu werden – eine solche Geschichte erzählt er mir hier noch nicht. Auch nicht, dass er sich in diesen Kammern seines Selbst nicht alleine aufhält, es keineswegs nur ein »Hohlraum« ist, sondern sich dort noch jemand anderes befindet, den ich bislang nicht kennengelernt habe.

In den Stunden ist mir die Ebene des intuitiven Nachdenkens weiterhin unzugänglich. Ich verstehe Konrads Geschichten nicht mit meinem Herzen, sondern versuche sie wie Knobelaufgaben mit Gedankenarbeit zu lösen, antworte deshalb auch immer wieder an ihm vorbei. Wohl bin auch ich von der Angst beherrscht, in einen fühlenden Kontakt mit Konrad zu kommen – denn was geschähe, wenn ich Konrad wirklich zum Leben erwecken würde?

Zu der Geschichte vom Besucher im Maschinenraum sage ich: »Da haben Sie sich wahrscheinlich richtig über den ungebetenen Gast geärgert.« Worauf Konrad mir eine seiner leblosen Zustimmungsfloskeln zuschiebt, die eigentlich nur sagen, dass ich nicht wirklich den Kern der Sache getroffen habe. Konrad wirkt dann auf eine resignative Weise frustriert – er versteht ja selbst nicht, was er mir eigentlich mitteilen will. Gleichzeitig kann er das nicht zum Ausdruck bringen, kann mir nicht sagen: »Ich fühle mich nicht verstanden, ich wollte irgendetwas anderes sagen.« Wäre dies der Fall, dann würde vielleicht ein Prozess der Verständigung beginnen, wir von unseren Planeten aus Lichtsignale austauschen. Aber da hat er sich schon wieder schweigsam in sich zurückgezogen. In dieser Dynamik steckt wiederum ein gutes Stück Übertragung. Ich bin für Konrad eine Person, bei der es von vornherein vergebens scheint, sich verständlich machen zu wollen, ein therapeutischer Vater oder eine therapeutische Mutter, die unfähig scheinen, etwas von ihm verstehend aufzunehmen – eine Dynamik, zu der er selbst beiträgt, indem er sich geradezu kryptisch äußert. Vielleicht bin ich aber nicht nur unverständig, sondern auch unheimlich für Konrad, eine bedrohliche Figur, die er mit ein paar mageren Knochen auf Distanz zu halten versucht.

Als ich Konrad frage, wie er unsere Gespräche erlebt, ob ihm das Sprechen über sich nicht auch Angst macht, antwortet er: »Angst fühle ich nicht. Aber ich weiß auch nicht, was ich in den Stunden sagen soll. Ich hab das Gefühl: Da ist eigentlich nichts, was mich beschäftigt. Wenn ich hier in der Therapie bin, dann geht mir eigentlich nichts durch den Kopf.«

Ich: »Ist es anders, wenn Sie zu Hause sind? Beschäftigen Sie da Dinge, über die Sie eigentlich gerne sprechen möchten?«

Konrad überlegt eine Weile, meint dann: »Eigentlich nicht. Also ich merke schon, irgendetwas stimmt nicht. Aber dass mich wirklich etwas beschäftigt ... irgendwie ist da nichts.«

Ich sage: »Dann ist es vielleicht erst einmal dieses Nichts, das Sie mit in die Stunde bringen.«

Mein Gefühl sagt mir, dass es nicht weiterhilft, die Leere, die sich im Therapieraum ausbreitet, mit etwas füllen zu wollen. Denn ist das nicht mein eigener Drang, diese Leere verscheuchen zu wollen, weil ich selbst sie nicht ertrage? Und teile ich ihm auf diese Weise nicht vor allem dies mit: »Ich ertrage nicht, was du in dir hast. Lass uns etwas anderes daraus machen?« Tatsächlich ist das Nichts, das unsere gemeinsamen Stunden prägt, schwer auszuhalten. Nach nur wenigen Minuten Stille im Raum ist es für mich fast so, als würde mir schwindelig, als wäre ich nicht ganz da, ein Zustand, von dem ich mich erlösen möchte, durch irgendein Wort, das das Schweigen durchbricht. Aber wenn es wirklich dieses Nichts ist, das Konrad in sich fühlt: Wie soll Konrad dann hier lernen, mit der Leere umzugehen, wenn ich sie keine Minute ertrage? Vielleicht muss ich selbst erst einmal eine Begegnung mit Konrads innerer Welt zulassen, damit so etwas wie eine Verbindung zwischen uns entsteht.

Ich nehme mich in den kommenden Stunden mehr zurück, versuche, nicht nach einer Bedeutung zu suchen, sondern das Gefühl, das in der Stunde entsteht, erst einmal ganz auf mich wirken zu lassen, mich, wenn man so will, berühren zu lassen von der Leere. Mein therapeutisches Handeln beschränkt sich von nun an darauf, lediglich die Gefühle zu benennen, die im Hier und Jetzt unserer Begegnung entstehen.

Einmal sage ich: »Heute fühlt sich die Stunde für Sie vielleicht quälend lang an.«

Konrad blickt auf, seine Antwort wirkt etwas lebhafter als sonst: »Ja, quälend lang.« Er entschuldigt sich bei mir, dass er nichts Produktives beitragen kann.

Ich sage: »Vielleicht muss erst einmal ausgesprochen werden, wie Sie sich hier wirklich fühlen.«

Konrad: »Aber ich weiß nicht, ob das etwas hilft. Ich glaube, das ist nicht sehr nett, wenn ich Ihnen sage: Die Stunde ist eine Qual. Sie machen es ja wirklich gut, das ist nichts gegen Sie.«

Ich: »Möglicherweise kann ich selbst ja auch fühlen, wie quälend lang die Stunde ist.«

Konrad blickt mich etwas überrascht an, als er sagt: »Ist für Sie die Stunde auch quälend?« Es ist die erste Frage, die er direkt an mich, meine Person und meine Gefühle richtet. Als Psychoanalytiker bin ich zurückhaltend mit Mitteilungen über mein Gefühlsleben. Nicht, weil ich um eine statuenhafte Neutralität bemüht bin, sondern weil persönliche Worte, unbedacht gesagt, schnell irritieren, zu Missverständnissen führen oder auch verletzen können. Es soll ja um den Patienten und seine Gefühle gehen, nicht um meine. Etwas von mir zu erzählen, das bedeutet immer auch, den therapeutischen Raum mit meinen Themen einzunehmen. Wenn ich Konrad antworten würde: »Ja, auch ich finde unsere Stunden schwer erträglich«, würde sich das für ihn nicht anhören wie: »Ich finde Sie unerträglich!«? Das meine ich aber nicht, sondern vielmehr: »Ich glaube, ich kann heute fühlen, wie quälend die Stunde für Sie ist.« Genau das sage ich Konrad auch nach einem kurzen Moment, in dem ich meine Gedanken sammeln muss.

Ich bin nicht sicher, wie Konrad es aufnimmt, schließlich wirkt er aber beinahe erleichtert und sagt: »Das überrascht mich. Aber irgendwie auf eine gute Weise.«

Zum ersten Mal wirkt er gelöster, als wir uns am Ende der Stunde verabschieden. War das so etwas wie ein erster Kontakt? Eine Verständigung darüber, dass wir beide etwas Ähnliches fühlen können? Was für Konrad ja auch bedeutet: Er ist im Raum mit einem anderen Menschen, der nicht nur schweigend dasitzt, sondern beteiligt ist an dem, was geschieht.

Emotionaler Kontakt auf einer ganz basalen Ebene beruht darauf, dass eine Person das, was in ihr vorgeht, einer anderen Person fühlbar machen kann, wenn nicht mit Worten, dann auf eine andere, wortlose Weise. Auf diesem Austausch fußt all unsere emotionale Entwicklung. Wenn ein Kind Angst bekommt, ist es wichtig, dass es diese Angst seiner Mutter oder seinem Vater mitteilen kann – und mit diesem Gefühl auch zu seinen Eltern durchdringt, ein Stück Besorgnis in ihnen wecken kann, nicht an ihnen abprallt. Es ist erleichternd, wenn das Kind fühlt: Meine Angst ist beim anderen angekommen, hat etwas im anderen bewirkt. Nur, wenn Eltern sich von den Gefühlen ihrer Kinder wirklich berühren lassen, können sie ihre Kinder beruhigen – ohne sich allerdings von diesen Gefühlen überwältigen zu lassen, etwa selbst in Panik zu geraten. Das ist die Basis dessen, was man Verstandenwerden nennt: die Erfahrung eines emotionalen Austauschs. In der Psychoanalyse nennt man diesen Prozess auch Containing, das heißt das Aufnehmen und Verarbeiten der Gefühle eines anderen.

Wo das Gegenüber sich verschließt, ausweicht, nicht da ist,

bleibt das Kind mit einer namenlosen Angst alleine, wird sie nicht los, kann sie nicht verwandeln, es bleibt eine unerträgliche Spannung im Kind zurück. Seine Versuche, sich mitzuteilen, werden verzweifelter, die Handlungen drastischer, seine Stimme vehementer, damit es endlich durchdringt. Aber wenn das alles nicht hilft, es dauerhaft keinen Weg zum Inneren des anderen gibt – vielleicht, weil die Eltern emotional abwesend sind wie Konrads Vater oder in depressiver Fühllosigkeit erstarrt, wie bei seiner Mutter –, dann bleibt das eigene Fühlen ohne Antwort, entstehen keine Worte für das Empfundene. Es entsteht eine Lücke im Selbst, die, wenn sich diese Erfahrung immerzu wiederholt, zu einer Leerstelle auswachsen kann. Wo wir uns nicht verstanden fühlen, können wir uns auch selbst nicht verstehen.

Ich glaube zu verstehen, dass es bei Konrad erst einmal darum geht, auf dieser ganz basalen Ebene in Kontakt zu kommen, ihm das Gefühl zu geben, dass er mit dem, was in ihm ist, zu mir durchdringt, dass er damit auch wirklich etwas in mir auslösen kann, und sei es erst einmal nur das: quälende Leere. In dieser Stunde kommt es mir vor, als wäre ein solcher Kontakt zum ersten Mal entstanden – und Konrad hat es auch gespürt. Daher die Erleichterung am Ende der Stunde, er ist wirklich etwas losgeworden.

Tatsächlich verändert sich in den kommenden Monaten die Qualität unserer therapeutischen Begegnung. Konrad beginnt zum ersten Mal, etwas aus seiner Vergangenheit zu erzählen, in einer Weise, die emotional bei mir ankommt, gewissermaßen Worte, die nicht in der Leere ersterben, sondern ein Ziel finden.

Konrad erzählt, dass er, soweit seine Erinnerung zurückreicht, eigentlich fast nie für etwas wirklich »gebrannt« hat. Schon als Kind, wenn seine Fußballmannschaft den Pokal gewann, »da haben alle gejubelt«, und auch er jubelte mit. In Wahrheit habe er aber nur so getan, als würde er sich freuen, mimte Gefühle, die er selbst nicht empfinden konnte. Er habe sie in sich zu wecken versucht – aber selbst, als er den Pokal in den Händen hielt und ihn wie ein kleiner Weltmeister seinen Kameraden präsentierte, sei da nichts in ihm entstanden. Er habe gejubelt und geschrien, »wie blöde, das hat gar nicht gepasst, da haben mich schon alle komisch angeschaut, weil es irgendwie übertrieben war«.

»Als hätten Sie die Freude herbeischreien können, die Sie in sich nicht gefunden haben«, sage ich.

In der Jugend sei es ihm ähnlich gegangen. Er sei zurückhaltend gewesen, nicht »der Lauteste«, aber dennoch Teil eines Freundeskreises gewesen, in dem er bei den Sachen »mitgemacht« habe, »die man in der Jugend so macht«. Doch selbst als er ein Mädchen kennengelernt habe und es mit ihr »zum ersten Kuss« kam, »war da nichts«. »Es war eher anstrengend für mich. Ich habe so getan, als würde ich es genießen. Meinen Freunden habe ich später erzählt, dass es ganz toll war. Aber in Wahrheit war ich froh, als es vorbei war.«

Nach dem Schulabschluss herrschte in seinem Freundeskreis Feierstimmung, alle machten einen drauf. Gemeinsam mit den anderen betrinkt er sich, grölt Lieder, ist auf den Gruppenfotos dabei: aber nicht mit dem Herzen, als gehe ihn das alles in Wahrheit nichts an.

Er habe oft ein schlechtes Gewissen anderen gegenüber gehabt, etwas zur Schau zu stellen, was er eigentlich gar nicht so empfindet. Wahrscheinlich haben nicht einmal seine besten Freunde gewusst, wer Konrad eigentlich ist, als hätte er immerzu eine Art Bühnen-Ich nach vorne geschickt. Was aber ist das Echte in ihm?

»Wie war es, als Ihre Eltern gestorben sind?«, frage ich.

»Mein Vater ist ja ziemlich schnell gestorben. Er hatte schon lange Symptome, so einen Husten. Ich habe auch mal gesehen, dass er Blut spuckt, aber er ist trotzdem weiter auf Touren gefahren. Zum Arzt ist er nicht gegangen, erst ganz am Schluss, als es schon zu spät war. Mein Vater ist vom Führerhaus ins Krankenhaus gekommen, und dann hat er eigentlich nur noch ein paar Wochen gelebt. Ich weiß noch, er ist dann im Krankenhaus gestorben. Wir wurden zu ihm ans Bett gerufen. Als ich ankam, war er schon tot, aber ich durfte noch mal hin. Als ich ihn dann so gesehen habe – Sie wissen ja vielleicht, wie das aussieht, wenn jemand gestorben ist. Es sieht aus, als wäre er noch wie immer, nur so bleich und irgendwie steif. Es ist der Mensch, den man kennt, und doch irgendwie auch ein Fremder. Aber das war mein Vater ja auch schon zu Lebzeiten. Ich habe ihn angeschaut. Ich dachte, jeden Moment schlägt er die Augen auf. Es war so, als müsste er mir noch etwas sagen. Ich habe auf seine Lippen geschaut. Aber da kam nichts.«

Den Tod der Mutter einige Jahre später habe er als »erleichternd« empfunden. Aufgrund »unklarer Befunde« sei sie in den letzten Jahren bettlägerig gewesen, habe sich kaum noch alleine zur Toilette begeben können, »obwohl die Ärzte nie was gefunden haben, was das wirklich erklärt, außer einen kleinen Schlaganfall«. Konrad habe bei der Pflege mitgeholfen. »Aber das war nicht mehr schön. Da kam gar nichts mehr von ihr. Das war nur noch so ein Krepieren.«

Auf meine Nachfrage hin, wie er die Nachricht ihres Todes aufgenommen habe, erzählt Konrad: »Da habe ich mich schon erschrocken. Ich war mit einem Kumpel aus der Schulzeit gerade auf Mallorca, der hat mich gefragt: ›Was ist los, Konny‹? – ›Mama ist gestorben.‹ Da hat mein Kumpel Tränen in die Augen bekommen, und plötzlich hab ich auch angefangen zu heulen, wie ein Schlosshund. Ich habe gesagt: ›Schon gut, mir geht es gut, es ist besser so, jetzt ist sie erlöst‹, aber ich konnte trotzdem nicht aufhören zu weinen. Aber dann war es mit einem Mal vorbei. Seitdem habe ich nie wieder geweint. Auf dem Flug zurück war ich schon damit beschäftigt, zu planen: Was sind jetzt die nächsten Schritte? Die Beerdigung war für mich so eine Qual. Die ganzen Leute, die mir ihr Beileid aussprechen. Ich wollte eigentlich nur meine Ruhe haben, den Kopf frei kriegen.«

»Da waren plötzlich so viele Menschen in Ihrem Maschinenraum, die etwas von Ihnen erwarten: dass Sie Gefühle zeigen«, sage ich.

»Aber ich habe mich gar nicht so traurig gefühlt«, sagt Konrad, »eher gestresst.«

»Auf der Beerdigung nicht mehr«, erwidere ich. »Aber auf Mallorca, da haben Sie etwas gefühlt. Ich glaube, in den Tränen Ihres Freundes haben Sie Ihren eigenen Schmerz gesehen.«

Konrad: »Nach dem Tod von Mama dachte ich dann: Jetzt fängt etwas Neues an. Jetzt packe ich meine Sachen.«

Konrad brach die Zelte in Deutschland ab und reiste um die Welt. Seine Reise wirkt auf mich aber nicht wie der Ausdruck einer neuen Freiheit. Er scheint mir eher wie verzweifelt, von etwas getrieben oder vor etwas auf der Flucht, das ihn durch alle Länder verfolgt. Er jobbte hier und da, blieb kaum mehr als ein paar Tage oder Wochen am selben Fleck, lebte so für Jahre.

Konrad sagt: »Ich habe so schöne Orte gesehen. Aber ich habe mich trotzdem nicht gut gefühlt. Auf der ganzen Reise nicht, obwohl es genau das war, was ich wollte: mich endlich mal gut fühlen …« Konrad schweigt eine ganze Weile, ehe er fortsetzt:

»Der schlimmste Moment, das war in Neuseeland. Ich war ja ungebunden, musste mich um niemanden mehr kümmern, die Zeit in Deutschland war vorbei. Ich war mir nicht sicher, ob ich überhaupt zurückwill. Ich habe Lucy kennengelernt. Die war selbst Touristin, aus den USA, die war ein bisschen älter als ich. Wir haben uns auch gut verstanden, sind dann zusammen auf Tour gegangen, haben uns das Land angeschaut, die Städte, Wellington und Auckland, aber dann vor allem die Wildnis, an der Küste entlang ... Ich war an den wunderschönsten Orten, die es auf dieser Welt gibt, mit der wunderschönsten Frau, die ich bislang gekannt habe. Es war Sommer, irgendwo in der Landschaft. Lucy und ich haben uns abends auf eine Decke vor unseren Camper gesetzt, sie hat sich so in meine Arme geschmiegt. Und dann hat sie mich gefragt, ob ich gerade glücklich bin« – Konrad schluckt, zum ersten Mal sehe ich so etwas wie eine wirkliche Betroffenheit in seinen Zügen. »Ich habe gesagt: ›Ja klar.‹ Aber das hat nicht gestimmt. Ich war nicht glücklich. Das Schlimmste war: Es hat sich nicht anders angefühlt als sonst, nicht anders als in Deutschland oder irgendwo sonst auf der Welt. Es hat nicht aufgehört, auch in Neuseeland nicht. Am nächsten Tag sind wir zurückgefahren, und ich hab Lucy sitzen lassen. Ich habe ihr gesagt: Ich muss dringend zurück, etwas mit meiner Familie klären, ich komme bald wieder. Ich bin zurück nach Deutschland geflogen. Aber ich habe mich nie wieder bei ihr gemeldet, nicht mehr auf ihre Nachrichten geantwortet, selbst, als sie ganz verzweifelt geschrieben hat. Ich glaube, das wird sie mir nie verzeihen.«

Ich sage: »Sie haben Lucy sehr verletzt.«

»Ja«, sagt Konrad, mit einem glasigen Blick.

»Aber Sie haben sich auch selbst verletzt«, sage ich.

Als Konrad von seiner Reise erzählt, entsteht vor meinem inneren Auge eine merkwürdige Fantasie: Ich sehe Konrad und Lucy in der neuseeländischen Sommernacht, in Decken gehüllt, über ihnen der nächtliche Himmel. Und es ist, als würde Konrad erst in dem Moment, da sich ein Mensch liebevoll an ihn schmiegt, gewahr, dass er gar nicht der Erde angehört, sondern einem fernen Planeten, ein »Alien« ist, ein Weltenfremder, der hier gestrandet ist. Wie er Lucy in den Armen hält, rührt sich etwas in ihm, das er nicht kennt – der Anflug eines menschlichen Gefühls. Es ist, als würde er, wenn er dieses Fühlen jetzt zulässt, zu einem Erdenbewohner. Doch damit würde er seine Sternenheimat verlieren und nie mehr zurückkehren können. Er will loslassen, aber ein Schmerz übermannt ihn – es geht nicht, nicht jetzt, er muss fliehen.

Trotz allem tut sich für mich ein Lichtstreifen auf: Konrad nimmt wahr, wie sehr er eigentlich etwas vermisst, wie sehr etwas fehlt, für das er noch wenig Worte hat, das sich hinter der Wendung »Bist du glücklich?« verbirgt – ich glaube, es ist die Sehnsucht nach dem anderen, ihn nicht nur in den Armen zu halten, sondern seine Gegenwart und Zuneigung wirklich fühlen zu können. Er kann es nicht. Dies ist einer der wenigen Momente, in denen etwas von seinem Schmerz im Hier und Jetzt unserer therapeutischen Begegnung fühlbar wird. Das bedeutet aber auch: etwas von seiner Lebendigkeit, denn wer einen Mangel fühlt, ist nicht tot. Gleichsam gibt es diesen Teil in Konrad, der an jenem fernen Irgendwo festhält, das ihn nicht auf der Erde heimisch werden lässt, wie eine verborgene Liebe zum Toten. Etwas in Konrad selbst ist zum Wüstenplaneten geworden und lässt die Wüste immer wieder um sich wachsen, auch in unseren Gesprächen. Konrad hält den fühlenden und lebendigen Teil in sich für die größte Bedrohung, etwas, das man nicht kontrollieren kann, das ihn in Verbindung mit all der Verletzung und all der Trauer in sich bringt. Deshalb muss er es ausschalten, muss alles, was ihn zur Lebendigkeit bringen könnte, von sich fernhalten, und sei es auf eine so plötzliche und brutale Weise wie in der Beziehung mit Lucy. Wenn er zu fühlen beginnt, gerät er in Panik – und ich glaube, seine Flucht vor Lucy war nichts anderes als eine solche Panikreaktion.

Wir arbeiten nun bereits ein Jahr zusammen. Zum ersten Mal – es ist kurz vor den Weihnachtsferien – schildert Konrad mir einen Traum, also, wenn man so will, etwas aus dem unkontrollierbaren Teil seines psychischen Lebens. Er leitet die Stunde so ein:

»Am Wochenende, Samstag auf Sonntag, da bin ich wieder einmal mit Panik aufgewacht. In der letzten Zeit war es ja etwas besser, ich hatte seit Monaten keine Attacke mehr. Keine Ahnung, warum jetzt, vielleicht, weil ich das Wochenende alleine war. Aber diesmal konnte ich mich an etwas erinnern.«

»An einen Traum?«, frage ich.

»Ja. Ich weiß nicht, es hat sich so real angefühlt. Ich habe eine ganze Weile gebraucht, bis ich wieder klar im Kopf war … Ich war in Tschernobyl. Also irgendwie dreißig Jahre nach dem Unglück. Ich war ein Tourist in einer Gruppe, die mit dem Bus durch die Sperrzone fährt. Wir sind ganz nahe an den Reaktor herangekommen, also an diesen Beton-Sarkophag. Das war mir unheimlich, der hatte schon so Risse. Ich hab gesagt: ›Weg hier!‹ Dann gab es einen Blitz und ich bin geblendet – aber dann ist es, als wäre gar nichts passiert. Die Landschaft sieht aus wie immer, und auch ich bin nicht verbrannt oder so. Es ist so seltsam ruhig. Auf einmal wird mir klar, dass alles um mich herum verstrahlt ist, auch wenn man es nicht sieht. Auch ich habe zu viel Strahlung abbekommen, die ist direkt in mich rein, ohne Schutz. Im Traum weiß ich, dass ich die Strahlenkrankheit habe. Und dann bin ich aufgeschreckt und hab keine Luft bekommen. Ich musste ans Fenster, eine rauchen, es hat fast die ganze Nacht gedauert, bis dieses Gefühl weg war.«

Der Traum zeichnet ein Schreckbild. Aber dass Konrad überhaupt träumt und diese Traumgeschichte erzählen kann, ist für mich ein Zeichen dafür, dass etwas in ihm in Bewegung kommt. Träume sind aus psychoanalytischer Perspektive ein Versuch der Psyche, etwas fassbar zu machen. Manchmal enthalten sie, was Psychoanalytiker »das Verdrängte« nennen; manchmal aber auch – und das scheint mir bei Konrad der Fall zu sein – etwas, das nie bewusst war, für das es noch nie Worte gab. Bevor wir sie benennen können, erfassen wir viele Dinge träumend, das heißt, in einer bildhaften und intuitiven Weise. Sprechen können, das ist das Ende eines langen Weges, auch in einer Therapie. Vielleicht hat der Mensch sich das, was er in sich selbst wahrnimmt, viele Jahrtausende auf diese Weise angeeignet: träumerisch, in der Sprache der Bilder, lange vor dem ersten Wort. Als Psychoanalytiker bin ich weniger damit beschäftigt, vermeintlich verdrängte Erinnerungen aufzustöbern, als mit der Frage, wie überhaupt so etwas wie Gedanken, Gefühle, Worte – seelisches Land – entstehen kann. Träumen zu können, ist so etwas wie eine Vorstufe dazu, es auch denken zu können – und damit ist jeder Traum eine Insel, die sich aus einem Ozean namenloser Zustände hebt. Was sagt Konrads Traum? Ich habe natürlich kein Lexikon mit Bedeutungen, kann mich dem, worum es geht, nur im gemeinsamen Gespräch mit Konrad nähern. Beinahe die ganze Stunde lang widmen wir uns seinem Traum.

Unsere therapeutische Arbeit bringt Konrad immer näher an den bedrohlichen Kern in ihm. Aber da ist nicht nur eine leblose Wüste, sondern fortschreitende Zerstörung: der strahlende Reaktor. Wenn die Katastrophe auch »über dreißig Jahre« zurückliegt, geht von ihr weiter eine untote Macht aus. Denn nicht gesehen zu werden, sich nicht mit seinem ganzen Wesen geliebt zu fühlen, das ist in der Seele eines Menschen eine Katastrophe, welche die Zeit überdauert. Er hat einen Sarkophag um diese Zone errichtet und damit gleichsam sein fühlendes

Selbst beerdigt. Der Sarkophag schützt ihn, aber er schneidet ihn auch von seinem eigenen emotionalen Leben ab. Zum ersten Mal in unserer therapeutischen Arbeit bekommt Konrad eine Ahnung davon, wie verletzt er eigentlich ist. Der Traum schenkt uns eine Metapher, die wir in der Therapie immer wieder verwenden werden: den Sarkophag.

Ich sage: »Dieser Sarkophag, das war bislang die Weise, wie Sie versucht haben, mit Ihren Gefühlen umzugehen. Und es war die beste Lösung in einer Situation, in der Sie keine andere Hilfe erwarten konnten.«

Konrad schweigt eine Weile, wobei sich dieses Mal die Stille nicht quälend anfühlt – im Gegenteil. In Konrad scheint etwas vorzugehen, fast als ringe er mit etwas in sich. Vielleicht eine Bewegung, eine Berührung, die er wieder unter Kontrolle zu bringen, in sich niederzukämpfen sucht? Mit etwas unsicherer Stimme fragt er schließlich: »Aber was ist da in diesem Sarkophag?«

Ich schweige. Darauf weiß ich keine Antwort.

Konrad: »Es ist unheimlich – die ganze Nacht lang, nach diesem Traum, hatte ich noch dieses Gefühl: Alles ist unheimlich, alles ist gefährlich.«

Konrad schildert, was ihm zum Traumbild der »Strahlenkrankheit« einfällt: ein lebender Toter zu sein, am sogenannten »Walking Dead Syndrom« zu leiden. Man sieht es der Person nicht an, sie läuft noch Tage nach dem Unfall wie alle anderen Menschen herum, vermeintlich gesund. Aber in den Zellen ihres Körpers trägt sie schon den Tod. Niemand darf sich, so fantasiert Konrad, einer »verstrahlten Person« annähern, weil man dann sonst selbst verstrahlt wird, »vor allem keine schwangeren Frauen«. – Also niemand, der Leben in sich trägt.

Ich sage: »Mir scheint es auch ein Bild dafür, wie Sie sich selbst fühlen, auch schon vor der Therapie, etwa in Neuseeland.

Lebendig begraben zu sein, etwas in sich zu haben, was alle Lebendigkeit in Ihnen auslöscht und alle Beziehungen, die Ihnen wichtig sind.«

Konrad: »Man kann da nicht reingehen, in den Reaktor. Dort kann nichts überleben. Nur einen schwarzen Pilz gibt es im Innern, hab ich mal gelesen, der wuchert dort überall. Der hat sich an die Umgebung angepasst, der ernährt sich von der Strahlung. Ich glaube, es ist besser, wenn man da draußen bleibt.«

Ich: »Sie haben Angst, die anderen mit in diesen Horror zu reißen. Den anderen das zuzufügen, was Sie in sich selbst tragen: Sie machen sie nicht glücklich, sondern verletzen sie. Wie Lucy, die todunglücklich geworden ist. Vielleicht haben Sie die Angst, dass Sie auch mich schützen müssen vor dem, was in dem Sarkophag ist.«

Konrad seufzt tief, dass es sich fast wie ein Schluchzer anhört, antwortet darauf nicht.

Ich glaube, Konrad selbst sehnt sich nach meiner Hilfe, aber das ist eine ambivalente Angelegenheit. Ich bringe ihn schließlich auch in Kontakt mit dem strahlenden Kern seines emotionalen Lebens, mit der Todeslandschaft seiner Seele. Weiß ich überhaupt, ob dieser Weg gut ist, ob er nicht für Konrad eine wirkliche Bedrohung bedeutet, unsere Arbeit sein psychisches Gerüst vollends in den Abgrund reißen könnte? Die entscheidende Frage ist, ob er auf diesem Weg etwas finden kann, das ihn hält, das den Schmerz und die Angst für ihn aushaltbar macht: unsere therapeutische Beziehung. Aber wie tragfähig ist sie, wie viel Vertrauen kann er mir gegenüber empfinden? Es ist nach wie vor sehr schwierig, mit Konrad in Kontakt zu kommen. Auf eine gewisse Weise wird mir das alles auch »unheimlich«, bin ich nicht sicher, ob der therapeutische Prozess »unter Kontrolle« zu halten ist. Mir wird mulmig zumute: Was, wenn ich zwar meine Hand nach ihm ausstrecke, er aber nicht nach ihr greift, wenn er den Halt verliert. Oder er nach meiner Hand zwar greift – ich ihn aber nicht halten kann?

Zu meinen Gedanken passt der Umstand, dass mir einer der wichtigsten Aspekte seines Traums erst Tage später bewusst wird, als es schon zu spät ist, ihn darauf anzusprechen: Konrad hat diesen Traum kurz vor meinem Winterurlaub erzählt, über drei Wochen werden wir uns nicht sehen. Der Traum erzählt also auch von der Angst, was passiert, wenn er die Betonmauer öffnet – und ich bin nicht da, für Wochen abwesend, die sich für Konrad vielleicht sehr lang anfühlen. Und mit Beklommenheit muss ich mir eingestehen, dass ich bis zu dieser Stelle der Therapie noch nicht gemerkt habe, wie sehr Konrad bereits nach mir zu greifen versucht.

Die Verliese des Selbst

Das zweite Therapiejahr hat begonnen. Konrad kommt in schlechter Verfassung zurück aus den Weihnachtsferien. Er hat sich die ganzen Wochen meines Urlaubs nicht gut gefühlt und weiß nicht, warum. Er ist fast die gesamten Ferien für sich allein geblieben, auch Weihnachten, aber das habe ihm nicht viel ausgemacht, »auf den Kram gebe ich nicht so viel«. Die Einladungen seiner Freunde hat er ausgeschlagen, nur an Sylvester war er auf einer Feier, aber das sei noch viel schlimmer gewesen. Kurz vor Mitternacht, da war ihm so »mulmig zumute«, dass er es kaum mehr ausgehalten hat. »Irgendwie so eine Angst oder – ich weiß nicht –, als ob gleich das Licht ausgeht oder so etwas. Als ob ich nicht mehr richtig da bin, als ob das alles nicht wirklich real ist. Ich war froh, als ich dann nach Hause konnte und wieder allein war. Aber ich stand eigentlich die ganzen drei Wochen unter so einer Spannung.«

Ich sage: »Vielleicht war es für Sie schwer, dass keine Therapie stattgefunden hat. Dass ich nicht da war.«

Konrad greift die unpersönlichere Variante meiner Deutung auf: »Hm ja, das kann sein, irgendwie hat die Therapie schon gefehlt. Das hätte mich vielleicht wieder rausgeholt. Ich denke schon, dass mich das stabiler macht. Ich hab öfter gedacht: Mist, dass jetzt Pause ist. Es gab schon Dinge, die ich gerne hier losgeworden wäre. Irgendwie hab ich mich daran gewöhnt.«

Konrad beschreibt mich und die Therapie noch nicht als Beziehung, als zwei Menschen, zwischen denen ein emotionales Band besteht; sondern eher funktional, als »Pille Therapeut«, die man schluckt, damit es einem besser geht. Mit seinen Worten sagt er mir aber auch: Die Therapie ist wichtig geworden für ihn.

Konrad bringt weitere Träume mit in die Stunden. Ich bin überrascht, wie fantasievoll – fast müsste man sagen grausam kreativ – sein Innenleben ist. Konrad träumt von zerstörten Landschaften, von Verfolgern, die ihn durch die Straßen einer verlassenen Stadt jagen, immer wieder von der Strahlenkrankheit, von einem Raumschiff, das in die Bahn eines Neutronensterns gerät, dem strahlenden Überrest einer Sternenexplosion. Um zu entkommen, zündet Konrad in seinem Traum den Antrieb, doch die Anziehung ist zu stark, die Fluchtgeschwindigkeit zu gering, er wird aus dem Raumschiff gerissen, »klebt« auf der glatten Oberfläche des »seltsam kalten Sterns«, ohne sich rühren zu können, und wird schließlich von den ungeheuerlichen Anziehungskräften zerdrückt.

Es ist, als würde Konrads Traumleben immer wieder Bilder für eine Katastrophe finden, die ihm droht, etwas, wofür er eine Lösung sucht, aber keine findet. Wieder und wieder gibt es Fluchtversuche, die scheitern: der fehlende Antrieb, die Stadt, in der alle Türen verschlossen sind. Seine Träume kennen keinen Ausweg, keine Wendung ins Gute und auch keinen anderen Menschen, der ihm helfen könnte. Auch in seinen Träumen ist Konrad allein. Wenn Träume Auskunft über die innere Welt eines Menschen geben, dann ist es ein Land ohne Rettung, das Konrad in sich trägt, auch ein Land ohne Beziehung – er entkommt sich selbst nicht, so wie das Raumschiff nicht gegen die Anziehung des Neutronensterns ankommt. Konrad und ich nennen das, was er fürchtet, »die Katastrophe«, ein Wort, das sich in seiner Unbestimmtheit vielleicht in besonderer Weise eignet, seinem inneren »Etwas« Ausdruck zu verleihen. Was Konrad beschreibt, die seltsamen, depersonalisierten Zustände, Panikgefühle, scheinen mir von einer tiefen Angst in ihm herzurühren, die innere Struktur zu verlieren. Das mulmige Gefühl, das mich bereits vor der Weihnachtspause ergriffen hatte, manifestiert sich bei Konrads Schilderungen erneut. Ich denke, dass ich sehr behutsam und vorsichtig sein muss. Mit einem zunehmend brüchigen Betonsarkophag kommt Konrad in eine sensible Phase, denn dieser Beton hat auch sein Selbst getragen und stabilisiert. Zugleich gibt es ja nur Hoffnung, wenn es eine Öffnung gibt. »Beziehung statt Beton«, das wäre vielleicht die kürzeste Formel dessen, worum es in unserer Arbeit geht.

Manchmal gelingt es Konrad, sich mitzuteilen, mir zu sagen, was ihm durch den Kopf geht, und sei es in der Gestalt eines Traumes, den er mir schildert. Doch oftmals gelingt das nicht. Immer wieder stellt sich in den Stunden ein Zustand ein, den ich »Wegdriften« nenne. Konrad schweigt, aber nicht wie jemand, der nachdenkt, sondern so, als würde seine Aufmerksamkeit von irgendetwas in seinem Inneren abgesaugt. Für mich ist nicht fühlbar, was ihn gerade beschäftigt, ob er traurig ist oder betroffen – er ist einfach auf irgendeine Weise »weg«.

»Wo sind Sie gerade?«, frage ich dann.

Konrad kommt daraufhin stets zu sich und antwortet mit

einem guten Stück psychischer Abwehr: »Was? Ach so, nein, ich hab nur gerade darüber nachgedacht, was ich mir heute Abend zum Essen mache.«

Die Tür zu seiner Innenwelt ist verschlossen, auch für ihn. Ich glaube, er hat selbst keine Antwort darauf, wo er gerade gewesen ist, füllt den in ihm entstandenen Hohlraum mit etwas Belanglosem. Mir ist in solchen Momenten unheimlich zumute, denn dann ist auch die Tür zwischen uns verschlossen, und in ihm geschieht etwas, das mir gänzlich verborgen bleibt.

Etwas in ihm ist in Unruhe, lädt die Welt des Alltags mit Bedeutungen auf, die für mich schwer nachzuvollziehen sind. Sind das Zwänge? Sind es kleine »Verrücktheiten«, die sich in sein Verhalten einschleichen, sozusagen Symptome eines Prozesses innerer Auflösung? Oder gab es diese Begebenheiten die ganze Zeit und jetzt erst berichtet er mir davon? Konrad hat auf dem Heimweg von der Arbeit den Bus verpasst. Aus unerfindlichen Gründen ist er nicht nur verärgert, sondern von irgendetwas so tief getroffen, dass er sich nicht mehr rühren kann. Er bleibt stehen, der nächste Bus kommt, er will einsteigen: Aber es geht nicht, er ist wie angewurzelt, er sieht – ohnmächtig und wütend – die Tür auf- und zugehen, den Bus abfahren. Er lässt mehrere Busse vorbeifahren, bis er sich endlich lösen kann, in einen einsteigt und nach Hause fährt. Gemeinsam bemühen wir uns, zu verstehen, was passiert sein könnte. »Ging Ihnen dabei etwas durch den Kopf, irgendein Gedanke?«, frage ich. Doch Konrad weiß es nicht, schildert sich, als wäre er selbst, sein Körper, sein Denken, »auf einen einzigen Punkt im Raum zusammengeschrumpft«. Vielleicht, überlege ich, ist der verpasste Bus wie das Leben, in das er nicht einsteigen kann, das er versäumt. Das frustriert ihn so sehr, dass er es eigenmächtig fahren lässt, auch dann nicht einsteigt, wenn er die Möglichkeit dazu hätte. Aber so recht wollen diese naheliegenden Deutungen nicht verfangen. Auch mein Denken ist in diesem Moment wie versperrt.

In solchen Situationen scheinen Innen und Außen zu verschwimmen. Man könnte sagen: Das Traumerleben webt sich in Konrads Alltag hinein, etwas kommt ihm dort so bedrohlich nahe, dass es ihm in manchen Situationen zunehmend schwerfällt, inneres Erleben und äußere Wahrnehmung voneinander zu trennen. Er erlebt die Szene mit dem Bus wie eine Variante des Traums vom Neutronenstern, von dem man sich nicht lösen kann. Aber es ist kein Gedankenspiel oder eine Metapher, auch kein Traum, sondern eine konkrete Handlung, die Konrad vollzieht.

Eine der wesentlichen Aufgaben unseres psychischen Lebens ist es, unsere Fantasie – also das Innen – und unsere Wahrnehmung – das Außen – voneinander zu trennen. Diese Trennung wird durch unser Ich gewährleistet, in der Psychoanalyse spricht man hierbei auch von der sogenannten Realitätsprüfung. Sie ist keine Selbstverständlichkeit, sondern muss im Kindesalter mühsam erworben werden und lässt sich wohl nie vollständig beherrschen. In jedem Menschen liegen Träumen und Wachen näher beieinander, als wir es uns eingestehen mögen. Je machtvoller und gewaltsamer die innere Welt sich mit Affekten auflädt, »strahlendem Material«, desto mehr gerät das Ich unter Druck. Das innere Erleben dringt unmittelbar nach außen, setzt sich in konkrete Handlungen um, wir verlieren die Distanz zu dem, was in uns vorgeht, können nicht mehr mit einem Abstand über uns nachdenken – und damit auch nicht mehr über uns und unser Inneres sprechen. Konrad kann nicht mehr sagen: »Ich fühle mich, als ob ich nicht von der Stelle komme, während alle anderen weiterfahren« – er kommt an der Bushaltestelle ganz konkret nicht mehr vom Fleck, er spricht mit seinen Handlungen statt mit Worten.

In einer Therapie geht es darum, Worte für das eigene Erleben zu finden, ins Denken zu kommen. Nachdenken, das bedeutet immer, einem inneren Impuls und einer Handlung etwas zwischenzuschalten, sich also bewusst zu werden, was man tut. Wenn wir dieses Dazwischen der Reflexion nicht aufrechterhalten können, sind unsere Ich-Grenzen gefährdet. Der Rückzug ins Nicht-Fühlen, gewissermaßen der Lockdown der Seele, ist in dieser Hinsicht eine Schutzmaßnahme, um das eigene Ich vor einem Zusammenbruch zu bewahren.

Droht das hier mit Konrad? Setzt die Therapie etwas in Bewegung, das ihn im wahrsten Sinne des Wortes »verrückt« macht? Ich muss daran zurückdenken, mit welcher Angst Konrad die Therapie begonnen, mit welcher Abwehr er sich gegen die Wahrnehmung seiner Gefühle gewehrt hat. Erst jetzt wird ganz offenbar, wie sehr Konrad sich schützen wollte, auch vor einem Teil in ihm, der etwas Zerstörerisches hat.

Die unheimlichste Situation entsteht in der Mitte des zweiten Therapiejahres. Konrad berichtet mir, wie er mit dem Fahrrad durch die Stadt von der Therapie nach Hause fährt. Mitten im Straßenverkehr schließt er die Augen, fährt weiter, ohne zu wissen, warum. Ich weiß nicht, ob Konrad wirklich mit geschlossenen Augen gefahren ist oder ob es sich für ihn nur so angefühlt hat, sozusagen als eine Variante des »Wegdriftens«. Doch mein Gefühl von Bedrohung ist real: Ich habe Angst, dass ihm etwas passiert, dass er in solchen Situationen sein Leben gefährdet. Konrad hingegen erzählt die Episode ganz nüchtern, mit jener merkwürdigen Teilnahmslosigkeit, die ich noch vom Anfang der Therapie kenne. Ich werde nervös, habe auf einmal den Impuls, Konrad am Arm zu packen, als ob er vor meinem inneren Auge einen Abhang hinunterstürzen könnte, wenn ich ihn jetzt nicht festhalte. Dem Impuls gebe ich nicht nach, doch die intensive Fantasie lässt mich – fast ein wenig zu laut – sagen: »Das macht mir Angst, was Sie schildern.«

Konrad blickt überrascht auf und sieht mich an. Für einen Moment habe ich das Gefühl, zu ihm durchzudringen, scheint mir, dass er durch den Schreck in meinen Augen mit einem Mal sein eigenes Erschrecken erkennt, sich ein Durchgang zwischen mir und ihm öffnet. Er schluckt, sagt: »Das tut mir leid, das wollte ich nicht.«

Es ist in jeder Therapie eine heikle Phase, wenn ein Patient in Kontakt mit dem verletzten Selbst kommt, seine Abwehr aufgibt, die Türen zu lang verschlossenen Kammern öffnet. Zugleich kann nur so etwas Neues entstehen. Denn es geht ja gerade darum, die Erfahrung zu machen, dass man die Abwehr nicht mehr braucht, dass es heute anders ist als gestern. Der Kontakt mit der eigenen emotionalen Welt kann heilsam sein – oder überwältigend. Manchmal ist es ein schmaler Grat.

Konrads »Zustände« wecken in mir den Drang, zu beschwichtigen, als wollte ich verhindern, dass er seinen Schutzwall zu schnell fallen lässt. Es steht eine unsagbare Angst im Raum, eine Angst ohne Gegenstand, ohne »wovor«, ein grauenvolles Etwas, das einfach nur da ist. Aber, und das ist wichtig: Nicht nur Konrad, auch ich kann diese Angst fühlen. In einer Stunde sage ich in das angstvoll angespannte Schweigen: »Ich glaube, jetzt sind wir beide gerade dort, vor dem Sarkophag.« Längst herrscht nicht mehr das Gefühl zerdehnter Zeit vor, das mich ehedem in den Stunden so gequält hat, vielmehr greifen nun Anspannung und Bedrohung Raum.

Konrad bekommt in den Stunden öfter eine zittrige Stimme, sagt in verschiedenen Situationen: »Es fühlt sich so unheimlich an. So kalt.«

Tatsächlich friert es Konrad, obwohl es September ist und

draußen noch warm, so sehr, dass er nach der Decke greift, die neben dem Sessel liegt.

Einmal träumt Konrad von einem Jungen, der in einem Keller »tief unter der Erde« eingeschlossen ist. Es ist so dunkel, dass er nicht weiß, ob seine Augen blind sind. Er tastet an den Wänden entlang nach dem Ausgang, aber überall ist nur kalter Stein. Er gerät in Panik, schreit nach Hilfe. Er weiß, auf der anderen Seite der Wand ist jemand, aber er kann ihn nicht hören. Konrad merkt im Traum auf einmal, dass er träumt, doch er kann nicht aufwachen. Es ist, als wäre er, wie der Junge, nun selbst in seinem Traum eingemauert. Er sieht sich in seinem Bett liegen, aber es ist finster und nirgends ein Fenster – er schreit, bis er sich damit aus dem Schlaf reißt, erschrocken über seinen eigenen Ruf. Voller Angst macht er das Licht an. Konrad ist erleichtert, als er merkt, dass er sehen kann, und schläft fortan über lange Zeit nur noch mit Licht. Die Panik, mit der er schon zu Beginn der Therapie aus dem Schlaf schreckte – nun hat sie endlich ein Traumgesicht bekommen: Es ist die Angst, eingemauert zu sein, in den leeren Verliesen des Selbst, wo niemand Konrads Schreie hört, wo er hilflos ist und blind.

Trotz allem Grauen deutet sich im Traum auch etwas Neues an: Es gibt die Idee eines anderen, der helfen könnte, wenngleich noch in der unbestimmten Gestalt eines »Jemand« und unerreichbar hinter der Mauer. Noch hat Konrad keinen Therapieraum verinnerlicht, in dem es Türen und Fenster gibt, eine Durchlässigkeit zwischen Innen und Außen, wo eine Verbindung zwischen ihm und einem anderen möglich ist. Aber der Traum ist dennoch nicht resignativ, sondern zeugt von einer verzweifelten Suche, tastet an den geschlossenen Wänden nach dem Ausweg.

Wie in sich verengenden Kreisen greift Konrad in unseren Sitzungen immer wieder die Fäden seiner Biografie auf. Die Begebenheiten sind bekannt, aber jedes Mal, wenn er von seiner Geschichte erzählt, werden seine Schilderungen lebendiger, satter an Details, an die er sich eigentlich schon immer erinnert habe, die ihm aber bislang immer »bedeutungslos« schienen. In seinem Sprechen betritt der kleine Junge unseren Raum. Auch ich kann mitfühlen, werde von seiner Schilderung berührt. Konrad berichtet von einer Welt unter dem Bann der Schwermut, oder vielmehr: unter dem Bann einer psychischen Erkrankung, namentlich der von Konrads Mutter. Im Verlauf unserer Gespräche sagt Konrad, dass es vielleicht »doch nicht so normal« war zu Hause. »Aber als Kind hinterfragt man so etwas ja nicht.«

Doch bevor er über seine Erinnerungen sprechen kann, muss er das Gute beschwören, die Mutter, die nicht nur bedrückt und leblos war. Es habe auch bessere Phasen gegeben. Die Mutter habe sich vor dem Vater »zusammengerissen«. War er zu Hause, habe sie Essen gemacht, sich um Konrad und den Haushalt gekümmert, ihn etwa nicht wie sonst einfach ins Bett geschickt, sondern ihm eine Gutenachtgeschichte vorgelesen. Dann lauschte er, mit geschlossenen Augen an sie gekuschelt, ihrer Stimme und fand in den Schlaf.

Ich spüre förmlich, dass es Konrad schwerfällt, die andere Seite seiner Mutter zu beschreiben. Ich versuche ihm zu vermitteln, dass ich ihn verstehe. Es ist nicht leicht, Worte zu finden für das Dunkle aus der eigenen Geschichte. Viele Patienten haben das Bedürfnis, jeglichen Vorwurf von ihren Eltern fernzuhalten, gerade dann, wenn die gemeinsame Geschichte so viel Unglück kennt. Dabei können Schuldgefühle gegenüber den Eltern eine Rolle spielen, die oft ja selbst unglücklich, tief verletzt sind. Zuletzt geht es aber um das Gefühl, von den Eltern auch etwas Gutes bekommen zu haben – denn ohne dieses Gefühl kann kein Kind überleben, auch nicht das Kind der eigenen Erinnerung. Dennoch ist es genauso wichtig, die Dinge so auszusprechen, wie sie waren, oder zumindest, wie, in diesem Fall, Konrad sie wirklich erlebt hat. Denn ich glaube, dass sich nur so etwas von jener vergeblichen Suche verstehen lässt, die Konrad bis zum heutigen Tag nirgends heimisch werden lässt.

Wenn der Vater auf seinen Touren war, sagt Konrad, sei es der Mutter schwerer gefallen, sich »zusammenzureißen«. Tag um Tag sei die Mutter immer mehr in sich zusammengefallen. »Wie ein Ballon, aus dem langsam die Luft entweicht, bis er schlaff und leblos daliegt.«

Konrad schildert verschiedene Szenen und Erinnerungen, von denen ich hier eine besonders bezeichnende auswähle:

Konrad ist damals acht Jahre alt, der Vater gerade »mit dem Lkw auf der Straße«. Die Mutter liegt im Bett, es ist schon Mittag. Konrad kennt diese Zustände von ihr schon, doch an diesem Tag hält er ihren Anblick, das abgedunkelte Zimmer, »diese drückende Stille in der Wohnung« nicht aus. Er überlegt, was er machen kann, damit es seiner Mutter besser geht, und beschließt, ihr eine Suppe zu kochen. Der kleine Junge, der es bereits gewohnt ist, sich selbst sein Essen zuzubereiten, klappert mit den Töpfen und in einer sich steigernden Freude am Kochen summt er selbstvergessen vor sich hin. Auf einmal steht seine Mutter in der Tür. »Konny!«, ruft sie und überrascht dreht Konrad sich um. Er freut sich, als er seine Mutter sieht, glaubt, ihre Lebensgeister geweckt zu haben, und will ihr zeigen, was er für sie »gezaubert« hat. Er setzt zu sprechen an, doch die Mutter unterbricht ihn: »Konny, musst du denn immer so viel Lärm machen!« Als sie merkt, dass Konrad ihr zuliebe gekocht hat, tut es ihr leid. Sie entschuldigt sich, wird aber dadurch nur noch bedrückter. Sie sei »kein böser Mensch« gewesen. »Aber irgendwie war es immer so: Sie konnte nicht. Egal, worum es ging, sie hat es irgendwie nicht geschafft, es war ihr alles zu viel. Ich war ihr zu viel.« Die Mutter legt sich zurück ins Bett und Konrad bringt ihr die Suppe. »Stell sie dahin, Konny! Danke«, sagt die Mutter. Als er einige Stunden später nach ihr sieht, hat sie nichts angerührt. So sei das wochenlang gegangen. Und irgendwann habe sie auf einmal wieder begonnen, sich zu waschen, sich zurechtzumachen, den Haushalt anzugehen. »Irgendwann wusste ich dann: Bald ist der Papa wieder da. Für den konnte meine Mutter aufstehen. Anders als bei mir.«

Ich glaube, auch darin liegt ein tiefes Moment der Kränkung und des Ausgeschlossenseins: Warum gelingt es dem Vater, die Mutter lebendig zu machen, aber nicht ihm? Zugleich habe ich Zweifel, wie viel Lebendigkeit in der Familie letztendlich wirklich möglich war, auch in der Gegenwart des Vaters. Es scheint vor allem um ein »Funktionieren« gegangen zu sein. Konrad schildert die Atmosphäre in seiner Familie freudlos, ohne wirkliche Lust am Leben und Interesse füreinander. Auch der Vater habe nicht nach ihm gefragt, wenn er denn da war. Er saß immer nur müde vor dem Fernseher auf der Couch. In seiner Erinnerung war es schon immer so gewesen. Auf alten Fotos von Konrad als Baby und seiner Mutter sehe man bereits ihren gewohnten Blick: bemüht, aber doch irgendwie, als wäre ihr alles zu viel, als wäre sie immer erschöpft, als wäre das ganze Leben ein Morgen nach einer durchwachten Nacht, an dem man sich aus dem Bett quälen muss. Von ihm und seinem Vater gibt es bezeichnenderweise gar kein Foto aus dieser Zeit.

Konrads Welt scheint mir von einer grenzenlosen Einsamkeit gezeichnet. Es ist, als würde er stets etwas Ödes und Leeres in sich aufnehmen, wie eine Milch ohne Geschmack; etwas, das ihn am Leben hält, aber nicht zufrieden macht. Nur in seltenen Momenten erinnert er sich daran, dass es auch etwas wie

Bezogenheit gibt im Leben. Das zeigt sich in einer weiteren Erinnerung aus seiner Kindheit, in der seine Eltern bezeichnenderweise nur am Rande vorkommen:

Konrad ist mit einem Freund draußen, sie spielen Fußball. Der Freund schummelt ständig, hält Konrad am T-Shirt fest oder stellt ihm immer wieder ein Bein. »Auf einmal bin ich total ausgetickt«, erzählt Konrad. »Es war völlig absurd. Ich hab geschrien und auf ihn eingehauen. Mein Freund war total baff, der hat sich nicht einmal gewehrt. Der kannte das gar nicht von mir, ich war doch sonst immer so still und hab mich allem gefügt.« Erschrocken über sich selbst rennt Konrad damals fort, versteckt sich in einer kleinen Nische in einer Mauer. Zusammengekauert und im Glauben, allein zu sein, weint Konrad dort still vor sich hin.

»Wissen Sie, was das eigentlich Merkwürdige an der ganzen Sache war?« Konrad schaut mich kurz an, senkt seinen Blick dann aber wieder: »Mein Freund kam zu mir und hat sich entschuldigt und entschuldigt. Er hat mir sogar seinen Fußball schenken wollen. Ich habe mich geweigert rauszukommen. Aber nicht, weil ich noch böse auf ihn war.«

Ich: »Sie haben sich geschämt, dass Ihr Freund Ihre Verzweiflung gesehen hat.«

Konrad nickt. »Ja. Er hat dann offenbar seine Mutter geholt, denn plötzlich stand die vor der Nische.«

Konrad dachte, er bekommt Ärger. Doch das Gegenteil war der Fall: »Sie hat dann so ganz lieb mit mir geredet. Sie wollte wissen, was los ist, warum ich so traurig bin. Die wirkte so bekümmert. Ich wusste keine Antwort. – Aber wenigstens bin ich rausgekommen.« Die Mutter des Freundes nimmt Konrad auf den Schoß und streichelt ihm über den Kopf. »Irgendwie fühlte sich das gut an. Ich weiß nicht. Aber es war auch so seltsam.«

Als Konrad nach Hause kommt, sitzt seine Mutter ausdruckslos am Tisch, grüßt ihn müde, ohne aus ihrer vergrübelten Abwesenheit aufzutauchen. Der Vater liegt auf dem Sofa vor dem Fernseher.

»Plötzlich hat sich zu Hause so fremd angefühlt. Das hat irgendwie – wehgetan«, sagt Konrad.

»Ein Schmerz«, sage ich.

»Ja, ein Schmerz«, wiederholt Konrad.

»Weil Sie fühlen konnten, was fehlt«, sage ich.

»Ja«, sagt Konrad, und wir beide schweigen.

Ich stelle mir vor, was Konrad empfunden haben muss: Es gibt das Gute, es gibt etwas Liebevolles, jemanden, der ihn in seinem Versteck sucht – aber es ist nicht bei ihm. Nicht zu Hause, sondern bei dem verständnisvollen Freund und seiner tröstenden Mutter, oder in der Ferne auf der Straße, wo der Vater ist, der das Herz der Mutter mitgenommen zu haben scheint. Warum wachen seine Eltern nicht auf, sehen ihn an? Wo sind sie nur immerzu? In der Ferne liegt das, was man eigentlich ersehnt, ein Ort voller Licht, und dazwischen nur die Traurigkeit leerer Räume.

Die Szene ist wie ein Sinnbild unserer therapeutischen Begegnung: Das Gute, das man geben will, findet nicht in seine Hand. Konrads Mutter nimmt die Suppe nicht, die er ihr kocht. Aber auch Konrad kann das, was sein Freund ihm geben will – seinen Fußball – nicht annehmen, weil er sich verbarrikadiert hat.

Jeder Mensch verwandelt seine Beziehungserfahrungen in ein Stück innere Welt, oder psychoanalytisch gesprochen: in innere Objekte. Der interessierte Blick der Eltern, die unser Tun begleiten, ihre zugewandte Stimme, wird im Verlauf der Entwicklung zu einem Selbstgefühl, einer inneren Stimme, die wir in uns tragen, auch dann, wenn die Eltern nicht mehr da sind. Wir blicken auf unser eigenes Tun mit Interesse, sind innerlich beteiligt, können unseren Handlungen Bedeutung verleihen. Was wir tun, fühlt sich sinnvoll an: Als würden, in dieser Metapher gesprochen, innere Eltern mit jener fühlbaren Beteiligung an unserem Leben teilhaben, wie wir sie einmal mit unseren wirklichen Eltern erfahren haben. Aber was, wenn wir diese Erfahrung zu selten gemacht haben? Auch diese Beziehungserfahrung wird zu einem Teil des eigenen Selbst: innere Eltern, die abwesend sind, die sich nicht interessieren – unser Tun gleitet ins Leere, wir können es nicht mit Bedeutung füllen. Aus jenem Mangel an äußerer Resonanz wird schließlich ein Mangel an innerer Resonanz: Was wir auch tun, es fühlt sich nicht sinnvoll an.

Die Seele eines Kindes ist ein Überlebenskünstler. Sie holt sich das, was sie zum Leben braucht, noch aus den widrigsten Umständen. Was sie im Elternhaus nicht findet, sucht sie an anderen Orten, in anderen Menschen: Großeltern, Nachbarn, Freunde, Erzieher, Lehrer, die für ein Kind wichtige Bindungsfiguren werden können. Mir scheint es bezeichnend für Konrad, dass ihm das nie recht gelungen ist. Als wäre in ihm ein tiefes Moment von Resignation, das schon sehr früh im Leben von ihm Besitz ergriffen hat. Als würde er sich zugleich nicht lösen können, innerlich ein Leben lang bei den leblosen Eltern bleiben, sich gegen das Draußen abschotten, wo doch eigentlich andere Erfahrungen möglich wären. Konrads Tragödie besteht darin, dass er selbst da, wo andere an seine Tür klopfen, nicht öffnen kann. Nicht in seiner Jugend, nicht bei Lucy, nicht bei Tanja.

Wie ist es hier mit mir? Ich glaube, dass auch ich für Konrad lange Zeit jene ferne ungreifbare Gestalt gewesen bin. Und trotzdem ist unser therapeutischer Raum kein leeres All. Es sind vielleicht die eher unscheinbaren Begebenheiten, an denen dies sichtbar wird. Konrad greift etwas von dem auf, was ich sage, wir beide bilden zusammen eine Metapher, die mit Bedeutung gefüllt ist. Das alles sind Fußbälle, die Konrad annimmt – und auch zurückspielt –, und damit Schritte hin auf eine neue Erfahrung.

Die Melancholie des Lichts

Für mich ist es ein berührender Moment, als sich der fühlende Teil in Konrad – zaghaft, scheu, immer mit einer Hand an der Türklinke – zu zeigen beginnt; und zwar von sich aus, ohne, dass ich ihn locken müsste. Unser drittes Therapiejahr hat bereits begonnen. Konrad berichtet in einer Montagssitzung, dass er das Wochenende wie so oft alleine habe verbringen wollen. Am Samstagabend sei es ihm wieder »komisch« geworden. Anders als sonst habe er sich aber nicht zurückgezogen, sondern einen Freund angerufen. Dieser sei überrascht gewesen, dass Konrad sich meldet, habe sich aber auch gefreut. Am selben Abend haben sich die beiden noch spontan auf ein Bier getroffen und dabei gemeinsam ein Fußballspiel angeschaut.

Ich frage Konrad, ob auch ein Gespräch zwischen ihnen entstanden ist. Konrad: »Ja, das war eigentlich ganz nett. Er hat mich gefragt, was ich so mache. Wir haben ja schon länger nichts mehr voneinander gehört. Und ich hab ihm erzählt … ich weiß nicht, dass es bei mir nicht so rosig ist zur Zeit, dass ich überlege, ob ich den Job noch mal wechseln soll … Und er hat nachgefragt und erzählt, dass er auch einmal so eine Phase im Leben hatte … War ein schöner Abend. Mein Fußballteam hat zwar verloren. Aber danach ging es mir trotzdem besser, ich hab eigentlich ganz gut geschlafen in der Nacht.«

Ich überlege, ob ich etwas sagen, die Verbindung für ihn herstellen soll, die ja gewissermaßen auf der Hand liegt: Es ging ihm besser, weil er sich nicht so alleine gefühlt hat. An diesem Abend gab es in ihm die Vorstellung eines anderen Menschen, den er erreichen und mit dem er sich austauschen kann, der sich für das interessiert, was er erzählt. Dieser spontane Abend ist wie eine Alltags-Chiffre unserer therapeutischen Zusammenkunft, vielleicht erst möglich, weil er etwas in der Therapie erfahren hat, das er nun auch auf seinen Alltag überträgt, auch bei anderen Menschen zulässt.

Konrad sagt dann von selbst: »Hm, ich glaube, es hat mir gutgetan, mich mit jemandem zu treffen ... ich glaube, das war so etwas gegen die Einsamkeit.«

Ich wiederhole dieses Wort: »Einsamkeit.«

Nach einer Weile, gedankenversunken, als würde die volle Schwere dieses Wortes erst durch das Schweigen fühlbar geworden sein, sagt Konrad: »Ja.«

Seine Schilderungen werden in der Folgezeit satter, angereichert mit eigenen Gedanken, als würde er die Welt nun stärker von einem Zentrum her erleben. Konrad beginnt, im vollen Sinne des Wortes »Ich« zu sagen, nicht mehr nur wie eine Fotokamera sein eigenes Leben in einer Außenperspektive zu begleiten. Gleichzeitig sind die Themen, mit denen wir uns in der Stunde beschäftigen, zunehmend in Konrads Lebensrealität verortet: Es ist, als würde unser seltsam zeit- und ortloser Dialog auf der Erde ankommen, wo es um die einfache Frage geht, wie man sein Wochenende verbringt. Ich denke: Ein erster Landungsversuch seines Raumschiffes. Ich habe auch zum ersten Mal das Gefühl, dass er etwas will. Aber noch ist nicht klar, was. Wenn er über Liebesbeziehungen spricht, etwa über die Frage, ob er noch einmal jemanden kennenlernen möchte, scheint er nach wie vor mit Tanja beschäftigt. Ihr Kind, dessen Bild nach wie vor in seinem Wohnzimmer steht, geht nun schon zur Schule. Konrad sieht das Foto jeden Tag. Wenn er, ohne sich von jemandem zu verabschieden, in die Arbeit geht und wenn er, ohne dass ihn jemand begrüßt, am Abend nach Hause kommt.

Umso mehr Konrad sich öffnet, umso fühlbarer wird für mich das Traurige, das ihn umgibt, wahrscheinlich schon so lange Zeit. Konrad schildert mir eine Szene aus seiner Kindheit, wie er am Fenster steht, abends, die Mutter liegt im Bett, der Vater ist unterwegs, Konrad aber blickt auf die befahrene Straße und die Lichter in der Nacht. In einer anderen Erinnerung geht er als Junge alleine in der Gegend spazieren, bis zur Autobahnbrücke am Rand der Siedlung, wo er einen guten Blick auf die Straße hat, auf der die Autos und Lkws vorbeirauschen.

»Ich konnte da stundenlang zuschauen«, sagt Konrad, »zu Hause hat ja eh niemand nach mir gefragt … Ich habe mir vorgestellt, dass ich einmal selbst mit dem Lkw fahre. In meiner Fantasie war das schön. Immer weiterfahren, immer weiter …«

Ich: »Wie Sie das erzählen … macht mich das ganz traurig.« Und nach einem Schweigen: »Ich habe mich gerade gefragt: Stehen Sie eigentlich nicht immer noch da, auch heute noch, an diesem Fenster oder an dieser Brücke und fahren in Gedanken immer weiter und weiter, ohne Ziel und ohne je irgendwo anzukommen?«

Konrad schweigt, sagt dann: »Irgendwie schon.«

Ich: »Aber ich glaube, Sie wollen eigentlich nicht, dass es so bleibt.«

Konrad: »Aber ist es nicht zu spät?«

Ich: »Das weiß ich nicht. Aber ich weiß, dass Sie es nur herausfinden können, wenn Sie sich von diesem Ort lösen, an dem Sie schon so lange stehen.«

Was hält Konrad dort fest? Vielleicht nicht nur eine tiefe Resignation. Irgendetwas bindet ihn. Er wartet, wartet – worauf?

Vielleicht ist etwas in Konrad bereit, ein ganzes Leben lang zu warten – auf jemanden, von dem er eigentlich weiß, dass er nicht kommen wird – von dem er sich aber nicht lösen kann. Wie Tanja, die längst mit ihrem Wagen an seinem Leben vorübergefahren ist, ein anderes Leben lebt, in einer unerreichbaren Ferne. Aber er steht immer noch am Fenster und sieht ihr nach: ohne Hoffnung, aber doch von den Fäden einer tiefen Bindung gefesselt. Ist die Beziehung zu Tanja nicht ein Sinnbild für das, was Konrad sein Leben lang tut?

Ich glaube, im Kern ringt Konrad mit einer Trauer. Genauer gesagt: mit einer unmöglichen Trauer. Trauer ist aus psychoanalytischer Perspektive nicht nur ein durch einen Verlust entstandener Schmerz, sondern auch so etwas wie eine Form der seelischen Arbeit. Man spricht deshalb auch von Trauerarbeit. Trauern ist der psychische Prozess, eine Bindung zu lösen, etwas auch psychisch loszulassen, das wir in der Realität verloren haben. Deshalb ist es wichtig, dass Trauer gelebt wird – nur so werden wir, am Ende, frei für etwas Neues, bleiben nicht in jener unmöglichen, toten Bindung gefangen. Trauer bedeutet, die Realität anzuerkennen, um wieder in ihr leben zu können. Durch das Trauern erst wird die Vergangenheit wirklich zu einer Vergangenheit. Der Schmerz, den das Lösen innerer Bindungen bereitet, ist letztlich Teil jedes Trauerprozesses; er kann gemeinsam ausgehalten und geteilt werden, etwa in einer guten Freundschaft oder in einer Therapie. Es gibt viele Wege, den Trauerschmerz zeitweilig zu fliehen. Aber wo wir uns wirklich lösen, können wir ihn uns nicht ersparen. Zu jedem Lösungsprozess gehört zudem auch Wut: Eine Bindung lässt sich nur durchtrennen, wenn man entschlossen ist, das Seil zu kappen, sogenannte Trennungsaggression mobilisieren kann.

Doch manchmal gibt es eine Trauer, die zu schwer, einen Schmerz, der zu groß, eine Bindung, die zu mächtig ist. Dann stockt der Trauerprozess oder er kommt zum Erliegen, die Bindung wird nicht aufgehoben, ein Teil des eigenen Selbst bleibt gefangen. Im Unbewussten wird die Person, die man verloren hat, nicht aufgegeben, sondern, wie es in psychoanalytischer Begrifflichkeit heißt, konserviert. Dies kann sich auch äußerlich manifestieren, indem etwa bestimmte Räume nicht verändert werden dürfen, Gegenstände nicht aufgegeben, als könne man damit die Person lebendig halten. Vielleicht, denke ich, ist das Foto von Tanjas Kind Ausdruck einer solchen Bewegung in Konrad: als könne er mit dem Foto das Ende der Beziehung ungeschehen machen, die Fantasie einer gemeinsamen Beziehung aufrechterhalten, die etwas Lebendiges hervorgebracht hätte: als wäre das ihr gemeinsames Kind. Natürlich weiß Konrad, dass die Beziehung gescheitert ist und dass es kein gemeinsames Kind gibt; aber in den Momenten, in denen er auf das Foto blickt, kann er das vielleicht für einen Augenblick vergessen. Hierin liegt der irreale Charakter, der für stockende Trauerprozesse so kennzeichnend ist, eine kleine Verschiebung in der Wahrnehmung der Realität, die Teil des Alltags wird. Psychisch hat Konrad nicht losgelassen, hält er unbewusst an Tanja fest mit einer unmäßigen Beharrlichkeit – aber damit bleibt auch sein emotionales Leben unter ihrem Bann.

Warum kann Konrad nach so vielen Jahren die Bindung zu Tanja immer noch nicht lösen? Ich glaube, es geht gar nicht mehr um die wirkliche Tanja oder um ihr wirkliches Kind, das Konrad gar nicht kennt, sondern um ein inneres Bild, das sich mit dem Namen Tanja überblendet. Die gescheiterte Beziehung ist Platzhalter für einen Trauerschmerz, den er schon ein Leben lang in sich trägt und von dem er sich nie wirklich befreit hat: eine tiefe Verletzung, eine Lebensenttäuschung, die sich in jeder scheiternden Beziehung nur aufs Neue zu wiederholen scheint.

Ich sage: »Sie warten auf Tanja. Aber Sie warten auch auf jene Eltern, nach denen Sie sich so gesehnt haben und die Sie nicht finden. Als wäre ein Teil von Ihnen immer noch dort, in Ihrem Kinderzimmer, und wartet.«

»Aber meine Eltern sind tot«, antwortet Konrad.

»Sind sie das wirklich?«, frage ich.

»Das Unbewusste kennt keine Zeit.« Dieser Satz Sigmund Freuds beschäftigt mich schon meine ganze berufliche Laufbahn als Psychoanalytiker. Es gibt eine Schicht unseres psychischen Erlebens, in der wir Kind bleiben, Jugendlicher, in der alles, was geschehen ist, jetzt noch ist. Es in Vergangenheit zu verwandeln, eine Erinnerung werden zu lassen, das ist eine psychische Leistung, eine der zentralen Aufgaben unseres Ichs. Es muss nicht nur Innen und Außen voneinander scheiden, Traum und Wachen, sondern auch Gestern und Heute. Wir müssen immerzu Trauerarbeit leisten, das Vergangene gehen lassen, in gewisser Hinsicht mit jeder Entscheidung, die wir im Leben treffen. Und diese Arbeit hat Konrad noch vor sich.

Meine Frage hat Konrad sehr beschäftigt, und in der nächsten Stunde kommt er noch einmal darauf zu sprechen: Sind seine Eltern wirklich tot? Wir versuchen Worte dafür zu finden, wie das, was einmal war, fortwirken kann im Hier und Jetzt. Einmal sagt Konrad:

»Sie meinen wahrscheinlich nicht wie in einem Zombiefilm, sondern dass meine Eltern noch in mir drin sind.« Konrad zeigt auf seine Brust: »Also, dass ich nicht aufhören kann, an die zu denken. Dass ich nicht aufhören kann, traurig zu sein.«

»Sie sagen: traurig sein. Ich glaube, das sind Sie wirklich. Sie sind eigentlich unendlich traurig. So traurig, dass Sie nicht wagen, eine Träne zu vergießen – aus Angst, dass dann ein Damm bricht.«

»Ich habe seit Jahrzehnten nicht mehr geweint«, sagt Konrad.

»Hinter dem Fenster hört man das Schluchzen nicht«, sage ich.

»Vielleicht würde es sogar wohltun, etwas befreien. Aber das geht ja nicht auf Knopfdruck«, sagt Konrad.

Tränen fließen tatsächlich nicht, doch etwas regt sich in Konrad. Es ist, als würde der Junge in ihm zunächst zaghaft, schließlich immer wütender gegen das Fenster trommeln. Eine Art grimmiger Trotz bricht sich Bahn, als wollte etwas in Konrad sagen: »Ich mache nicht mehr mit.« Sein Verhalten beunruhigt mich. Es ist, als käme das Leben in ihn zurück, allerdings mit negativem Vorzeichen. Statt wie bisher die Glut des Lebens auszutreten, beginnt er zu zündeln. Ich bin überrascht, als er mir in einer Sitzung mitteilt, dass er sich krankschreiben lässt: Er habe keine Lust mehr auf seine Arbeit. Sein Tonfall ist nicht gewohnt beiläufig, sondern eher provozierend, als wolle er sehen, wie ich auf sein Vorhaben reagiere. Als er meine Beunruhigung bemerkt, nickt er beinahe zufrieden. Einmal krankgeschrieben, kauft er sich Computerspiele und zockt ganze Nächte durch, dazu trinkt er Bier. Zurück auf der Arbeit wird Konrad unzuverlässig, er geht früher nach Hause und wird den Kollegen gegenüber »patzig«.

Zuerst sehe ich in seinem Verhalten einen noch tieferen Rückzug, eine völlige Resignation vor den Realitäten des Lebens. Doch mehr und mehr gibt sich etwas anderes zu erkennen.

Ich sage: »Sie wollen sich jetzt etwas zurückholen von dem, was Sie versäumt haben. Sich Platz schaffen, keiner soll Sie daran hindern.«

Und tatsächlich: In Konrad bricht sich so etwas wie ein lange unterdrückter Lebensdurst Bahn – wenngleich eher in einer verzweifelten Weise, als ob er das Ziel nicht recht fände. Es ist der Frühling unseres dritten Therapiejahres. Sein Geburtstag steht an, er wird 45. Konrad beginnt, auf Partys zu gehen. Er »aktiviert« alte Bekanntschaften, geht unter der Woche in die Kneipe, besucht Clubs, obwohl er die Musik und das Gedränge dort nicht mag. Er ist der Älteste dort, aber das ist ihm egal. Er verpasst sogar mehrere Stunden Analyse, weil er »ausschlafen« muss. Sein ohnehin etwas aus der Zeit gefallenes, jugendliches Auftreten bekommt zusätzlich etwas gewollt Lässiges, fast schon Achtloses: Er lässt sich die Haare wachsen und erscheint in zerbeulten Kapuzenpullis, löchrigen Jeans und durchgelaufenen Turnschuhen, an denen noch Matsch klebt. Er bewirbt sich auf andere Stellen, die von vornherein nicht zu ihm passen oder die ihn gar nicht wirklich interessieren. Er schreibt sich für eine Fortbildung ein, erscheint dann aber nicht zu den Terminen, obwohl er dafür zwei Wochen Analyse abgesagt hat. Mehrere Wochen geht das so; ich habe das Gefühl, dass ich ihm nicht Einhalt gebieten darf und das auch gar nicht könnte.

Konrad meldet sich schließlich bei einem Onlineportal und einer Flirt-App an und trifft Frauen, die »mindestens zehn Jahre jünger sind«. Nach einem Date kommt es zu einem One-Night-Stand, und da es ein verlängertes Wochenende ist, sehen wir uns erst in der Mitte der darauffolgenden Woche wieder. Konrad kommt bedrückt in die Stunde, er hat Augenringe, seine Haare wirken ungewaschen, und er riecht nach Rauch und alter Kleidung. Er kommt mir vor wie ein ausgebüxter Hund, der nach wochenlangem Herumstreunen zerschlagen und hungrig wieder nach Hause zurückkehrt. Konrad erzählt mir von seinem Abenteuer. Er habe die Frau online kennengelernt, und beim ersten Treffen sei »gleich etwas gelaufen«. Eigentlich habe sie ihn gar nicht interessiert – »aber irgendwie wollte ich nicht schon wieder zurückstecken«. Es sei dann schon »befriedigend« gewesen, auch sie hatte Spaß. Aber nach dem Sex und beim Abschied am nächsten Morgen, »da habe ich mich so hundeelend gefühlt. So schlecht wie noch nie.« Konrad schluckt und starrt mich aus müden Augen an. »Ich hab es den ganzen Tag nicht aus dem Bett geschafft. Ich hab zum ersten Mal seit Jahren wieder richtig geheult. Nicht, weil es schlecht war … aber es hat irgendwie trotzdem nicht gepasst. Ich weiß nicht.«

»Vielleicht haben Sie in dem Augenblick gemerkt, dass Sie wirklich 45 sind; dass Sie sich da, wo Sie die letzten Wochen waren, eigentlich gar nicht wohlfühlen.«

»Ja, verdammt!«, ruft Konrad energisch und wird heftig. »Das ist doch komplett lächerlich! Was soll ich mit meinen 45 Jahren auf irgendwelchen Partys rumspringen! Aber ich kann ja auch nicht mein verfluchtes Leben komplett auf den Müll werfen?« Sein Ausbruch überrascht mich, aber nicht nur auf eine unangenehme Weise. Endlich, so scheint es, verschafft Konrad sich Luft, lässt seiner Verzweiflung und seiner Wut freien Lauf.

»Sie können auch mit 45 auf Partys gehen, nachts Computer spielen und sich betrinken. Warum nicht? Aber es ändert nichts daran, dass Sie die Zeit nicht zurückholen können«, sage ich.

Konrad hat Tränen in den Augen, er wirkt zugleich ärgerlich und unendlich traurig. Es ist, als wäre er aus einem tiefen, traumlosen Schlaf erwacht und blickte nüchtern auf sein Leben: Ein schwarzes Loch hat ihn ausgespuckt, das ihn ein Leben lang gefangen gehalten hat, und es behält seine Jugend zurück, seine Berufswünsche, seine Beziehungen, unwiederbringliche Jahre. Die Erschütterung steht Konrad ins Gesicht geschrieben. Lange schweigt er und ich sehe, wie eine Träne, vereinzelt, still, kaum merklich, über seine Wange rinnt und sich in einer Falte zerteilt.

Nach Jahren der Zusammenarbeit glaube ich erfassen zu können, wie schmerzhaft diese Erkenntnis für Konrad ist. Was sein Leben hätte sein sollen, ist schon vergangen, rührt an ihn wie die Melancholie des Lichts, das immer nur von einem unerreichbaren Gestern zu erzählen weiß. Die Tatsache, dass es ja auch noch eine Zukunft gibt, nimmt nichts von der Wahrheit dieser Erkenntnis. Jetzt geht es darum, dass ich mit Konrad in diese Wahrheit blicke, es aushalte, mit ihm zu fühlen, und mich nicht abwende.

Ich sage: »So viele Jahre, die Sie nicht wirklich gelebt haben. Es ist viel Zeit verloren gegangen.«

»Und Tanja!«, schluchzt Konrad.

Er betrinkt sich mehrere Tage hintereinander, lässt sich erneut krankschreiben, verbringt die Nächte schlaflos vor dem Fernseher und am Computer. Auf Partys geht er nicht mehr. Konrad strauchelt – aber er fällt nicht. Er verpasst keine Therapiesitzung mehr, im Gegenteil. Er kommt zu jeder Sitzung einige Minuten zu früh, geht »zur Einstimmung« in der Gegend meiner Praxis spazieren, bleibt nach der Stunde noch eine Weile in der Umgebung, »um loszulassen«. Die Therapie, das Gefühl, nicht alleine zu sein, scheint für ihn nie so wichtig gewesen zu sein.

Während unserer ganzen Zusammenarbeit habe ich immer mit Sorge an den Moment gedacht, in dem Konrad aus der inneren Erstarrung erwacht. Würde er, angesichts der Wüste, die er um sich geschaffen hat, nicht erst recht den Lebensmut verlieren, suizidal werden, »bilanzieren«, wie es in der Fachsprache heißt?

Doch nichts davon geschieht. Der Sarkophag bricht auf, aber es entweicht ihm keine tödliche Strahlung. Trotz aller Wut und allem Schmerz: Konrad hält am Leben fest, wie er an der Therapie festhält. In dem Schmerz, den er nun herausschreit, liegt etwas Befreiendes: endlich etwas Echtes, endlich etwas Wahres, etwas schmerzhaft Lebendiges. Noch nie war so greifbar, dass in Konrad eben auch ein Lebenshunger schlummert, oder psychoanalytisch ausgedrückt: ein Trieb zum Leben. Er wirkt in dieser Phase in gewisser Weise »körperlicher« auf mich, fast ist es, als hätte seine Stimme an Tiefe gewonnen, sein Ausdruck an Farbe.

Es gibt auch einige zarte Blumen, die in der Wüste zu wachsen beginnen. Er trifft seinen Freund jetzt regelmäßig zum Fußballschauen, unternimmt auch unter der Woche gelegentlich etwas mit Bekannten, fängt an, seine Wohnung umzugestalten, fährt dazu in den Baumarkt. Auch sein Kleidungsstil verändert sich nach einer grob-kumpelhaften Bemerkung seines Freundes: »Als wolltest du die 90er zurückbringen. Und so muffelst du auch, mein Freund.« Konrad nimmt eine Dusche, er geht zum Friseur, entsorgt seine abgetragene Garderobe, wenngleich er dem sportlichen Stil treu bleibt, was ihm gut steht.

Nach den Sommerferien kommt er in veränderter Stimmung zurück in die Therapie. Konrad wirkt ruhiger, gefasster, als habe er mehr an Kontur gewonnen. Während der Sommertage sei er »nachdenklich« gewesen. Er wollte nicht verreisen, sondern lieber an der Umgestaltung seiner Wohnung arbeiten. Irgendetwas habe ihn aber nicht losgelassen. Schließlich fährt er doch für einige Tage weg, in seine Heimatstadt, die Kleinstadt in Norddeutschland, wo er aufgewachsen ist. Er mietet sich in eine Pension am Marktplatz ein. Das erste Mal seit dem Tod der Mutter ist Konrad wieder hier, nach über zwanzig Jahren. Er spaziert durch die Gegend, besucht die Orte seiner Kindheit. Der Strom der Zeit ist auch durch diese Straßen gegangen und hat das meiste mitgenommen. Der Parkplatz eines großen Unternehmens hat die Wiese, auf der er einst mit seinem Freund Fußball spielte, in eine Wüste aus Beton verwandelt. Konrad hat Schwierigkeiten, sich zu orientieren. Doch er findet noch kleine Nischen, in denen sich ein Stück seiner Vergangenheit verfangen hat, kauft in derselben Bäckerei, in der er als Kind samstags Brötchen holen ging, einen Kaffee, läuft seinen alten Schulweg ab. Aber Menschen erkennt er keine wieder. Es ist, als wären die Häuser nur Fassaden und sein Leben nur eine von vielen Szenen in einem wechselnden Bühnenstück. Schließlich besucht Konrad den Friedhof. Er steht am Grab seiner Eltern, für eine lange Weile. Die Erinnerungen an die Beerdigungen seines Vaters und seiner Mutter ziehen vorüber; eine Frage formt sich in ihm. Er horcht, horcht in sich hinein, ob er ein Echo findet, die Stimme der Mutter, das Räuspern des Vaters, wenn er vom Sofa aufsteht, die Zündung, die den Lkw in Gang bringt, die Rollläden im Schlafzimmer, die herunterrattern wie fallende Bretter. Konrad sucht – sucht nach etwas. Doch die Steine schweigen.

Da fällt der Schleier der Vergangenheit von ihm ab. Er, Konrad, ein Mann von 45 Jahren, steht im Hochsommer auf dem Friedhof, und die Sonne brennt ihm auf den Wangen. Ärger steigt in ihm auf, und er ballt die Fäuste. Noch einen Augenblick steht er da, dann wendet er sich ab, schreitet mit einer Wut unter den Füßen zum Friedhofsportal, wie er sie nie in die heimatliche Erde getreten hat. Am nächsten Morgen fährt er ab.

Konrad: »Ich weiß nicht, was das war. Mir ist irgendetwas klar geworden da am Grab. Das hat mich so unendlich wütend gemacht.«

»Weil Sie keine Antwort bekommen haben«, sage ich.

Konrad: »Weil ich nie eine Antwort bekommen habe! Weil ich nie eine bekommen werde! Das war es, glaube ich, was ich in dem Moment begriffen habe. Meine Eltern sind tot nicht anders als lebendig!«

Die kommenden Monate der Therapie bewegen sich in ruhigeren Gewässern. Konrad bleibt nachdenklich, aber nicht in der gewohnt verschlossenen Weise. Er scheint in einem inneren Denkprozess begriffen, der sich nicht nur grüblerisch im Kreis dreht. Konrad beschäftigt sich mit seiner Geschichte, vor allem aber auch mit der Geschichte seiner Eltern. Gemeinsam versuchen wir, die Linien nachzuzeichnen, die sich über die Generationen hinweg mit Konrads Leben verknüpfen. Während dieser Phase besucht Konrad auch zum ersten Mal seit längerer Zeit wieder regelmäßig seine Halbschwester Yvonne und spricht mit ihr über die Familie.

Das Erzählen der eigenen Geschichte ist in der Psychoanalyse kein Selbstzweck. Zum einen, weil es dabei ja nie nur um die tote, abgelebte Geschichte geht, sondern um eine Vergangenheit, die sich in der Gegenwart wiederholt, das Tor zur Zukunft verstellt. Zum anderen, weil dem Erzählen selbst eine heilsame Kraft innewohnt. Das Erzählen selbst ist therapeutisch, vielleicht ja gar die älteste Form der Psychotherapie, lange, bevor es dieses Wort gab. Zu erzählen bedeutet, sich das Geschehene zu vergegenwärtigen; aber auch, es zu bewältigen, indem man es in Worte verwandelt, ihm einen Rahmen gibt und eine Struktur, etwas, das einen Anfang hat und ein Ende. Erzählen bedeutet aber natürlich auch, das Geschehene anderen mitzuteilen. Denn zu jedem Erzähler gehört auch jemand, der zuhört – und sei es ein Zuhörer der eigenen Fantasie. Konrad hat mir von unserer ersten Begegnung an etwas mitzuteilen versucht, aber auf eine Weise, die für mich nicht verstehbar war mit seinem Schweigen, mit den labyrinthischen Wegen seiner Gedanken, denen ich nur schwer folgen konnte, mit den rätselhaften Botschaften seiner Handlungen. Nun aber spricht er in Worten, die ich begreife. Konrad erzählt, vielleicht, weil er zum ersten Mal wirklich wahrnehmen kann, was es bedeutet, auch gehört zu werden.

Wo beginnt ein Trauma? Oftmals sind die Erlebnisse, die ein Mensch in seiner Kindheit macht, nur ein Glied in einer Kette von Erfahrungen, die über die Generationen hinweg in seiner Familie weitergegeben werden. Warum waren die Eltern so, wie sie waren? Dazu ist es wichtig, etwas über die Großeltern zu wissen, denn sie haben die Eltern erzogen. Zu längeren Therapien gehört es meist, auch über die Familiengeschichte zu sprechen, über Vorkommnisse, die scheinbar nur am Rande mit den heutigen Problemen zu tun haben. Denn oft lässt sich die Gestalt eines Traumas erst erkennen, wenn man es in die Geschichte der Familie nachverfolgt.

Konrads Vater Hermann ist im Jahr 1935 geboren und während des Krieges aufgewachsen. Er wird in eine proletarische Großfamilie in einer ländlichen Region geboren, die am Rande der Armut lebt. Der Vater hat kaum über seine Geschichte gesprochen, aber aus den wenigen Mitteilungen entsteht das Bild einer freudlosen und bedrückten Kindheit, auf die der Schatten des Krieges fällt. Die Großmutter hatte Mühe, für das Überleben der Familie zu sorgen. Für die Belange der Kinder war kaum Raum, vor allem nicht, nachdem der Vater, Konrads Großvater, in den Krieg eingezogen wurde. Er kam für einige wenige Heimatbesuche noch mal nach Hause, doch ab dem Russlandfeldzug, Hermann ist da sieben Jahre alt, nicht mehr. Die Familie hört nichts mehr von ihm, er gilt als verschollen, vermutlich tot. Erst nach dem Krieg erfährt die Familie, dass er in russische Kriegsgefangenschaft geraten ist. Hermann sieht seinen Vater erst wieder, als er schon in die Pubertät kommt. Ein Mann steht plötzlich vor der Tür, den er nicht kennt und den er Vater nennen soll. Er ist ein gebrochener Mann, der sich von Krieg und Gefangenschaft nicht mehr erholt und keinen Kontakt mehr zu seinem Sohn und zur Familie findet, sich schweigsam zurückzieht. Er versinkt im Alkohol und stirbt wenige Jahre später, Ende der 1950er, als Hermann ein junger Mann ist.

Ich weise Konrad auf die Gemeinsamkeiten hin, die in seiner und der Geschichte des Vaters liegen, der Schatten der Freudlosigkeit, die Vaterentbehrung und die fehlende Wärme, bis hin zu der Parallele des frühen Vaterverlusts. Konrads Vater musste schon als Kind hart arbeiten und für den Erhalt der Familie sorgen. Unbeschwertheit kennt er kaum, vielleicht auch nur wenig, was es bedeutet, geliebt zu werden. Schon früh fährt der Vater Lkw, hangelt sich von Job zu Job, lebt als Nomade, ohne festes Zuhause. In dieser Zeit kommt Konrads Halbschwester Yvonne zur Welt, »das Resultat einer Gelegenheitsbekanntschaft« – Konrads Vater ist da noch keine 20 Jahre alt. Hermann kommt für den Unterhalt auf, sieht seine Tochter regelmäßig, wenngleich nur in langen Abständen. Er lebt ein Leben »auf der Straße«, will sich nicht binden. Erst ein paar Jahre später lernt er Konrads Mutter kennen, hofft, vielleicht mit ihr etwas zu finden, das ihm bislang gefehlt hat, heiratet sie. Die Ehe zwischen den beiden »funktioniert«, seine Eltern hätten »irgendwie zusammengepasst«, wenngleich es keine Beziehung ist, in der so etwas wie wirkliche Lebensfreude entsteht. Zwischen den Eltern bleibt immerzu etwas Distanziertes.

Wie wird ein Trauma über die Generationen weitergegeben? Nicht durch magische Fernwirkung, sondern durch psychische Verinnerlichungsprozesse: Konrads Vater kennt nicht aus eigener Erfahrung, was es heißt, von einem Vater geliebt zu werden, einem Vater nahe zu sein – und kann diese Erfahrung deshalb auch nicht an seinen eigenen Sohn weitergeben. Hermann wird seinem Sohn Konrad, der Anfang der 1970er-Jahre auf die Welt kommt, selbst der ungreifbare Vater, der in der Ferne verschollen geht, während eine müde Hülle nach Hause zurückkehrt, wie der eigene Vater aus der Kriegsgefangenschaft.

Die Geschichte von Konrads Mutter weist gewisse Parallelen zu der des Vaters auf. Auch sie entstammt einer Familie, in der es wenig Liebe gibt und über der ein Schatten liegt. Helga wächst Anfang der 1940er-Jahre auf einem kleinen Hof in Mecklenburg auf, der den Eltern gehört. Der Vater erlangt in Kriegszeiten unter unklaren Umständen eine günstige Stellung in der Etappe und kehrt ohne Frontversehrung auf den Hof zurück. Immer wieder deutet sich in Konrads Erzählungen an, dass Helgas Vater Funktionär in der NSDAP war und von dorther einige Begünstigungen erfuhr. Es arbeiteten wohl auch Zwangsarbeiter auf dem Hof, auch wenn sich dies nie ganz aufklärte, nach dem Krieg zumindest keine Spuren mehr auffindbar waren. Die Eltern, insbesondere der Vater, erziehen mit Strenge und Härte. Helgas Mutter und die Kinder werden fast täglich geschlagen, damit sie lernen zu »gehorchen«. Helga lernt früh, sich nicht allzu sehr an das zu binden, was sie liebt, und allen Worten zu misstrauen. Als sie sechs Jahre alt ist, sieht sie, wie der Vater die kleinen Kätzchen, die ihre geliebte Miezi jedes Jahr wirft und mit denen sie so gerne spielt, in einen Sack packt, den er oben verschnürt. Da begreift sie, dass er das Bündel in den nahe gelegenen Fluss werfen wird, dass er dies mit jedem Wurf der Katze tut und all seine Geschichten über ihr plötzliches Verschwinden nicht wahr sind. Sie traut sich nicht, zu protestieren, zu sehr fürchtet sie den Gürtel des Vaters.

Der Hof ist wie eine Diktatur im Kleinen, die Eltern autoritär. Für eine Kindheit ist wenig Raum. Die Eltern versuchen vielmehr, ihrem »Nachwuchs« das Kindliche schnell auszutreiben, aus ihnen etwas »Brauchbares« zu machen. Helga ist schon früh eine Arbeitskraft auf dem Hof. Nach dem Krieg lebt die Familie plötzlich in unsicheren Verhältnissen. Als die Bodenreform in der neu gegründeten DDR angekündigt wird, im Zuge derer nationalsozialistischen Funktionären die Enteignung droht, plant die Familie zu fliehen, bleibt dann aber vor Ort, als nichts dergleichen geschieht. Der Hof der Eltern ist zu klein, »da hat der Russe kein Interesse dran«, heißt es fortan in der Familie. Um etwas dazuzuverdienen, arbeitet Helga schon als Jugendliche im nahe gelegenen Städtchen als Verkäuferin. Dort lernt sie 1961 Konrads Vater kennen, der sich gerade auf einer seiner Touren befindet. Wie die beiden Eltern zueinandergefunden haben, bleibt für Konrad ein Rätsel. »Vielleicht haben sie beide gemerkt, dass sie irgendwie nicht glücklich sind, dass sie zueinanderpassen. Aber zweimal Unglück ergibt leider auch kein Glück.«

Konrads Mutter entscheidet sich in einer Nacht- und Nebelaktion den elterlichen Hof zu verlassen und zu dem Mann nach Westdeutschland zu ziehen, den sie erst wenige Tage kennt. Wahrscheinlich erschien dies ihr die einzige Möglichkeit, ihrer Familie zu entkommen. Die Eltern verzeihen es ihr nie, die ganze Familie bricht mit Helga, bis auf eine Schwester, die heimlich Kontakt hält. Wie ein Sinnbild wird noch im Jahr ihrer Flucht die Mauer errichtet, die fortan West und Ost trennt, so wie auch die Mutter von ihrer Herkunft. Diese Mauer ist ihr wohl Schutz und Schmerz zugleich. Es scheint für Konrads Eltern einige »gute Jahre« gegeben zu haben, aber schon bald geht es der Mutter schlecht. Warum sie erst spät mit Konrad, ihrem einzigen Kind, schwanger wird, bleibt unklar. Ihre Eltern sieht Helga nie wieder, zur Wendezeit ist sie bereits in einem desolaten Zustand und schwer krank. Als sie Mitte der 1990er-Jahre stirbt, erscheint überraschend ihr Vater zur Beerdigung. Konrad erinnert sich an einen alten hageren, aber strammstehenden und zäh wirkenden Mann, der ihm am Grab wortlos und mit festem Griff die Hand schüttelt, ohne sich zu erkennen zu geben. Erst später erfährt Konrad, dass dieser Mann, den er nur dieses eine Mal treffen wird, sein Großvater war.

Auch die Mutter trägt ein Trauma in die Beziehung mit Konrad, ein Kind grausamer und harter Eltern, die sie an den verhassten Hof ketten wollen und vermutlich in die Verbrechen der Nazidiktatur verstrickt sind.

Ich sage zu Konrad: »Ich glaube, Ihre Mutter hat diesen Hof ein Leben lang in sich getragen. Ein Ort, von dem sie nicht losgekommen ist, der bis zum Ende Macht über sie hatte. Sie hat versucht zu fliehen, aber selbst der mutigste Sprung hat sie nicht in die Freiheit geführt.«

Vieles in Konrads Familiengeschichte bleibt dunkel, bruchstückhaft und auch mehrdeutig. In einer Psychoanalyse können wir ohnehin niemals die historische Wahrheit finden, sondern müssen immer von erzählter und erinnerter Geschichte ausgehen. Konrads innere Welt, wie das psychische Leben jedes Menschen, gründet in Geschichte. Ich denke: Auch Konrad ist an einen solchen Hof gebunden, auf dem die Mutter aufgewachsen ist. Vielleicht ist das der historische Ort, jene Mauern, die in unseren Gesprächen in Gestalt von Metaphern wieder aufgetaucht sind: der Sarkophag, der Keller. Für Konrad heißt dieser Hof, von dem er nicht loskommt: Mutter. Vielleicht hat er diese Mutter ein Leben lang in sich getragen, in einer verborgenen Kammer des Selbst.

»Es ist besser für meine Kinder, nicht auf die Welt zu kommen.« – Dieser Ausspruch Konrads fällt mir ein, als er über die Familiengeschichte seiner Eltern spricht. Ich glaube, mit »den Kindern« hat er letztlich auch sich gemeint. Aber er will all das auch nicht weitergeben, was er selbst erfahren hat, und weiß sich nicht anders zu helfen, als die Kette der Generationen selbst zu unterbrechen, keine neuen Schlingen zu knüpfen, die wieder ein Kind an das alte Trauma binden.

Die Geschichte der Familie nun zu erzählen, bedeutet für Konrad gleichsam, ein Stück seiner selbst begreifen zu können. Es gibt ihm eine Möglichkeit, seine Eltern zu verstehen, mit ihnen in einen inneren Dialog zu treten, wie er in der Wirklichkeit nie stattgefunden hat. Warum seid ihr so gewesen? Lag es an mir? Verstehen bedeutet nicht verzeihen. Aber es heißt doch, dass es eine Antwort gibt auf eine Frage, die Konrad ein Leben lang mit sich herumgetragen hat. Jetzt erst, im Sprechen über seine Geschichte, setzt das Rauschen der Zeit ein, bewegt sich etwas in Konrads innerer Welt, trägt er etwas zu Grabe, das Vergangenheit werden kann.

Doch es bleibt eine Frage offen, auf die wir noch keine Antwort gefunden haben. Und ich glaube, es ist die Frage, die Konrad überhaupt erst zu einer Therapie geführt hat, die, ungesagt, unsere ganzen Jahre der Zusammenarbeit begleitet: Ist noch einmal etwas Anderes möglich?

Heimkehr

Wie tritt man aus dem Schatten der eigenen Geschichte? Drei Jahre Therapie liegen hinter uns, in der Konrad und ich mit dieser Frage gerungen haben. Das vergangene Jahr hat uns einen Schlüssel in die Hand gegeben, Konrads Geschichte zu verstehen. Doch wie sich von den Fäden der Vergangenheit befreien, wie einen Weg finden in ein Leben, das ihn zufrieden macht?

Es hat Jahre gedauert, Konrads Neugierde zu wecken: ein Interesse an sich selbst, den Wunsch, sich selbst zu verstehen, aber auch den Wunsch, etwas Neues zu entdecken, sich auf eine neue Erfahrung überhaupt einzulassen. Dem Psychoanalytiker

Wilfred Bion zufolge ist diese Neugier, der »Wisstrieb«, die Quelle aller psychischen Veränderung: der Wunsch, wissen zu wollen, dem immer auch eine andere Kraft entgegensteht: der Wunsch, nicht wissen zu wollen. Ich glaube, dass es diese Neugierde in Konrad immer gegeben hat, wenngleich sie unter meterdicken Schichten begraben lag, jener Litanei des »Ich weiß nicht«, das vom Geist der Resignation, nicht der Neugier gespeist war. Aber etwas hat ihn die Zumutungen einer jahrelangen Suche nach sich selbst auf sich nehmen lassen, hat ihn fragen und suchen lassen nach Antworten.

Doch was hält Konrad noch davon ab, den entscheidenden Schritt zu tun, sein Leben wirklich in die Hand zu nehmen, jenseits der Therapie? Ich glaube, es geht um Gefühle der Schuld. Konrad fühlt sich vielen Menschen gegenüber schuldig, die er enttäuscht, die er verletzt hat. Auch, wenn ihm ja eigentlich erst durch die Therapie ein Bewusstsein davon und damit ein Entscheidungsspielraum zugewachsen ist, er sich erst jetzt aus dem stummen Zwang der Wiederholung zu lösen fähig wird. Doch der letzte Schritt dieser Bewusstwerdung, jener Verwandlung von unbewusst in bewusst, ist vielleicht einer, den er nicht in Gedanken gehen kann, sondern nur, indem er Verantwortung für sein Leben übernimmt.

In diesem Zusammenhang kommt Konrad wieder auf die Beziehung zu Tanja zu sprechen, jene Beziehung, die unsere ganze therapeutische Arbeit schattenhaft begleitet hat.

Ich sage: »Ich habe das Gefühl, Sie möchten eigentlich einen Neuanfang machen. Aber etwas hält sie am Alten fest.«

Konrad: »Vielleicht, weil ich Tanja nicht vergessen kann.«

Konrad erzählt ihre gemeinsame Geschichte. Er hat dies auch schon zu Beginn der Therapie getan, aber damals in so verklausulierten Andeutungen, dass für mich daraus nicht wirklich etwas zu entnehmen war.

Als Tanja in Konrads Leben tritt, ist er in seinen Dreißigern. Konrad steckt zu dieser Zeit in einer tiefen Krise. Jahrelang war er umhergereist, von Stadt zu Stadt gezogen, hatte Stelle um Stelle gewechselt, rastlos bis zur Erschöpfung. »Immer weiterfahren, immer weiter ...«, auf der Suche nach etwas, das er nicht sagen konnte. Je mehr Konrad versucht, es zu finden, sich zu finden, desto mehr verliert er sich. Allmählich erlahmen seine Kräfte, ein Zusammenbruch droht, Konrad weiß nicht mehr, wer, wann, wohin, Zeit und Raum verlieren ihren Sinn. Über Tage sitzt er an einem Fleck, kann sich kaum bewegen, nicht schlafen, nicht essen. »Irgendwie habe ich dann gemerkt, das ist so ein Tunnel, da geht es immer nur noch tiefer. Ich muss etwas anders machen.« Er weiß nur nicht, was. Wieder weiterziehen? Noch einmal? Er hat viele Orte gesehen in seinem Leben und ist doch nirgendwo angekommen. Es ist die Mitte seines Lebens, ohne dass jenes unbegreifliche Etwas in ihm zur Ruhe gekommen wäre. Er überlegt sich »niederzulassen«, vielleicht ist es das, was er braucht – schließlich ist es doch auch das, was alle in seinem Umfeld machen, warum nicht auch er? Also zieht er zurück in die Stadt, in der er vor seinen rastlosen Jahren gelebt hatte, und nimmt die Arbeitsstelle im Planetarium an, die etwas »Bleibendes« sein soll. Und tatsächlich: Nach ein paar Monaten geht es Konrad wieder besser, lösen sich die Kreise ziellosen Grübelns, ebenso wie das beklemmende Gefühl im Hals, das ihm seit einiger Zeit das Schlucken erschwert. Nach und nach findet Konrad wieder festen Boden unter den Füßen. Er »gönnt sich« einen großen Fernseher und eine Playstation, trifft sich wieder mit alten Freunden, geht ab und an aus.

Bei einem Theaterbesuch lernt er schließlich Tanja kennen. Theater ist »eigentlich nicht ganz mein Ding«, sagt Konrad, aber das Stück – Dürrenmatts *Physiker* – habe ihn dann doch »gefesselt«. »Danach sind meine Freunde mit mir hinter die

Bühne, sie meinten, sie müssten mir unbedingt jemanden vorstellen. Ich dachte erst, es geht um etwas mit der Bühnentechnik. Aber dann hab ich gemerkt, die wollen mich verkuppeln.« Konrad zuckt schmunzelnd mit den Achseln: »Hat geklappt.« Tanja war die Kostümbildnerin des Theaterstücks. »Sie hat so viel Leidenschaft da reingesteckt, das hab ich irgendwie bewundert.« Sie verstehen sich gut, werden ein Paar. »Ich wollte unbedingt, dass es dieses Mal klappt, dass mir etwas gelingt im Leben. Und als sie mich ein paar Monate später fragte, ob sie bei mir einziehen kann, da hab ich sofort zugestimmt. Ich wollte nicht, dass es so endet wie mit Lucy. Tanja ist ein besonderer Mensch. Das hab ich gleich gemerkt: So jemanden trifft man nicht zweimal im Leben. Aber wie ich dann mit dieser Chance umgegangen bin …«

Eigentlich ist in Konrad der Wunsch, seinem Leben eine andere Wendung zu geben, etwas Gutes in sein Leben zu lassen, so wie das rastlose Reisen bereits ein Versuch war, gewissermaßen durch den Fahrtwind ein Gefühl von Lebendigkeit zu gewinnen, den Geistern der Vergangenheit zu entkommen. »Wenn ich Ihnen das jetzt erzähle«, sagt Konrad, »merke ich gerade, dass ich irgendwie auch das Leben meines Vaters gelebt habe. Erst durch die Welt fahren, um mich dann doch plötzlich an jemanden zu binden. Aber ich war gar nicht wirklich in der Lage dazu. An Tanja lag es nicht …«

An Tanja fesselt ihn, dass sie so viel Liebe für das hat, was sie tut. »Das kannte ich nicht, aber gerade das fand ich so reizvoll an ihr. Ich hab wohl gehofft, dass der Funken auf mich überspringt. Und ich hab das ja auch versucht. Aber in mir drin sah es anders aus.«

Vielleicht, denke ich, war die Beziehung zu Tanja ein Versuch, etwas in sich heil zu machen – durch Liebe. Und es gab ja tatsächlich Liebe zwischen den beiden. Aber eine Liebe, die in das Schwerefeld des traumatischen Wiederholungszwangs gerät, gerade, weil es Konrad nicht gelingt, sich dieser Dynamik bewusst zu werden und über sich und das, was er tut, nachzudenken. Jede Heilung beruht auf Liebe, aber in gleichen Teilen auch: auf einem Bewusstwerden.

Zu Beginn der Beziehung unternehmen die beiden noch öfter Reisen und Ausflüge. Doch kaum ist Tanja bei Konrad eingezogen, wird er wortkarg, bedrückt, zieht sich zurück. Gemeinsamen Stunden und Unternehmungen weicht er aus, er bleibt länger in der Arbeit als nötig, bekommt psychosomatische Symptome, wenn sich Tanja ihm körperlich nähert. Die beiden schlafen nur noch selten miteinander, sprechen nur noch über Belanglosigkeiten. Konrad trägt einen stummen Kummer in sich, der sich über ihre Beziehung legt wie eine Kruste aus Eis. Während sein übliches Leben funktioniert – Arbeit, Haushalt, Treffen mit Freunden –, erlahmt ihre Partnerschaft bis zu einem Zustand, den man Beziehungsdepression nennen könnte. Tanja spürt das, sie sucht immer wieder das Gespräch mit Konrad, doch der bleibt stumm. Aus ihren zugewandten Fragen werden schließlich Vorwürfe, Bitterkeit, Groll.

Manchmal bemüht Konrad sich, seinen inneren Rückzug aufzuheben, sein Leben und Fühlen mit Tanja zu teilen. Doch es gelingt ihm nicht. Sich von Tanjas Liebe wirklich berühren zu lassen, würde bedeuten, ihr Feuer an seinen Eispanzer heranzulassen und damit zu riskieren, dass all jener Schmerz auftaut, um dessen willen er diesen Panzer geschaffen hat. Jeder Annäherungsversuch mündet in einem noch tieferen Rückzug. Konrad ist in jenem tragischen Dilemma gefangen, in dem er das, wonach er sich am meisten sehnt, am meisten fürchtet. Die Beziehung mit Tanja ist eine Situation, in der ihm das Leben eine Tür zu öffnen scheint. Hier ist eine Zukunft, hier das Neue. Konrad muss nur über die Schwelle treten. Aber mit einer unbegreiflichen Macht wird er festgehalten, klammert er sich selbst an jenen Zustand, der ihn so leiden lässt. Warum? Um nach Tanja zu greifen, das Neue zu betreten, müsste er das Alte hinter sich lassen. Doch dazu müsste Konrad trauern können. Es hat Jahre der Therapie gebraucht, bis Konrad an diesen Punkt gekommen ist – auf dem Friedhof, in seiner Heimatstadt, wo er den Eltern den Rücken zukehrt. Als Tanja aber in sein Leben tritt, kann er nicht trauern, weiß noch nicht einmal, dass es Trauer ist, die ihn so sehr lähmt. Es kann kein Morgen in ihm entstehen, mit Tanja so wenig wie auf all seinen Reisen. Das Heute wird im Gestern ertränkt, seine Geschichte wiederholt sich. Denn er selbst verwandelt die Beziehung in ebenjenes Haus der Leblosigkeit, aus dem er zu entfliehen sucht. Aus Angst vor dem Feuer tritt er die Glut der Beziehung aus. Doch Tanjas Appelle und die Warnzeichen einer scheiternden Beziehung wecken in ihm auch nicht jenen Wunsch, zu wissen; ein Wunsch, der nicht mehr ruhen würde, sich nicht mehr mit Ausflüchten und Beschwichtigungen zufriedengäbe. Auch Tanja bringt Konrad nicht dazu, dass er sich wirklich Fragen stellt, auf jene Suche nach Antworten macht. Stattdessen überlässt er sich dem Geschehen, das auf das Unvermeidliche zusteuert.

Einmal entfacht sich ein Streit zwischen den beiden, nachdem Tanja von einer längeren Reise zurückkehrt. Konrad sollte sich um ihre Pflanzen kümmern, er selbst habe »keinen grünen Daumen, alle Pflanzen, die ich je hatte, sind im Müll gelandet«. Tanja instruiert ihn, legt viel Wert darauf, dass es ihren Pflanzen, in die sie viele Liebe und Mühe steckt, während ihrer Abwesenheit gut geht. Als sie zurückkommt, ist ihre Lieblingspflanze verdorrt – Konrad hat sie vergessen, auch hier eine Wüste entstehen lassen. Tanja beginnt zu weinen, was Konrad überfordert. In ihm entsteht nicht etwa der Wunsch, sich zu entschuldigen, sie in den Arm zu nehmen. Vielmehr setzt sein

Fluchtinstinkt ein, will er bloß noch weg. Tanja, die das spürt, wird schließlich wütend. Konrad versteht die Welt nicht mehr: Warum regt Tanja sich so sehr über eine Pflanze auf? Schließlich bricht es aus ihr heraus: »Die Pflanze, das ist unsere Beziehung!« Konrad fährt es bei diesen Worten durch Mark und Bein, er spürt, dass Tanja etwas Wahres ausspricht. »Du bist nie wirklich da!«, sagt Tanja.

Tanja spricht diesen Satz aus, den Konrad, als ein sphinxisches Rätsel über sich selbst, noch jahrelang mit sich tragen wird. Ein Satz, dessen Bedeutung er weiß und zugleich nicht weiß, den er verstehen will und zugleich nicht verstehen will.

Jetzt, ein Jahrzehnt später, sagt Konrad: »Ich glaube, Tanja hat recht gehabt. Tanja hat etwas gesehen, das ich nicht sehen wollte. Diesen Vorwurf hat sie mir eigentlich gemacht, weil ihr die Beziehung wichtig war, weil ich ihr wichtig war. Aber ich hatte nur das Gefühl: Sie bedrängt mich, will immer etwas. Ich habe nicht verstanden, worum es eigentlich geht.«

Ein Teufelskreis entspinnt sich: Je mehr Aufmerksamkeit Tanja fordert, Konrad bedrängt, desto mehr zieht er sich zurück. Was von ihrer Seite als ein werbender oder wütender Verstehensversuch gemeint ist, erlebt er als ein Verfolgen. Tanja wird immer unglücklicher, verzweifelter. Konrad auf der anderen Seite wünscht sich nichts sehnlicher als Ruhe und allein zu sein. Obwohl er Tanja liebt. Er fühlt sich schuldig, gibt Tanja vermeintlich, was sie will, räumt ihr äußerlich mehr gemeinsame Zeit ein, unternimmt regelmäßig etwas mit ihr, legt die Playstation beiseite, wenn sie abends nach Hause kommt und von ihrem Tag erzählt. In Wahrheit fühlt er sich innerlich bis zum Zerreißen angespannt. Manchmal gibt er vor, abends mit Freunden etwas zu unternehmen.

»Um einfach mal wegzukommen. In die Stadt konnte ich nicht, ich hätte ja jemandem begegnen können. Oft bin ich dann bis in die frühen Morgenstunden durch den Wald gelaufen, selbst im Winter.«

»Da waren Sie wieder auf ihrer einsamen Reise durch das All«, sage ich.

»Ja. Es hat sich nicht wirklich erholsam angefühlt, eher rastlos. Dazu kam, dass ich ein furchtbar schlechtes Gewissen hatte. Es war alles unendlich anstrengend.«

»Und in Ihnen hat sich Schuldgefühl auf Schuldgefühl gehäuft«, sage ich. »Dass Sie Tanja nicht das geben, was Sie eigentlich verdient hätte. Dass Sie Tanja sogar täuschen – ihr etwas vorspielen, was Sie nicht fühlen können. Ich stelle mir vor: Das hat es noch schwerer gemacht, ihr in die Augen zu schauen, Nähe zuzulassen.«

Eine lange Zeit bemüht Tanja sich, zu Konrad vorzudringen. Sie will verstehen, was in ihm vorgeht, steht wie damals die Mutter des Freundes vor Konrads Nische. So wie ich für lange Zeit in unserer Therapie.

»Ich meinte immer zu ihr: ›Ich denk mal drüber nach. Wir reden morgen weiter.‹ Immer morgen, immer weiter. Ich hatte wirklich das Gefühl, ich brauche nur mal einen Tag Abstand, dann packe ich es an. Aber so richtig geglaubt habe ich auch nicht daran.«

Irgendwann habe Tanja sich dann verändert. »Wie eine Furie« sei sie geworden. Sie sei schnell »ausgeflippt«, der kleinste Anlass habe gereicht, dass sie herumschrie, mit den Füßen stampfte, die Türen knallte. Einmal habe Tanja ihn im Eifer des Gefechts geschubst, ein anderes Mal ihr Handy nach ihm geschmissen.

Die Trennung habe ständig im Raum gestanden. Irgendwann aber sei mehr und mehr Ruhe eingekehrt.

»Ich weiß gar nicht, wie es dazu kam. Plötzlich war es still.« Zu diesem Zeitpunkt sind die beiden schon mehrere Jahre zusammen. Eigentlich war nur das erste Jahr gut, trotzdem hat die beiden etwas aneinandergebunden.

Ich: »Es war Ihnen beiden auf Ihre Weise ernst. Tanja hat versucht, Einlass bei Ihnen zu finden, am Schluss mit Wutgeschrei und Trommeln an der Tür. Aber auch Sie wollten Tanja eigentlich nicht verlieren, haben an etwas festgehalten, was irgendwie immer morgen sein sollte, einen Schritt entfernt, den Sie noch gehen müssen. Bis Sie vielleicht resigniert haben, Tanja und Sie.«

Konrad nickt betroffen. Doch damals ist er zunächst vor allem erleichtert, dass es ruhiger wird. Bis ihm Tanja einige Monate später mit verweintem Gesicht die Tür öffnet:

»Ich dachte: Jetzt trennt sie sich.« Doch – Tanja ist schwanger. Es stellt sich heraus, dass sie sich eigentlich über die Schwangerschaft freut, aber Angst hat vor Konrads Reaktion, fürchtet, dass er das Kind nicht haben will.

Obwohl Konrad es zunächst kaum wirklich fassen kann, fühlt er bald doch einen Funken Freude in sich. Ihm kommt es vor, als kündige sich etwas Neues an, unverhofft: In ihrer Beziehung kann wirklich etwas Lebendiges entstehen, er selbst kann im wörtlichen Sinn Leben schenken, jemand kommt in die Welt, den er vielleicht endlich aus vollem Herzen lieben kann – und der ihn aus vollem Herzen liebt. In Konrad glimmt neuer Lebensmut, auch die Beziehung zwischen ihm und Tanja wird besser, »unbeschwerter«, wie er sagt.

Konrad schweigt, dann sagt er: »Es vergingen ein paar Wochen, bis Tanja mich eines Nachts wach gerüttelt hat. Mit so riesigen, runden Augen hat sie mich angestarrt. Das ganze Bett war voller Blut.«

»Das muss ein Schock gewesen sein. Wieder kommt etwas nicht ins Leben, das doch eigentlich leben will, wieder stirbt eine Hoffnung, ein Kind – diesmal wirklich Ihr Kind«, sage ich.

Aber Konrad wiegelt ab: »So habe ich das nicht empfunden. Vielleicht ganz kurz, Sie wissen schon, dieser unheimliche Blick von Tanja, das viele Blut. Aber fast im nächsten Moment schon hatte ich eher das Gefühl, es ist doch eigentlich alles wie immer.«

Und nach einer kurzen Pause fügt er wie entschuldigend hinzu: »Die Schwangerschaft war ja noch nicht so weit fortgeschritten.«

Tatsächlich lebt Konrad danach weiter, als wäre nichts passiert, als würde ihn das alles nur wenig angehen. Tanja hingegen ist traurig, möchte ihre Trauer auch mit Konrad teilen. Doch sie trifft auf Konrads Mauer. Nicht, weil Konrad gleichgültig wäre. Er bemüht sich, Tanja zuzuhören, ihr Leid zu verstehen. Doch es gelingt ihm nicht.

»Es war, als wolle sie mich weinen sehen, das fand ich unangenehm. Was ich wirklich dachte, war: Was man nicht kennt, das kann man nicht vermissen. Warum da so einen Stress machen.«

Ich: »Sie haben ganz schnell die Glut in sich wieder ausgetreten, bevor sich ein Feuer entfacht, das Sie verbrennen könnte.«

Schließlich erlischt ihre Beziehung ganz. Konrad ist es, der sie beendet, und Tanja protestiert nicht.

Konrad: »Ich habe lange nicht begriffen, was das für ein Fehler war. Jetzt darüber zu sprechen: Das tut richtig weh. Ich war so ein Trottel!«

Als Tanja ausgezogen ist, denkt Konrad, er sei vielleicht frei für etwas anderes, es könne etwas Neues beginnen. Doch je länger er alleine in der Wohnung ist, desto mehr Raum nimmt in seinen Gedanken die vergangene Beziehung ein. Er unternimmt keinen Versuch, Tanja zurückzugewinnen, hängt aber zugleich innerlich geradezu suchtartig an ihr. Mehr als zu Zeiten der lebendigen Beziehung, als könne er nur lieben, wenn sich die Konstellation der Unmöglichkeit einstellt, als wäre Tanja erst jetzt ganz zur unerreichbaren Mutter geworden, dem fernen Vater, dem Glück, das immer anderswo ist. Bis zum heutigen Tag geht er keine neue Beziehung ein. Es ist, als würde Konrad sich nicht vom Sterbebett dieser vergangenen Beziehung lösen können, ein Leben lang eine trostlose Leichenwache halten. So nimmt er Tanja in seine innere Welt auf, beinahe möchte ich sagen, in seine innere Krypta, in den Kreis der toten Beziehungen seines Lebens, die er nicht sterben lässt.

Erst jetzt, so viele Jahre später, scheint Konrad zu begreifen, was er mit Tanja verloren hat. Doch im Unterschied zu früher geht es in unseren Stunden nicht um den grausamen Schmerz eines sich sinnlos wiederholenden Scheiterns. Jetzt ist Raum für den Schmerz der Trauerarbeit: »Tanja kommt nicht zurück.«

Zu jeder Trauer gehört auch anzuerkennen, was man selbst versäumt hat. Die wütende Abwehr von Verantwortung hingegen ist immer auch ein Versuch, den Trauerschmerz von sich zu weisen. Das Kind Konrad war seinen Eltern gegenüber ohnmächtig, aber in der Beziehung zu Tanja war er es zu einem wesentlichen Teil selbst, der das Scheitern herbeigeführt hat.

»Es tut mir so leid!«, sagt Konrad in einer Stunde. Sein Blick schweift ins Zimmer und ich bin nicht sicher: Sagt er es mir oder richtet er seine Worte an einen anderen, den er als unsichtbare Gestalt seiner Erinnerung in den Raum zitiert. Es sind keine leeren Worte, sein Gefühl, seine Traurigkeit sind wirklich fühlbar.

Es ist gerade darum eine lebendige, wenn man so will konstruktive Trauer, weil Konrad nicht in Schuld erstickt, sich im Gehäuse der Melancholie einschließt. Mit dem Warum in der Hand und mit meiner Begleitung kann Konrad sich seiner

Geschichte stellen, sich selbst verstehen, sich selbst auch verzeihen.

Ich: »Vor einigen Monaten, als es Ihnen so schlecht ging, als Sie auch wütend auf mich waren, da sind Sie weiter hierhergekommen, haben an der Therapie festgehalten. Sie haben sich nicht zurückgezogen, sondern weiter über das gesprochen, was Sie bewegt. Sie haben mir einen Zugang zu sich gewährt.«

Konrad: »Ja. Hierzubleiben, nicht weiterzuziehen. Das war für mich sehr wichtig. Und ich bin froh, dass ich das geschafft habe. Ich bin Ihnen aber auch dankbar, dass Sie so viel Geduld mit mir hatten.«

Noch eine ganze Weile beschäftigen wir uns mit diesem Thema. Konrad kommt immer wieder voller Trauer in die Sitzungen – und trotzdem fühlen sich die Stunden leichter an, ist unsere gemeinsame Arbeit erfüllend und produktiv. Auf irgendeine Weise wirkt Konrad sogar jünger auf mich und – anders. Als ich zum Quartalswechsel einmal sein Krankenkärtchen einziehe und darauf sein altes Foto sehe, bin ich überrascht: »Wer ist dieser fremde Mann?«, denke ich. Ich erkenne Konrad auf dem Foto kaum mehr als dieselbe Person, die mir nun zunickt und die Karte in den Geldbeutel steckt, freundlich wie immer, aber irgendwie auch vertraut, mit mir in Kontakt.

In einer Stunde sage ich zu Konrad: »Ich glaube, ich weiß jetzt, was das Bild bedeutet, das Sie jeden Tag ansehen.«

Konrad: »Welches Bild?«

Ich: »Das, auf dem Tanjas Kind zu sehen ist.«

Konrad blickt mich ein wenig betroffen an: »Ja, das sehe ich jeden Tag. Es steht immer noch im Regal in meinem Wohnzimmer.«

»Ich glaube, das ist das Kind, von dem Sie einmal sagten, es wäre am besten nicht geboren worden, das auch wirklich nicht auf die Welt gekommen ist. Das Kind, zu dem Sie immer fürchteten, keinen Kontakt zu finden, auf das Sie zugleich so gehofft haben. Ein Kind, das Ihnen fern ist, obwohl Sie doch eigentlich sein Vater hätten sein können. Sie sind froh, dass es in guten Händen ist, bei Tanja und ihrem Mann. Aber Sie sind auch unendlich traurig, dass es nicht bei Ihnen sein kann, nicht Ihr Kind sein kann.«

Konrad schluckt, blickt mich an.

Ich sage: »Aber vielleicht haben Sie noch andere Kinder, die Sie ins Leben bringen können. Von denen Sie noch gar nicht wissen, wer oder was das ist.«

Konrad: »Aber wer weiß, ob es dann anders laufen wird? Ob sich nicht doch alles wiederholen wird?«

Ich denke: Vielleicht war dieses Foto zugleich ein Versteck. Ein Ort, an dem er für Jahre sein fühlendes Herz verborgen hat, der einzige Gegenstand, der wirklich für ihn Bedeutung hatte.

Zu dieser Zeit hat Konrad einen Traum: »Ich bin auf einem Anwesen, in einem großen, schön angelegten Park mit einem riesigen Swimmingpool. Ich lasse mich auf dem Wasser treiben und von der Sonne wärmen. Dann laufe ich durch den Park und treffe einen Freund, er sagt: ›Wo ist er denn, der Konstantin?‹ Im Traum weiß ich, dass er meinen kleinen Sohn meint. Ich erschrecke furchtbar, weil ich da erst merke, dass ich ihn einfach vergessen und verloren habe. Ich bekomme furchtbare Angst, dass er im Pool ertrunken sein könnte. Ich tauche und tauche nach ihm, aber finde ihn nicht. Dann gab es einen Sprung im Traum, wie wenn jemand einen neuen Film einlegt. Das war gar kein Bild mehr, das ich im Traum gesehen hab, eher so ein Wissen. Unten im Pool geht es noch weiter, da gibt es eine Kammer, in der ist Luft, das war wie eine Grotte, in der es behaglich ist. Da wird der Junge gelandet sein. Von dort geht es nach draußen, in einen anderen Teil des Parks, in den ich ihm nicht folgen kann. Aber da gibt es auch Leute, die auf ihn aufpassen. Ich wusste: Er ist nicht tot. Ich muss nicht weiter nach ihm tauchen.«

Konrad kommt noch über zwei Jahre zu mir in Therapie. Die Kassenstunden sind ausgelaufen, er finanziert sich selbst zwei regelmäßige Wochenstunden. Es geht immer weniger um die Bewältigung von akuten Krisen, sondern um das, was man vielleicht eine grundlegende Aufbauarbeit in seinem Leben nennen könnte. Konrad ist kein neuer Mensch. Seine Konflikte und Ängste begleiten ihn, auch die Neigung zum Rückzug in schwierigen Situationen. Aber er beginnt doch, erst mit vorsichtiger Hand, dann immer kräftiger zupackend, sein Leben zu gestalten. Konrad geht wieder auf Reisen, unternimmt etwa eine Schifffahrt in die Arktis, bricht aber auch mit Rucksack und auf eigene Faust zu Unternehmungen auf. Er behält seine Stelle im Planetarium, beginnt aber, sie mit seiner eigenen Kreativität auszufüllen, Gestaltungsspielräume zu nutzen. Er setzt sich etwa für eine neue Technik ein, die eine bessere Projektion der Filme im Planetarium erlaubt: »Viel dreidimensionaler«, sagt Konrad, »dass man das Gefühl hat, man ist richtig mit dabei.« Gemeinsam mit seinem Chef gelingt es ihm schließlich, die Geldgeber zu überzeugen. Die Anlage wird überarbeitet, das Publikum bekommt modernere Filme zu sehen. Konrad ist stolz darauf, dass er zu diesem Projekt beigetragen hat, und beobachtet heimlich während der Vorführungen aus dem Technikraum die staunenden Gesichter der Besucher, die den Blick auf die Kuppel gerichtet haben.

Mit noch etwas überrascht mich Konrad. Er hat über den ganzen Verlauf der Therapie eine Sache vor mir verborgen: nämlich, dass er hervorragend zeichnen kann. Schon seit seiner Jugend entwirft er Comics, hat dafür früher viel Anerkennung bekommen. Diese Leidenschaft sei irgendwann eingeschlafen, aber schon seit einiger Zeit, etwa um den Beginn der Therapie herum, habe er wieder damit angefangen. Er habe mir nichts davon erzählt, weil es ihm zunächst erst gar nicht in den Sinn kam, später dann irgendwie peinlich war. Tatsächlich arbeitet er seit einiger Zeit an einer Graphic Novel, in der er eine Science-Fiction-Geschichte in Szene setzt. Es gehört für mich zu den berührendsten Momenten unserer gemeinsamen Arbeit, als mir Konrad einmal ein kleines Paket mit in die Stunde bringt: eine Kopie seiner fertigen Bildergeschichte. Die Geschichte selbst scheint mir wie eine Variante einer modernen Odyssee, zugleich eine Parabel auf sein eigenes Leben, aber auch auf unsere gemeinsame Arbeit. Sie geht so:

In einer fernen Zukunft fährt ein Astronaut mit seinem Raumschiff auf eine einsame Mission. Er soll Vermessungsarbeiten in einem Bereich der Galaxie vornehmen, der bislang noch nicht erforscht ist. Tatsächlich ist er des Lebens auf der Erde überdrüssig geworden, kann keinen Frieden finden, seitdem er seine Frau verloren hat, hofft auf sein Glück in der Ferne. Am anderen Ende der Galaxie angekommen, beginnt er mit der Arbeit – als die technischen Systeme seines Bordcomputers ausfallen. Er kann sie nicht reparieren, was auch bedeutet, dass er kein Navigationssystem mehr besitzt, das ihn nach Hause leiten könnte. Unter Milliarden von Sternen findet er die heimatliche Sonne nicht mehr.

Er irrt durch Raum und Zeit, erlebt Abenteuer, wobei er auf subtile Weise gewissen Reminiszenzen berühmter Science-Fiction-Motive begegnet, etwa einem Supercomputer, der ihm auf seine Fragen nur kryptische Antworten gibt, oder einem Planeten, der von einem einzigen rätselhaften Bewohner bewohnt wird: einem intelligenten Ozean, der mit Radiowellen die verborgenen Winkel seines Gehirns ertastet. Erst jetzt, in unerreichbarer Ferne, geht ihm auf, wie kostbar eine Heimat ist – und nach nichts sehnt er sich mehr, als einmal noch den Boden der Erde zu betreten. Endlich trifft er auf die Besatzung eines anderen Raumschiffes, eine unbekannte Zivilisation, die sich selbst gerade auf der Mission zu einem entfernten Planeten befindet. Sie haben ein Signal erhalten, das darauf hindeutet, dass es dort Leben gibt. Sie nehmen den Astronauten in ihre Mannschaft auf und versprechen, ihm bei der Heimreise zu helfen. Als sie auf dem unbekannten Planeten eintreffen, stoßen sie auf ein totes Wüstenreich. Beim Erkunden der Gegend findet der Astronaut heraus, dass es die eigene heimatliche Erde ist: Er erkennt ein Flusstal wieder, durch das er einst als junger Mann mit seiner Liebe spaziert ist. Nun liegt es trocken und kahl. Durch die Verschiebung der Zeit auf seinen Reisen sind auf der Erde Jahrtausende vergangen, das Signal, das von dort ausging – ein Rettungsruf –, wurde vor einem Zeitalter abgesetzt. Der Planet ist unbewohnt, die Menschheit hat die Erde verlassen. Sein Wunsch, die Heimat noch einmal zu betreten, hat sich auf traurige Weise erfüllt. Der Astronaut fühlt sich alt, aber auch erleichtert. Das Angebot der außerirdischen Crew, ihn mitzunehmen, damit er eine neue Heimat finden kann, lehnt er ab. Die Crew hinterlässt ihm genügend Nahrung und Wasser sowie einige Körner eines besonderen Saatguts. Die Geschichte endet, als das außerirdische Raumschiff von der wüstengrauen Erde abhebt, der Astronaut ihm nachsieht, wie es zu einem leuchtenden Punkt wird am Himmel, ein Stern unter den Sternen.

Ich sage zu Konrad: »Es ist ein einsames Ende, das Sie ausgesucht haben. Ich frage mich, ob das jene Einsamkeit ist – die Sie hier beschrieben haben –, die Sie so lange in sich getragen haben.«

Konrad aber sagt: »Mein Gefühl war eher: Mit dieser Geschichte lasse ich etwas von mir zurück. Etwas muss auf der Wüstenerde zurückbleiben. Der Astronaut aus der Geschichte ist nicht unglücklich. Er hat seinen Frieden gefunden, weil er nicht mehr weitersuchen muss. Er kann bei seiner Geliebten sein, die er verloren hat. Aber dieser Blick in die Sterne, das Raumschiff, das abreist, das steht für die Zukunft.«

Ich: »Und das sind auch Sie.«

Konrad nickt.

Konrad ist 47 Jahre alt, als unsere gemeinsame Arbeit an ein Ende kommt. Zuletzt haben wir uns nur noch in unregelmäßigen Abständen gesehen. Zwischen uns ist ein tiefes Band entstanden, das wir nur langsam aufgelöst haben. Für eine lange Weile war ich ein Begleiter an Konrads Seite. Aber jede Therapie ist eine Beziehung auf Zeit, ein endliches Stück Weg des eigenen Lebens. Das letzte Kapitel der therapeutischen Reise wird vielleicht gar nicht mehr in unserem Therapieraum geschrieben. Konrad erzählt mir, wenige Monate vor Therapieende, dass er jemanden kennengelernt hat: Sophia. Sie ist fast zehn Jahre jünger als er und hat zwei Kinder. Anders als bei den »Liebeleien«, die er vorher eingegangen war, fühlt es sich für ihn diesmal ernst an. Die beiden verstehen sich gut, teilen ihr Interesse an Science-Fiction-Geschichten und dem Weltall, aber auch die Lust am Reisen. In dieser Zeit erzählt mir Konrad, dass er das Foto von Tanjas Tochter vom Wohnzimmerregal genommen hat. Er hat es nicht weggeschmissen, aber doch an einen Ort getan, wo er es nicht mehr jeden Tag sieht. »Kommt ja irgendwie auch komisch, wenn Sophia zu Besuch ist.«

Ich sage: »Sie wollen das nicht aus Ihrem Leben tilgen, als hätte es das nie gegeben. Es ist ein Teil Ihrer Geschichte. Aber es muss trotzdem Platz für etwas Neues sein.«

Ich weiß nicht, was aus der Beziehung von Konrad und Sophia geworden ist. In den letzten Monaten unserer Therapie hatte ich das Gefühl, dass Konrad nun Halt gefunden hat, einen Kontakt, der echt ist und ihn trägt, der ihm Lust macht auf das Leben. Er braucht mich nicht mehr dafür. Ob die beiden wirklich noch einmal ein Kind bekommen haben – eine Fantasie, die mir Konrad in einer Stunde verschämt mitgeteilt hat –, auch davon weiß ich nichts. In gewisser Hinsicht ist er vielleicht ja doch noch Vater geworden, wenn die Beziehung der beiden gehalten hat, ein Stiefvater für Sophias beide Kinder. Möglich, dass Konrad sich noch einmal bei mir melden wird. Möglich aber auch, dass er seiner Wege gehen, mich hinter sich lassen wird als einen Teil seiner Vergangenheit.

»Ich danke Ihnen. Für alles«, sagt Konrad, als wir uns das letzte Mal die Hand geben – und ich kann fühlen, dass er es so meint.

Es ist ein Nachmittag im November, dunkel und regnerisch, aber auch von einer gewissen Magie. Die Laternen auf der Straße sind schon eingeschaltet und werfen ihre Spiegelung auf den nassen Asphalt. Ich sehe Konrad aus dem Fenster meiner Praxis nach, eine ganze Weile noch, ehe seine Gestalt zwischen den Lichtern der Laternen verschwindet.

Maike
Abschied von »Nimmerland« oder: Das Rätsel der Prokrastination

In dieser Geschichte betreten wir die Praxis einer erfahrenen Psychoanalytikerin, die von ihrer Arbeit mit Maike erzählt. Es handelt sich um eine tiefenpsychologisch fundierte Psychotherapie.

Der innere Saboteur

Maike kommt an einem jener späten Wintertage, die bereits den Frühling ankündigen. Es geht ein Wind, der die Luft mit einer beinahe unnatürlichen Milde füllt. Maike hatte über Telefon Kontakt zu mir aufgenommen. Eine Frau mit einer kindlichen Stimme bat hörbar aufgeregt um einen Termin. Nachdem wir diesen vereinbart hatten, fragte sie unsicher, ob sie noch etwas zu den Gründen ihres Anrufs sagen solle. Als ich ihr antworte, dass wir uns dafür bei unserem Termin Zeit nehmen würden, beginnt Maike sich zu entschuldigen und sich dann mehrfach in einer übertriebenen Weise für die Möglichkeit eines Treffens zu bedanken, bevor wir schließlich auflegen.

Maike kommt einige Minuten zu früh zu unserer Sitzung, die vorherige Patientin hat gerade erst meine Praxis verlassen, und ich bin nicht sicher, ob sie sich vielleicht begegnet sind. Als ich die Tür öffne, steht Maike ganz dicht davor, als hätte sie mit der Nasenspitze voran mein Praxisschild gemustert. Es kommt zu einem irritierenden Augenblick, in dem wir uns irgendwie gleich zu nahe sind und ich einen Schritt zurücktreten muss. Wir begrüßen uns, wobei Maike sich ausschließlich mit ihrem Vornamen vorstellt und damit den freundlichen, aber etwas kindlichen Eindruck verstärkt, den sie trotz der Tatsache, dass sie eine 22-jährige Frau ist, auf mich macht. Ihre braun-blonden Haare sind an den Spitzen in einem ausgewaschenen Grün gefärbt, was in Kontrast zu ihren vor Aufregung roten »Pausbacken« steht. Sie trägt eine weite und lange bunte Jacke, Jeans und durchgelaufene Turnschuhe, aus denen Socken mit Ananasmotiv herausschauen. Ihren schwer beladenen Rucksack trägt sie hoch aufgeschultert, eine Teeflasche schaut an der Seite heraus. Während der Stunde wird sie immer wieder daraus trinken.

Maike wirkt aufgeregt, als sie sagt: »Ich weiß nicht, warum, aber irgendwie komme ich alleine gerade nicht mehr weiter. Ich stelle mir ständig selber ein Bein. Ich schiebe alles auf, kann nicht für meine Prüfungen im Studium lernen. Ich war bei so einer Beratungsstelle für Studierende mit Lernschwierigkeiten. Da haben wir einen Plan gemacht, wie ich besser lernen kann, wie ich meinen Alltag besser strukturiere. Das hat ein paar Wochen ganz gut geklappt, aber dann war es wieder wie vorher … Aber es geht eigentlich nicht nur um die Probleme mit dem Lernen … Es ist …« Maike gerät ins Stocken, schweigt und sieht mich an, als müsse sie Mut schöpfen, sagt dann, wobei ihr Tränen über die Wangen rollen: »Ich bin einfach so unglücklich gerade!«

»Können Sie denn sagen, warum?«, frage ich.

Maike braucht eine ganze Weile, bis sie sich die Tränen abgewischt und die Nase geputzt hat und wieder sprechen kann: »Ich habe das Gefühl, ich kriege einfach nichts hin. Egal, was ich mache, ich verbocke es immer wieder.«

Maike schildert, wie sie nahezu alle Aufgaben und alltäglichen Pflichten aufschiebe, »prokrastiniere«. Den Haushalt erledigt sie nur, wenn ihre Mitbewohnerinnen sie schon verärgert auf die Unordnung hingewiesen haben, Rechnungen bleiben wochenlang liegen. Mittlerweile habe sie schon eine »Briefkasten-Phobie« entwickelt: »Aus Angst, dass darin eine Zwangsvollstreckung liegt.«

Vor allem bringe sie mit ihrer »Aufschieberitis« aber ihr Studium in Gefahr. Seit einiger Zeit studiert sie Mathe und Biologie auf Lehramt. Gerade habe sie »ohne Grund« eine wichtige Frist verpasst, um sich für das neue Semester zurückzumelden. Daraufhin musste sie einen Anwalt einschalten, um »nicht aus dem Studium zu fliegen«. »Das war ganz schön teuer. Meine Eltern haben die Kosten dafür getragen, natürlich fühle ich mich deshalb unendlich schlecht.«

In der Beratungsstelle habe sie zwar Tipps bekommen, wie sie ein besseres »Terminmanagement« betreibe, aber sie sei offenbar ein »hoffnungsloser Fall«. Maike schildert auch weitere Symptome, die sich in der letzten Zeit vermehrt eingestellt haben. Sie hat Schlafstörungen, kommt abends nicht zur Ruhe, immerzu von dem Gedanken getrieben, nicht genug gemacht zu haben. Morgens kommt sie schwer aus dem Bett, zum Lernen kann sie sich gar nicht mehr aufraffen. »Alles fühlt sich an wie in einer schwarzen Wolke, es ist so viel Druck, von allen Seiten, vor allem Druck, den ich mir selber mache. Dabei ist eigentlich gar nichts Ungewöhnliches passiert. Klar, das Studium ist stressig, aber die anderen bekommen es ja auch hin.«

Sie nehme sich immer etwas vor, mache einen Lernplan. »Aber wenn ich mich dann hinsetze, geht überhaupt nichts mehr. Ich bin supermüde und kann mich einfach nicht konzentrieren.«

Vor einigen Wochen sei sie durch eine Prüfung gefallen. »Was ist, wenn ich das Studium nicht schaffe?« Bei diesem Gedanken habe sie letztens nachts im Bett eine Panikattacke bekommen. Das sei auch der Anlass für ihren Anruf gewesen, sie habe gemerkt, dass das Problem »tiefer liegt«, dass das so nicht weitergehen könne. Maike steht auch jetzt sichtlich unter Spannung, zupft an der Nagelhaut und spielt nervös an ihren Haaren.

»Haben Sie selbst denn eine Idee, woran das liegen könnte?«, frage ich.

»Absolut keine. Ich habe schon so viel versucht. Ich glaube, ich bin einfach unfähig. Vielleicht sollte so jemand wie ich nicht studieren.«

Maike beginnt mit einer Anklage gegen sich und ihre vermeintliche Unfähigkeit, die in einer Schimpftirade über sich selbst mündet. Sie bekomme viel Unterstützung, von ihren Freunden, aber vor allem von ihren Eltern, die sie ein ums andere Mal aus einer brenzligen Lage befreit hätten. »Und so danke ich es ihnen, indem ich ein paar Wochen später wieder in den nächsten Brunnen falle, aus dem sie mich herausziehen müssen.«

Maike erzählt noch von weiteren Schwierigkeiten. Entscheidungen jeglicher Art fielen ihr schwer, auch ganz unbedenkliche wie etwa, ob sie auf ein Treffen mit Freunden gehen wolle oder nicht. Sie zögere die Entscheidung bis kurz vor dem Treffen hinaus, könne weder zu- noch absagen, »weil ich nicht weiß, was ich will«. Zum Teil würden ihre Freunde dann schon ärgerlich, was ihr wiederum ein »Mega-Schuldgefühl« mache. Dabei halte sie Konflikte eigentlich gar nicht aus, wolle es anderen immer recht machen, passe sich deren Bedürfnissen an, auch dann, wenn sie eigentlich auf ihrem Recht beharren sollte. Sie miete zum Beispiel das kleinste Zimmer in der WG, zahle aber trotzdem denselben Preis wie ihre Mitbewohnerinnen. Mehrmals habe sie ihr Anliegen schon ansprechen wollen, aber es nicht »gebacken bekommen«.

»Was passiert denn in so einem Moment, wie kann ich mir das vorstellen?«, frage ich.

Mit einem sarkastischen Lachen holt Maike aus: »Also erst einmal zögere ich das natürlich immer wieder hinaus. Denke, es macht ja keinen Sinn, es anzusprechen, wenn nicht alle da sind. Und wenn dann alle da sind, will ich natürlich keine schlechte Stimmung reinbringen. Ich habe eigentlich immer einen guten Grund, warum jetzt gerade kein optimaler Zeitpunkt für ein klärendes Gespräch ist. Einmal hatten wir aber ein WG-Treffen, wo es genau um solche Anliegen ging, jeder sollte sagen, was ihn beschäftigt. Ich hatte mir auch eine Formulierung zurechtgelegt. Aber als ich dann an der Reihe war, habe ich nichts rausgebracht. Ich habe nur gesagt: ›Alles okay, ich habe keine Themen.‹ Es hat sich plötzlich so angefühlt, als würde ich ein Riesentamtam machen, wegen hundert Euro. Ich hatte irgendwie das Gefühl, die anderen werden sauer, wenn ich da jetzt groß Geld fordere. Wer weiß, ob die dann noch Lust gehabt hätten, mit mir zu wohnen. Obwohl das ja eigentlich Quatsch ist. Aber so hat es sich angefühlt.«

»Als wäre es verboten zu sagen, was Ihre Wünsche sind. Sie fürchten, dass dann ein Konflikt mit den anderen entsteht und das Tischtuch gleich zerschnitten sein könnte«, sage ich.

»Aber es liegt allein an mir. Meine Mitbewohnerinnen sind eigentlich gar nicht so, wahrscheinlich hat das nur keiner gemerkt mit der Miete. Ich müsste halt endlich mal den Mund aufmachen. Nur kriege ich das irgendwie nicht hin. Das Problem bin ich selbst, so viel steht fest.«

Für mich ist unklar, worin Maikes Schwierigkeiten gründen. Ich sehe nur, dass sie vor allem sich selbst die Schuld dafür gibt. Gleichzeitig spricht sie in einer Weise über sich, als steuere sie ihre Handlungen gar nicht selbst, sondern irgendein störrischer Teil in ihr, der sich dem Zugriff ihres Willens entzogen hat. Ein innerer Saboteur, der ihr die Energie entzieht, sobald sie etwas tun oder sagen möchte.

Als ich ihr diese Metapher vorschlage, muss Maike wieder sarkastisch lachen: »Das trifft es gut. Aber ich habe das Gefühl, in mir drin, da ist mittlerweile mehr Saboteur als Maike.«

Es ist fühlbar, wie sehr sie diese Tatsache zunehmend in Verzweiflung stürzt, auch ihr Sarkasmus kann darüber nicht hinwegtäuschen. Keine ihrer Maßnahmen, diesen Saboteur wieder unter Kontrolle zu bekommen, hat sich bislang als wirksam erwiesen. Er lässt sich nicht gut zureden, nicht mit guten Argumenten überzeugen, er lässt sich nicht mit Belohnungen locken oder in einen Lernplan zwingen, und selbst ein Aufgebot an Willenskraft, Disziplinierungsmaßnahmen und die Unterstützung durch andere können ihn allenfalls für eine gewisse Zeit in Schach halten.

»Vielleicht will Ihnen dieser Saboteur auch etwas sagen und lässt sich davon durch nichts abbringen«, überlege ich laut.

Maike wirkt nachdenklich: »So habe ich das noch gar nicht gesehen. Aber was will er mir sagen? Und warum nicht einfach mal Klartext?«

»Das herauszufinden, darum könnte es hier gehen.«

Zwar überschneiden sich Maikes Schilderungen durchaus mit dem, was man in der klinischen Fachsprache eine depressive Episode nennt. Es scheint mir dennoch wichtig, Maikes Beschwerden nicht zu schnell einer vermeintlichen Krankheit zuzuordnen, die sie befallen hat wie ein Virus und die es mit der Therapie nun zu beseitigen gilt. Das wäre wahrscheinlich nur eine Variante des Lernplans und Terminmanagements, dieses Mal bezogen auf die eigene Psyche. Die meisten Diagnosen auf dem Feld der psychischen Erkrankungen sagen ohnehin wenig über die Ursachen aus, sie sind oft erst einmal Sammelbegriffe für bestimmte Symptome, die sehr verschiedenen Ursprungs sein können: Angststörung ist nicht gleich Angststörung, Depression nicht gleich Depression. Aus psychoanalytischer Perspektive sind die fühlbaren Symptome eines psychischen Leidens meist nicht einfach nur Anzeichen einer Krankheit, sondern bergen einen Sinn oder haben zumindest eine Funktion. Oft sind sie psychische und physische Reaktionen auf ein zugrunde liegendes Problem, wenn nicht sogar der Versuch, dieses Problem zu lösen. Wie das Fieber bei einer Erkältung bereiten sie Leid, können aber dennoch ein lebensnotwendiger Abwehrversuch sein. Ein Abwehrversuch, der allerdings zu Folgeproblemen führen kann. Ein depressiver Rückzug kann der Versuch sein, mit einer inneren Not umzugehen, zum Beispiel schmerzhaften Gefühlen in einem komplizierten Trauerprozess auszuweichen, er kann aber auch mit Selbstwertkonflikten zu tun haben oder schlicht eine Erschöpfungsreaktion sein. Wir fühlen uns nicht ohne Grund, wie wir uns fühlen, handeln nicht zufällig, auch wenn wir manchmal selbst nicht sagen können, warum. Das in gemeinsamen Gesprächen herauszufinden, ist oftmals der erste Schritt in einer Psychotherapie.

Warum betreibt Maike eine so unerbittliche Selbstsabotage, gerät sie in ein ewiges Aufschieben, Verschleppen, Verzögern, Nicht-Entscheiden – bis zu dem Punkt, an dem sie sich damit erheblich schadet und beginnt, ihre Lebensmöglichkeiten zu verstellen. Bräuchte Maike lediglich Unterstützung bei der Selbstorganisation, dann hätten ihr die Sitzungen in der Beratungsstelle sicher geholfen. Es scheint noch um etwas anderes zu gehen. Doch um was?

Vielleicht kann man sich der Antwort annähern, wenn man die Frage erweitert: Was würde passieren, wenn Maike nicht mehr aufschiebt – wenn sie sich entscheidet? Das ist noch nicht klar. Zumindest würde sie dann mit ihren eigenen Wünschen sichtbar, würde sich positionieren, vielleicht auch anecken. Womöglich würde allein diese Aussicht Maikes Schuldgefühle wecken, die Furcht, andere könnten sich angegriffen fühlen oder von ihr abwenden. So, als könne man sie nur mögen, wenn sie keine eigenen Ansprüche anmeldet. Die Szene in der WG, als Maike die überteuerte Miete ansprechen wollte, scheint mir dafür sinnbildlich. Als würde Maike immerzu vor einer Alternative stehen: Entweder sagt sie, was sie will, und verärgert damit die anderen, droht, nach ihrer Wahrnehmung, aus der WG zu fliegen. Oder sie bleibt stumm und wird gegebenenfalls benachteiligt, zahlt die überteuerte Miete. Maike hilft es dabei wenig, auf einer kognitiven Ebene zu wissen, dass ihre Mitbewohnerinnen wahrscheinlich gar nicht so drastisch reagieren würden. Auf einer emotionalen Ebene fühlt es sich für sie trotzdem so an – und das, was wir fühlen, lässt sich schwer durch Gedanken steuern.

Später erzählt mir Maike, dass sie, obwohl sie schon über ein Jahr in dieser WG wohnt, immer noch keinen Dauerauftrag für die Miete eingerichtet habe. Jeden Monat überweise sie per Hand, oft verspätet, nachdem ihre Mitbewohnerinnen schon mehrfach genervt nachgefragt haben. Warum sie es nicht schaffe, mit ein paar Mausklicks einen Dauerauftrag anzulegen, sei ihr selbst unbegreiflich.

»Weil Sie die Miete eigentlich gar nicht zahlen wollen, weil Sie mit der Höhe nicht einverstanden sind. Aber das trauen Sie sich nicht zu sagen, aus Angst vor den Konsequenzen. Deshalb hat Ihr innerer Saboteur übernommen, und der bringt den Unwillen auf seine Weise zum Ausdruck. Auf eine Weise aber, die die anderen wirklich ärgerlich macht«, sage ich.

»Hm«, macht Maike und wirkt überrascht, kommt ins Überlegen: »Also der Saboteur kommt dann zum Einsatz, wenn *ich* keinen Klartext spreche.«

Maike und ich vereinbaren ein weiteres Vorgespräch, sie wirkt erleichtert. Bei der Verabschiedung erzählt sie mir von ihrer Sorge, mit dem »Urteil« nach Hause geschickt zu werden, es sei alles »nicht so schlimm«, sie solle sich »einfach positivere Gedanken machen«, dann würde das schon wieder.

Als ich ihr Versichertenkärtchen einziehe, stellt sich heraus, dass Maike bei ihren Eltern mitversichert ist und ihre Meldeadresse noch nicht geändert hat. Ich bin kurz irritiert. »Ist das ein Problem?«, fragt Maike sofort, voller Angst, dass sie etwas »falsch« gemacht hat.

»Nein. Die Mitteilung der Krankenkasse wird aber an die Adresse Ihrer Eltern zugestellt werden. Nur, dass Sie Bescheid wissen …«, sage ich.

»Das macht nichts«, meint Maike. »Meine Mutter hat mir geholfen, Ihre Adresse rauszusuchen, die wissen Bescheid.«

Das ungelebte Leben

»Also eigentlich will ich gar keine Lehrerin werden!«

Mehrere Wochen Therapie sind vergangen. Maike und ich haben vereinbart, uns zu einer wöchentlichen Sitzung zu sehen, im Rahmen einer sogenannten tiefenpsychologisch fundierten Psychotherapie. Teil dieses Settings ist, in der Therapie einen sogenannten Fokus zu wählen, unsere Arbeit auf ein oder mehrere Themen einzugrenzen. Maike und ich einigen uns darauf, einen Schwerpunkt auf ihre Probleme mit dem Aufschieben zu legen, weil sie sich dadurch besonders belastet fühlt. In der ersten Zeit geht es vor allem um Maikes Studium. Sie berichtet mir von ihren Versuchen, sich zum Lernen zu zwingen, wobei sie eine Vielzahl von Techniken zur Anwendung bringt, die sie sich in Online-Videos angeeignet hat: Belohnungssysteme für gelungene Lerneinheiten, die »Drei-Minuten-Regel« gegen Prokrastination oder die »3-P-Regel«: Pläne, Pausen, Prioritäten. Doch nichts verfängt. Sie trifft immer wieder auf jene »zähe Masse« in ihr, die sich nicht bewegen lässt, jenen, in der Sprache der Psychoanalyse, unbewussten Widerstand, der sich verlässlich einstellt, sobald sie nur irgendetwas anrührt, das mit dem Studium zu tun hat. Sie wird sofort müde, lustlos, unkonzentriert. Zu Beginn unserer Arbeit habe ich das Gefühl, Maike erhofft sich auch von mir neue, vielleicht noch effektivere Lernstrategien. Gleichzeitig lässt sie in unseren Stunden auch noch eine andere Seite von sich erkennen: eine, die ihre Lernschwierigkeiten nicht nur mithilfe von Techniken unter Kontrolle bringen, sondern den Grund dafür verstehen will, die neugierig geworden ist, was es eigentlich mit diesem inneren Saboteur auf sich hat.

»Mir fällt auf, dass Sie vor allem damit beschäftigt sind, *wie* Sie lernen, aber nicht, *was*. Sie haben mir noch gar nicht gesagt, was Sie an Ihrem Studium eigentlich interessiert«, sage ich.

Tatsächlich hat Maike noch von keiner Vorlesung oder keinem Seminar erzählt, bei dem ich den Eindruck hatte, es würde sie wirklich interessieren. Die Studieninhalte scheinen eher wie inhaltslose Hürden, über die sie springen muss.

Maike denkt eine Weile nach. Dann meint sie: »Um ehrlich zu sein, habe ich das Studium eher aus pragmatischen Gründen gewählt.«

Nach ihrem Abitur habe sie sich zunächst völlig orientierungslos gefühlt: »Ich hatte ein gutes Abi, es war also theoretisch vieles drin. Es gab schon verschiedene Bereiche, die für mich infrage gekommen sind. Eigentlich konnte ich mir nicht wirklich vorstellen, Lehrerin zu werden. Meine Eltern sind ja beide Lehrer, da weiß ich, was das heißt, das fand ich nie so toll. Aber irgendwie habe ich mich nicht für ein Fach entscheiden können, ich hatte Angst, den falschen Weg zu wählen. Dann war es wieder sehr knapp mit den Einschreibungsfristen, ich war spät dran. Also habe ich gedacht: Ich mache erst einmal etwas Solides, ein Lehramtsstudium ist ja auch so eine Sicherheit, da wird man nicht ständig gefragt: ›Und was willst du damit mal machen?‹ Ich kann danach ja immer noch schauen, was ich machen will, erst mal den Bachelor. Und mit Mathe und Bio hat man auch gute Berufsaussichten, auch wenn das jetzt nicht unbedingt meine absoluten Lieblingsfächer sind …«

Ich: »Klingt fast, als wäre dann das ganze Lehramtsstudium so eine Art Prokrastination?«

»Wie meinen Sie das?«

»In dem Sinne, dass Sie Ihre Wünsche aufschieben: das zu erkunden, was Sie eigentlich machen wollen. Erst einmal etwas Solides und dann vielleicht das, was Sie wirklich interessiert?«

Für einen Menschen in Maikes Alter ist es irgendwo normal, noch keine klare Vorstellung von der eigenen Zukunft zu haben, vielleicht auch einmal Wege zu gehen, die sich als Sackgassen herausstellen. Ob ihr Studium eine solche Sackgasse ist, kann Maike nur selbst sagen. In der Zeit der sogenannten Spätadoleszenz, also einer nachgelagerten Jugend um das 20. Lebensjahr herum, geht es viel darum, herauszufinden, wer man ist, wohin man möchte. Es ist ein eigentlich sehr sensibles Übergangsfeld zwischen Jugend und Erwachsenenalter und leider auch eine Zeit, in der unsere Gesellschaft in den letzten Jahrzehnten die Daumenschrauben angezogen hat. In meinen Augen ist dieser Raum der Selbstfindung zunehmend eingeschränkt worden, damit junge Menschen schneller und vermeintlich effizienter Qualifikationen erwerben, als läge der Wert dieser Lebensphase allein darin, möglichst schnell große Stoffmengen in die Köpfe zu bekommen. Das hat psychische Folgen, die ich öfter in meiner Praxis sehe. Es ist nicht selten, dass junge Menschen in diesem Alter in eine Krise geraten. Nicht nur, weil von außen auf sie Druck ausgeübt wird, der Prüfungsstress sie überfordert – sondern, weil sie diesen Druck verinnerlicht haben, sie sich selbst behandeln wie eine Maschine, die im Räderwerk des Ausbildungssystems zu funktionieren hat, sich selbst nicht zugestehen, orientierungslos zu sein, sich noch finden zu müssen, »Fehler« machen zu dürfen, Umwege zu gehen. Oft wird dann eine Psychotherapie zu einem ersten Raum, in dem es darum geht, diese Frage nach dem Selbst zu stellen. Ein Raum, der im Übrigen auch bedroht ist, auf einen scheinbar effizienten Reparaturbetrieb zusammengekürzt zu werden. Als ginge es in einer Psychotherapie allein darum, möglichst schnell Symptome zu beseitigen, ohne sich lange mit ihren Ursachen zu beschäftigen.

Geht es bei Maike um eine solche Thematik? In mancher Hinsicht habe ich durchaus den Eindruck, dass Maike sich mit ihrer Studienwahl den vermeintlichen Vorstellungen der anderen anpasst, etwas »Vernünftiges« studiert und in diesem Studium auf die geforderte Weise zu funktionieren versucht. Und sobald ihr das nicht gelingt, gibt sie sich selbst die Schuld. Müsste sie ihrem »inneren Saboteur« nicht dankbar sein, dass er ihr ein solches Funktionieren nicht durchgehen lässt, Widerstand leistet, wenn sie sich selbst zu etwas zwingen will, das sie vielleicht gar nicht möchte? So gesehen wäre Maikes Widerstand ja beinahe ein Zeichen von »Gesundheit«. Denn dieser Widerstand bedeutet ja auch, dass es in Maike einen Teil gibt, der den eigenen Willen und die eigenen Wünsche behauptet, das Eigene nicht einfach in eine vermeintlich vernünftige Anpassung einschmelzen lässt. Das »Pathologische« an dieser Form der Selbstbehauptung besteht dann allein darin, dass sich dieser Teil nur passiv äußert, passiven Widerstand leistet, nicht aktiv wird. Er verhindert etwas, statt die eigenen Vorstellungen auszugestalten. Warum? Das ist eine entscheidende Frage für diese Therapie. Geht es darum, dass Maike keine Idee davon hat, was sie möchte, weil sie auf einer fundamentalen Ebene nicht weiß, wer sie ist? Orientiert sie sich an äußeren Vorgaben, den Bedürfnissen der anderen, weil sie innerlich keinen Kompass entwickelt hat, ihr eigenes Selbst noch gar nicht kennt? Dann könnte die Aufgabe der Therapie darin bestehen, ihr bei dieser Suche nach dem Selbst und seiner Entwicklung zu helfen. Oder hat Maike durchaus schon eine Idee, wer sie ist, aber etwas hindert sie daran, damit nach außen zu gehen? Dann ginge es darum, dieses Hemmnis zu finden und zu überwinden, mit einem besonderen Augenmerk auf jenem unbegriffenen Schuldgefühl, das Maike immer dann empfindet, wenn sie etwas von sich zu erkennen gibt.

Woher weiß man, wer man ist? Vielleicht wird das, was man in der Psychoanalyse das »wahre Selbst« nennt, fühlbar, wenn wir uns für etwas erwärmen, in emotionalen Kontakt kommen, uns lebendig fühlen. Wenn etwas unsere Lust weckt und unsere Fantasie, und wir uns darein vertiefen, ohne dass sich alle Motivation in äußere Zwecke auflöst. Üblicherweise spüren wir das auch als Gegenüber: Wir werden wach und neugierig, wenn ein anderer über etwas spricht, das ihn selbst interessiert. Wenn Maike über ihr Studium spricht, ist es, als würde ich gleichsam von ihr durch einen Lernplan geschleift, fühle ich mich gequält, innerlich abwesend. Wirklich emotional beteiligt fühle ich mich nur, wenn Maike von ihren Beziehungen erzählt. Aber auch hier eher in einem negativen Sinne: Oft fühle ich so etwas wie Ärger in mir aufsteigen, sei es über Maike, weil sie sich so leicht unterkriegen lässt oder in zermürbenden Entscheidungsambivalenzen stecken bleibt, sei es über die anderen, etwa ihre Mitbewohnerinnen, die nicht von selbst auf eine faire vertragliche Regelung achten. Maike scheint diesen Ärger nicht zu empfinden. Gegenüber anderen Menschen fehlt er nahezu vollständig, in Bezug auf sie selbst bricht er sich allenfalls in Gestalt von entwertenden Urteilen Bahn. Ärger ist ein Affekt, der Raum schafft, Platz macht, die eigenen Ansprüche markiert. Er ist vergleichbar mit dem »Nein«, mit dem schon Kinder früh die Grenze ihres Ichs behaupten. Das ist etwas ganz anderes als eine Selbstabwertung, die im Rückzug mündet.

»Wir können nicht so leicht aus unserer eigenen Haut« – dieser Satz hat seine psychologische Wahrheit. Was für einen Menschen problemlos möglich ist – etwa einen eigenen Wunsch anzusprechen –, kann für einen anderen zu einem inneren Konflikt führen. Dies hat wesentlich mit den impliziten Annahmen zu tun, mit denen wir anderen Menschen begegnen: Wenn ich das Gefühl habe, dass der andere meine Wünsche und Gedanken gut annehmen kann, fällt es mir weniger schwer, diese zu äußern, etwa: meine Mitbewohner auf eine überhöhte Miete hinzuweisen. Möglicherweise ist mein Gegenüber nicht einverstanden, gibt mir Kontra, aber unsere Beziehung wird das aushalten, es wird nichts Schlimmes geschehen. Erlebe ich den anderen als jemanden, der Differenzen nicht verkraftet, komme ich in einer solchen Situation in einen inneren Konflikt. Wenn ich unsere Beziehung schützen oder negative Reaktionen vermeiden will, muss ich meine Bedürfnisse zurückstellen – dann aber löse ich die Situation auf meine Kosten. Ist dies das Prinzip, mit dem ich alle meine Beziehungen gestalte, zahle ich in allen möglichen Lebenssituationen einen »überhöhten Mietpreis«. Dann ist es vielleicht nicht überraschend, dass sich zunehmend eine tiefe Frustration und ein Gefühl der Ohnmacht in mir breitmacht.

Diese Erwartungsmuster sind uns oftmals nicht bewusst. Wir orientieren unser Handeln wie automatisch nach ihnen, in derselben Weise, wie wir sie einmal erworben haben, nämlich als etwas, das unserer alltäglichen Erfahrung ganz unhinterfragt und unausgesprochen innegewohnt hat.

Deshalb sind solche Muster auch so hartnäckig und wiederholen sich in neuen Situationen. Aus Angst vor den Konsequenzen stellen wir sie nicht auf die Probe, weichen Situationen aus, in denen wir die Erfahrung machen könnten, dass der andere ganz anders reagiert, als wir es erwarten – oder zumindest lernen könnten, wie wir uns selbst auch gegen den Unmut von anderen behaupten können. Wie Maike aus Angst vor der Reaktion ihrer Mitbewohnerinnen gar nicht erst ausprobiert, was geschieht, wenn sie ihre Wünsche ausspricht. In der Psychoanalyse spricht man auch von den »inneren Arbeitsmodellen von Bindung«, den grundlegenden Erwartungen, wie andere auf mich und meine Äußerungen reagieren werden. Diese Erwartungen erwerben wir in frühen Bindungsbeziehungen, meist in der Kernfamilie. Sie festigen sich im Verlauf unserer Entwicklung, bleiben aber ein Leben lang veränderbar – vor allem durch neue Beziehungserfahrungen, etwa in einer Partnerschaft, aber auch in einer Psychotherapie. Man fragt in einer Psychoanalyse also nicht nach der Geschichte eines Menschen, um die vermeintlich wahre Ursache seiner Problematik zu finden oder Schuldige auszumachen, sondern, um zu erfahren, welche Beziehungserfahrungen die Person geprägt haben und bis heute noch in Form von unbewussten Erwartungen wirksam sind.

Bei Maike scheint es erst einmal gar nicht notwendig, nach ihrer Geschichte zu fragen, um etwas über ihre Familie zu erfahren. Ihre Eltern spielen in ihrem alltäglichen Leben nach wie vor eine große Rolle, obwohl sie schon einige Zeit von zu Hause ausgezogen ist, um in die weiter entfernte Universitätsstadt zu ziehen. Maike telefoniert jeden Tag »mit zu Hause«, vor allem mit ihrer Mutter, oft auch mit ihrem Vater. Sie bezeichnet das Verhältnis zu ihrer Familie als eng, »obwohl ich eigentlich gar nicht so ein Familienmensch bin, weil ich eigentlich auch gerne Dinge für mich alleine mache«. Zu ihrem älteren Bruder bestehe eine größere Distanz. Er sei erst im letzten Jahr, mit 24, von zu Hause ausgezogen, nachdem es dort viele Konflikte gegeben hatte.

»Worüber sprechen Sie denn jeden Tag am Telefon mit Ihren Eltern?«, frage ich.

»Ach, über alles Mögliche, wie es in der Uni läuft, was ich mir zu essen gemacht habe. Aber eigentlich erzähle ich gar nicht so viel. Meine Eltern haben den größten Redeanteil.« – Maike hält inne und korrigiert sich sofort: »Also ich verstehe mich mit meinen Eltern wirklich gut. Ich hatte auch eine schöne Kindheit, nicht, dass Sie jetzt denken … Meine Eltern haben uns immer alles gegeben, was wir gebraucht haben, für unsere Eltern stehen wir Kinder immer an erster Stelle.«

Ich sage: »Sie haben eben etwas erwähnt, dass Sie vielleicht an den Telefongesprächen mit Ihren Eltern stört. Ich habe den Eindruck, Sie haben sich dadurch gleich schlecht gefühlt und müssen mir jetzt versichern, dass Sie es auf keinen Fall böse gemeint haben. Geht es da nicht wieder um so ein Schuldgefühl?«

»Ja, das stimmt … ich fühle mich immer so schnell schuldig. Aber es ist so: Meine Eltern sind wirklich liebe Menschen, es sind die wichtigsten Menschen für mich auf der Welt.« Und nach einem Zögern fügt sie hinzu: »Ich wüsste nicht, was ich machen würde, wenn sie nicht mehr da wären. Aber sie sind halt auch manchmal anstrengend.«

Maike schildert, dass sie sich in den Telefongesprächen manchmal vorkommt wie »die Paartherapeutin« ihrer Eltern oder eine Art »Familiendiplomatin«. Es habe schon immer Konflikte zu Hause gegeben, aber »nichts Ungewöhnliches, wie in anderen Familien auch«. In den letzten Jahren seien daraus ernsthafte »Eheprobleme« geworden, wie Maike es nennt. Worum es gehe, sei ihren Eltern wahrscheinlich selbst nicht klar, immer um Kleinigkeiten, die den anderen gleich auf die Palme bringen.

»Und Ihre Eltern besprechen die Probleme mit Ihnen?«

»Ja, wenn sie sich gestritten haben, ruft meistens einer von beiden bei mir an. Aber auch einfach so, wenn wir miteinander telefonieren, kommt das Gespräch fast immer darauf: Jens hat dies und das gemacht, Silke war so und so. Ich höre mir das immer an, sage dann auch etwas dazu. Aber eher in dem Sinn, dass sie miteinander sprechen sollen, dass sie versuchen sollen, sich nicht so reinzusteigern. Also ich beruhige das meistens eher.«

»Und wie ist das für Sie? Wie fühlen Sie sich damit?«

»Es ist mir eigentlich schon ziemlich unangenehm. Eigentlich nervt es mich. Ich habe immer das Gefühl: Ich bin doch eure Tochter! Warum zieht ihr mich da rein? Versucht doch selbst klarzukommen. Aber dann denke ich wieder: Was stellst du dich so an, Maike. Deine Eltern tun so viel für dich, und jetzt regst du dich auf, weil sie dir ihre Sorgen mitteilen. Vielleicht macht eine Tochter das einfach, ein offenes Ohr für die Eltern haben.«

»Vielleicht haben Sie auch Angst: Was würde passieren, wenn Sie nicht mehr zwischen Ihren Eltern vermitteln?«

»Die würden wahrscheinlich aufeinander einhacken bis zur Scheidung. Ich würde mir aber wünschen, dass sie mit jemand anderem als mir darüber sprechen, einem echten Paartherapeuten. Ich habe das schon öfter vorgeschlagen, aber das hat nichts bewirkt.«

In mir verfestigt sich der Eindruck, dass bestimmte Verschiebungen im Familiensystem ein Hintergrund von Maikes Schwierigkeiten sind. Ihr Bruder ist im letzten Jahr ausgezogen. Vielleicht hatte er bislang etwas zwischen den Eltern stabilisiert, allein durch den Umstand, dass noch ein Kind zu Hause wohnte. Mit seinem Auszug ist Maike in die Rolle der »Paartherapeutin« geraten, die versucht, die Eltern zusammenzuhalten. Diese Rolle ist ambivalent. Einerseits verleiht sie Maike eine besondere Stellung: Sie wird von ihren Eltern gebraucht und in die elterlichen Belange eingeweiht, hat dadurch eine bevorzugte Beziehung zu ihnen. Andererseits bedeutet ihre Rolle, dass sie sich nicht abgrenzen, nicht von den Eltern lösen darf. Maike fühlt sich verantwortlich für das Wohlergehen der elterlichen Ehe, dadurch bleibt sie in besonderer Weise an ihre Eltern gebunden. Vielleicht ist dies ein unbewusster Grund, warum gar kein »echter Paartherapeut«, das heißt eine Person außerhalb der Familie, vonseiten der Eltern erwünscht ist – denn so bleibt die Familie, wenngleich im Zeichen des Konfliktes, eng beieinander. Es ist eine Dynamik, die man durchaus als Parentifizierung bezeichnen kann, eine Umkehrung der Rollen zwischen Eltern und Kind. Als würden Maikes Eltern auf einer emotionalen Ebene zu Kindern und sie selbst zu einer elterlichen Figur, die sich um deren Bedürfnisse kümmert und fürsorgliche Aufgaben übernimmt, etwa, indem sie die unbewältigten Gefühle ihrer Eltern nach einem Streit aufnimmt und ihnen beim Verarbeiten hilft. Manchmal, erzählt Maike, sei ihre Mutter aufgelöst, müsse von Maike getröstet und auf andere Gedanken gebracht werden. Oder ihr Vater ist wütend, will ausziehen, woraufhin Maike auf ihn einreden müsse, damit er »einen klaren Kopf bekommt«. »Meine Eltern brauchen so viel«, sagt Maike in einer Stunde zu mir.

Ich kann mir gut vorstellen, wie schwer es für Maike ist, das ihrem Alter Entsprechende zu tun: ihrer eigenen Wege gehen, sich von zu Hause lösen, ihren eigenen Vorstellungen Raum geben – und damit nicht mehr alle alltäglichen Erfahrungen mit den Eltern zu teilen. Das ist für jeden jungen Menschen ein heikler Prozess, weshalb die Spätadoleszenz auch eine herausfordernde Zeit ist, in der es zu sogenannten Ablösungskonflikten aus dem Elternhaus kommen kann. Eine Zeit auch, in der häufig psychische Krisen auftreten oder sich psychische Erkrankungen zum ersten Mal manifestieren. Zu jedem Ablösungsprozess gehört auch Trennungsschmerz – ein Schmerz, den Kinder selbst empfinden, den sie aber auch ihren Eltern zufügen müssen. Eine lang bestehende Gemeinschaft kommt an ihr Ende, das Kind steht zunehmend auf eigenen Beinen, die Beziehung verändert sich auf eine grundlegende Art und Weise. Dabei gibt es für Eltern und Kind natürlich auch etwas zu gewinnen, nämlich eine gereifte Beziehung zwischen Erwachsenen. Aber diese Entwicklung bedeutet immer auch einen Verlust: Kinder müssen das umsorgende Nest verlassen, Eltern die Rolle der Versorgenden aufgeben, mit all der emotionalen Bedeutung, die beides haben kann. Das Elternhaus ist nicht mehr der Lebensmittelpunkt der Kinder, sondern ein Ort, an dem die Kinder nur mehr Besucher und Gäste sind. Vielleicht gibt es nur wenige Momente, in denen das eigene Älterwerden so fühlbar wird.

Das ist wohl ein Prozess, der in kaum einer Familie völlig konfliktfrei verläuft. Besonders schwer – oder unmöglich – wird dieser Prozess aber, wenn Kinder das Gefühl haben, ihren Eltern nicht nur einen notwendigen, sondern einen eigentlich überfordernden Schmerz zuzufügen. Die Eltern können sich nicht von ihrer bisherigen Rolle lösen, weil diese Rolle eine eminente psychische Funktion für sie hat, zum Beispiel die elterliche Beziehung zusammenhält, den elterlichen Selbstwert oder das Gefühl schützt, eine Aufgabe im Leben zu haben. Manchmal haben die Eltern eigentlich selbst noch ganz jugendliche Wünsche an das Leben, dann fällt es ihnen schwer zurückzutreten, den Kindern das Feld zu überlassen, vielleicht sind sie sogar ein wenig neidisch auf ihre Kinder. Kinder spüren, wie es Eltern im Zuge dieser Loslösung geht, und versuchen, ihnen nicht wehzutun. Aber sie können ihren Eltern den Schmerz nie ganz ersparen, denn es gibt keine Loslösung, die nicht auch ein bisschen wehtut. Es macht jedoch einen großen Unterschied, wie verletzbar Kinder ihre Eltern an dieser Stelle erleben. Manchmal gelingt es dann nur schwer, diesen Schritt zu gehen. Junge Menschen trauen sich dann etwa nicht, eine Lebensmöglichkeit zu ergreifen, die ihren Eltern verwehrt war. Oft geht es dabei um die Angst, die Eltern damit zu verletzen, ihnen das Gefühl zu geben, sie zurückzulassen.

Eltern können es ihren Kindern leichter machen, indem sie ihnen hinaushelfen über die Schwelle des Elternhauses, sie gehen lassen, vielleicht sogar selbst ein wenig nach draußen schubsen, und sei es mit Tränen in den Augen. Über diese bildliche Schwelle, so habe ich das Gefühl, kommen Maike und ihre Eltern nicht hinweg. Maike erlebt die Situation vielleicht so, als müsse ihr Elternhaus zusammenbrechen, wenn sie ihre Rolle verlässt, nicht mehr »Paartherapeutin« ist. Das bedeutet aber, ihr eigenes Gefühl zurückzuhalten, ihre eigenen Wünsche nach Abgrenzung zu unterdrücken und sich auch psychisch weiterhin eng an die Familie zu binden. Ist dies der unbewusste Grund ihres Schuldgefühls, das ihr verbietet, generell ihren eigenen Willen zu behaupten? Da sich Maikes Schuldhemmung nicht nur gegenüber ihren Eltern, sondern in allen möglichen Situationen wiederholt, verfestigt sich in mir die Annahme, dass diese Dynamik nicht erst mit dem Auszug von zu Hause begonnen, ihre Diplomatenrolle in der Familie vielmehr schon eine längere Vorgeschichte hat. Es ist, als stecken in jeder Person, der sie begegnet, unsichtbare Eltern, von denen sie sich nicht abgrenzen darf – als wäre dieses Bild der Eltern auf die Brille graviert, durch die Maike auf die Welt schaut, ein inneres Modell von Bindung, das sie in allen möglichen Beziehungen erwartet.

Über die ersten Monate unserer gemeinsamen Arbeit hinweg schildert Maike immer wieder Situationen, in denen sie genervt ist, sich aber nicht traut, etwas zu sagen, und darüber immer wieder in eine Rolle gerät, in der sie eigentlich nicht sein will. Verwirrend ist dabei, dass Maike einerseits elterliche Funktionen übernimmt, andererseits von ihren Eltern gerade in ihrer Rolle als Kind gebraucht wird. Maike bietet sich ihnen auch von selbst immer wieder in dieser Rolle an, versucht genau die zu sein, von der sie glaubt, dass sie ihre Eltern zufrieden macht: immer noch die kleine Maike, die Hilfe braucht. So bindet sie ihre Eltern nach wie vor in nahezu alle Entscheidungen ein, macht sich damit unselbstständiger, als sie eigentlich ist.

»Aus Schuldgefühl«, sagt Maike. »Manchmal frage ich meine Eltern bei Sachen um Rat, die ich eigentlich selbst weiß. Aber ich habe das Gefühl, ich darf das nicht ohne sie entscheiden, als würde ich ihnen sonst etwas vorenthalten. Nicht so, dass sie mir Sachen verbieten würden, aber irgendwie, als wäre es trotzdem wichtig, dass ich mich vorher mit ihnen austausche. Sie geben sich dann total Mühe, recherchieren, besprechen sich untereinander. Und dann kann ich mich davon nicht mehr abgrenzen, weil sie sich doch so viel Mühe gegeben haben; nicht zu machen, was sie vorgeschlagen haben, ist dann, als wollte ich ihnen sagen: Eure ganze Mühe ist mir egal. Das ist total bescheuert, ich glaube, wenn meine Eltern das wüssten, die würden das gar nicht so wollen.«

»Dann müssen Sie es ihnen vielleicht sagen.«

Doch das traut sich Maike noch nicht. Sie schildert viele Situationen, in denen eine Art Familienalltag hergestellt wird, der so tut, als wäre Maike noch gar nicht von zu Hause ausgezogen. Ihre Eltern planen sie etwa wie selbstverständlich in Freizeitaktivitäten am Wochenende oder Urlaube ein. Maike fügt sich. Ihr Bruder, der sich lange Zeit nur schwer von zu Hause lösen konnte, entzieht sich diesen Aktivitäten hingegen, meldet sich wochenlang gar nicht bei der Familie, scheint sich nur durch totale Funkstille abgrenzen zu können. Aber das macht es für Maike nur umso schwerer, nun ihrerseits eine Grenze zu ziehen. Natürlich gibt es in der Frage, wie Familien ihr Zusammenleben gestalten wollen, kein Richtig oder Falsch. In Maikes Fall entsteht das Leidvolle da, wo sie eigentlich andere Vorstellungen hat – vielleicht würde sie ihr Wochenende lieber einmal in ihrer Unistadt verbringen, Urlaube mit ihren Freunden machen statt mit ihren Eltern –, aber das kann sie nicht äußern. Vielleicht, denke ich, geht es ja auch den Eltern selbst so, finden auch sie keinen anderen Weg, die Bindung zu Maike zu halten, als den Umstand auszublenden, dass sie eine erwachsene Frau ist, die nicht mehr zu Hause lebt.

In vielen psychoanalytischen Therapien geht es darum, Patienten einen tief liegenden Konflikt aus ihrer Vergangenheit im geschützten Rahmen des Therapieraums wiedererleben zu lassen, um überhaupt an die sogenannte Grundstörung heranzukommen, sich den Geistern der Vergangenheit zu stellen oder die Fährte des verlorenen Selbst aufzunehmen. Maike wiederum hat durchaus ausreichend gute Beziehungserfahrungen in ihrer Familie gemacht und ein stabiles Fundament für ihre Persönlichkeit entwickelt. Deshalb geht es in ihrer Therapie weniger darum, die Vergangenheit zu bearbeiten, als vielmehr ihr erwachsenes Ich zu stärken und sie zu ermutigen, sich aus den Schlingen des Schuldgefühls zu befreien.

Maike erzählt in den Stunden meist über alltägliche Situationen, wobei ich sie immer wieder darauf aufmerksam mache, wenn sie sich in jene Kinderrolle begibt, auch dann, wenn es gar nicht um ihre Eltern geht. Das ganze Studium scheint sie auf diese Weise zu erleben: als etwas, das gar nicht ihr eigenes ist, sondern in dem sie Vorgaben von anderen erfüllen muss. Die Hochschule ist kein Raum, den sie mit ihrer Neugier füllen kann und ihrem Wunsch, zu lernen, sondern einer, der von bedrückender Enge ist, gefüllt von den Ansprüchen der Dozenten, Professoren und Kommilitonen.

Auch die Therapie erlebt sie zunächst als einen solchen Raum. Es ist wichtig für Maike, hier frei sprechen zu können, gerade nicht ein Programm absolvieren zu müssen, das ich ihr vorgebe. Auch achte ich in dieser Behandlung in besonderer Weise auf die therapeutische Abstinenz, halte mich also mit meinen eigenen Ansichten und Meinungen zurück. Dies gerade, weil Maike schnell bereit ist, ihren Raum anderen zu überlassen. Trotz meiner Zurückhaltung versucht Maike immer wieder zu erspüren, was ich zu bestimmten Fragen denke, um sich dann meinen vermeintlichen Vorstellungen anzupassen. Wenn sie das Gefühl hat, ich könnte einen ihrer Gedanken für »doof« halten, äußert sie ihn gar nicht oder wandelt ihn so sehr um, dass er kompatibel mit meinen scheinbaren Überzeugungen ist. In solchen Situationen begegnet mir dann gar nicht wirklich Maike, wie sie ist, sondern Maike, wie sie glaubt, dass ich sie gerne hätte. Darin liegt durchaus auch etwas Verführerisches, gerade, weil Maike ein gutes Gespür für ihr Gegenüber hat. Maike gibt mir in den Stunden öfter das angenehme Gefühl, mit meinen Vermutungen richtigzuliegen, mit ihr in harmonischem Einklang zu sein. Obwohl sie vielleicht in Wahrheit etwas anderes denkt. Sie neigt dazu, Fortschritte meinem therapeutischen Handeln zuzuschreiben, während sie Rückschläge auf ihre eigene Rechnung nimmt. Ihre Selbstanklage ist also auch eine Weise, ihr Gegenüber, mich, zu schonen, frei von Kritik zu halten. Es ist, als würde sie versuchen, sich unserer Bindung immer wieder dadurch zu versichern, dass sie mir ein gutes Gefühl gibt; während eine mögliche Meinungsverschiedenheit zwischen uns für sie wohl sehr beängstigend ist. Mir scheint, Maike hat diesen Modus der Beziehungsgestaltung so sehr verinnerlicht, dass sie es gar nicht bemerkt. Sie passt sich mir in gewisser Hinsicht nicht nur äußerlich mit ihren Worten an, sondern bereits mit ihren Gedanken. Deshalb nimmt ihr die Beziehung mit einem anderen auch den inneren Raum, macht es ihr beinahe unmöglich, zu erspüren, was ihr Eigenes ist. Gerade, wenn ich ein Gefühl von allzu großer Einstimmigkeit habe, muss ich also besonders aufmerksam sein, Maike nicht unabsichtlich zu vereinnahmen.

Es ist nicht verwunderlich, dass sich Maikes Beziehungsmuster auch in unserer therapeutischen Beziehung wiederholen – wir alle tragen unsere Beziehungserwartungen erst einmal in jede neue Beziehung hinein. Der Altersunterschied zwischen Maike und mir, ich könnte ihre Mutter sein, fördert zusätzlich in Maike eine sogenannte Elternübertragung, also die Neigung, mich in einer Weise zu erleben, wie sie ihre Eltern erlebt. Dem entspricht eine Eltern-Gegenübertragung auf meiner Seite: Ich fühle mich immer wieder so wie vielleicht ihre Eltern es tun und will auf eine ähnliche Weise reagieren. Spürbar wird diese Dynamik etwa auch darin, dass Maike oft das Gefühl hat, mir mit ihren Problemen etwas zuzumuten, mich zu belasten. Sie befürchtet, ich bin genervt von ihren »immer gleichen Studentensorgen« und denke bestimmt: Soll die doch endlich mal aufhören zu jammern und was an der Situation ändern, wenn sie unzufrieden ist.

Ich sage: »Wenn das so einfach wäre, dann wären Sie wahrscheinlich nicht hier«, worauf Maike traurig nickt.

Der Fortschritt in einer Psychotherapie vollzieht sich oftmals entlang scheinbar unbedeutender Details, ereignet sich meist eher am Wegesrand als auf der Hauptstraße der großen Lebensthemen. Doch in ebenjenen Details hält sich bekanntlich ja oft der entscheidende Widersacher verborgen. Einmal fällt unsere wöchentliche Sitzung auf den gleichen Tag wie die Einladung zu einem Junggesellinnenabschied von Maikes alter Schulfreundin. Die Bitte, unseren gemeinsamen Termin abzusagen oder zu verlegen, bringt Maike nicht über die Lippen.

Schließlich ruft sie mich an besagtem Tag, kurz vor unserer Sitzung, an und sagt die Therapiestunde mit offensichtlicher Zerknirschung ab. Das ärgert mich nun wirklich – und für Maike bedeutet es, dass sie ein Ausfallhonorar zahlen muss, denn innerhalb so kurzer Zeit kann ich die Stunde nicht anderweitig belegen. Ein Missgeschick, das sicherlich vorkommen kann und nicht weiter schlimm ist – in diesem Fall aber gibt Maikes Verhalten doch einen Einblick in die inneren Dilemmata, in die sie sich immer wieder bringt. Aus Angst, wie sie sagt, dass ich ärgerlich auf sie werden könnte, habe sie sich nicht getraut, die Sitzung abzusagen, obwohl sie von Anfang an gerne zur Feier ihrer Freundin gehen wollte: »Ich wollte nicht, dass es so rüberkommt, dass mir ein Junggesellinnenabschied wichtiger ist als die Therapie.« Die kurzfristige Absage führt nun dazu, dass Maike selbst den Tribut entrichten muss, in Form eines Ausfallhonorars. Dieses ist letztlich nur eine Variante der überteuerten Miete, die sie metaphorisch – oder wörtlich – in vielen Lebenssituationen immer wieder zahlt.

Die Besonderheit einer therapeutischen Beziehung ist, dass man sich solcher Dynamiken bewusst werden und sie im sogenannten Hier und Jetzt aufgreifen kann. Wir sprechen darüber, was gerade zwischen ihr und mir geschieht. Das unterscheidet ein therapeutisches Gespräch von den Beziehungen im Alltag, in denen sich solche Dynamiken oft unreflektiert wiederholen. Das würde geschehen, wenn ich, psychoanalytisch ausgedrückt, meine Gegenübertragung »agierte«, mich also von meinen Gefühlen unreflektiert zu einer Handlung treiben ließe. Etwa in der Weise, dass ich Maike ins Gewissen rede, ihr Schuldgefühl verstärke. Oder aber, indem ich versuche, ihr das Schuldgefühl abzunehmen, etwa auf das eigentlich vertraglich vereinbarte Ausfallhonorar verzichte, Maike beschwichtige, als wäre an der Situation eigentlich gar nichts Ärgerliches. Das würde Maikes

Gewissen zunächst entlasten, ihr aber auch die Verantwortung auf eine subtile Weise entziehen. Auch das würde nicht nur jenen Zirkel der Unselbstständigkeit verstärken, sondern auch die Gelegenheit versäumen, den eigentlich zugrunde liegenden Konflikt zum Gegenstand der Therapie zu machen. Eine psychoanalytische Herangehensweise liegt darin, weder zu verurteilen noch zu beschwichtigen, sondern zu versuchen, das Geschehen in Worte zu fassen, Maike zu helfen, sich einer bestimmten Dynamik bewusst zu werden und sie besser zu verstehen.

Ich sage: »Ausgangspunkt war Ihr Gefühl, Sie könnten mir nicht zumuten, die Stunde abzusagen. Als würden Sie mich mit dieser Absage kränken, mir damit sagen, dass ich nicht wichtig für Sie bin. Ich glaube, in diesem Moment haben Sie mich erlebt wie Ihre Eltern. Gleichzeitig haben Sie sich nicht getraut, zu dem zu stehen, was Sie eigentlich möchten. So geht es Ihnen immer wieder, in ganz verschiedenen Situationen.«

Maike: »Das Bescheuerte ist: Eigentlich war ich mir ziemlich sicher, dass Sie Verständnis für meine Situation gehabt hätten, mir das gar nicht genommen hätten. Aber in dem Moment, als ich es Ihnen sagen wollte, da fühlte es sich trotzdem ganz anders an!«

Man kann in einer Therapie vieles durchdenken und besprechen, aber bis etwas, in diesem Bild gesprochen, »vom Kopf in den Bauch« wandert, dauert es seine Zeit. Wiederholt arbeiten wir an solchen Situationen, die sich in der Therapie, aber auch in Maikes Alltag ereignen. Auch, wenn es dabei immer wieder um ihre konkrete Situation geht, um die täglichen Gespräche und Wochenendgestaltung mit den Eltern, so ist es mir doch wichtig, dass es letztlich nicht nur um die äußeren, sondern auch um die inneren Eltern geht. Die trägt Maike in jeder Lebenssituation mit sich, auch, wenn sie gerade nicht mit ihren Eltern telefoniert oder etwas mit ihnen unternimmt. Jede

Abgrenzungsbewegung stößt auf diese inneren, unsichtbaren Eltern, und jedes Mal tut sie ihnen weh, wofür sie sich dann schuldig fühlt.

Je mehr Maike sich dieses Umstands bewusst wird und merkt, wie sehr sie selbst dabei untergeht, desto verzweifelter scheint sie mir, ohne Idee, wie sie sich aus diesem Teufelskreis befreien kann. Dieses Ohnmachtsgefühl betrifft vor allem auch ihr Studium, zu dem sie sich, auch bald ein halbes Jahr nach Beginn der Therapie, nicht aufraffen kann.

»Ich weiß eigentlich gar nicht, warum ich studiere«, sagt Maike in einer Sitzung. »Wenn ich ehrlich bin, mag ich mein Studium gar nicht. Ich glaube, ich will eigentlich gar keine Lehrerin werden! Vielleicht will ich nicht einmal studieren, sondern etwas ganz anderes machen. Aber was? Ach, keine Ahnung! Ich wollte eigentlich immer erst einmal reisen, irgendwohin, wo ich niemanden kenne, vielleicht nach Indien. Einfach mal nur von heute auf morgen leben und mich treiben lassen. Das hatte ich fest vor nach meinem Abitur. Aber irgendwie dachte ich dann: Wer weiß, ob du dann den Studienplatz bekommst, fang doch erst einmal an. Du kannst dann ja noch über ein Austauschprogramm ein Jahr ins Ausland gehen.« Maike erzählt, dass nach einem Jahr Studium die Corona-Zeit begonnen habe, mit all den Lockdowns und Beschränkungen. Statt ins Ausland zu gehen, sei sie dann beinahe ein Jahr lang wieder zu ihren Eltern gezogen, die Vorlesungen hätten ohnehin fast ausschließlich online stattgefunden.

Dieser Umstand scheint mir bedeutsam. Auch wenn Maike mittlerweile wieder in ihrer Studienstadt lebt, schickten die Coronamaßnahmen sie wie eine Art äußeres Schicksal für eine bestimmte Zeit zurück ins Elternnest. Der Ablösungsprozess, der Maike ohnehin schwerfällt, wurde hierdurch vielleicht noch einmal verkompliziert. Ein Jahr lang war es nur mit erheblichen

Einschränkungen möglich für sie, ein wirkliches Studentenleben zu führen. Die Welt wurde nicht nur in Maikes Erleben, sondern in einem ganz realen Sinne »eng«.

Maike: »Wenn ich jetzt so über diese Zeit nachdenke, macht mich das richtig wütend. Wütend, dass es gerade meine Generation und mich getroffen hat. Und ich irgendwie ein Jahr meines Lebens verloren habe. Aber was mich noch wütender macht: Jetzt, wo ich könnte, bekomme ich es immer noch nicht hin. Ich hab das Gefühl, alle anderen genießen ihr Leben, so nach dem Motto: Die Studentenzeit ist die schönste Zeit. Und ich bin einfach immer unzufrieden und komme nicht aus dem Quark.« Maike berührt mich mit ihren Worten. Für junge Menschen bedeutete die Corona-Zeit wohl vor allem, dass ihnen Fesseln angelegt wurden, und das in einem Lebensabschnitt, in dem es doch eigentlich so wichtig ist, freizukommen. Aber ist nicht jede Art von psychischem Leiden letztlich das: Fesseln, die einem Menschen angelegt sind, Lebenszeit, die in einem mühsamen Ringen verloren geht? Ich glaube, dass ihre Ablösungsschwierigkeiten letztlich nicht durch die Corona-Zeit entstanden sind, sondern durch diese nur verstärkt wurden. Jetzt zumindest wohnt Maike ja wieder in der Studienstadt, könnte ein freieres Leben führen, aber sie fährt dennoch an jedem Wochenende zu ihren Eltern, kommt tatsächlich auch dann nicht »aus dem Quark«, wenn die äußeren Begebenheiten stimmen.

Der Weg ins Freie

In der zweiten Hälfte unseres ersten Therapiejahres entwickelt sich etwas Neues. Maike berichtet nicht nur von akuten Problemen, sondern bringt ein wirklich eigenes Interesse in die Sitzungen. Ausgangspunkt ist eine Vorlesung in ihrem Biologiestudium, in der es um das Artensterben infolge des Klimawandels geht. Zum ersten Mal schildert sie eine Vorlesung nicht als ein Aufschichten von Prüfungsstoff, sondern als etwas, das sie wirklich angeht. Sie kommt empört in die Stunde, formuliert das, was sie gehört hat, beinahe wie einen Vorwurf gegen mich, als Stellvertreterin der Elterngeneration: Das macht ihr mit unserer Welt!

Bereits in der Schule habe sie sich für die verschiedenen Klimabewegungen interessiert, die zu dieser Zeit erst im Entstehen waren. Erdkunde, Gemeinschaftskunde und Ethik habe sie eigentlich immer gemocht, und an diese Themengebiete hätte die Vorlesung angeschlossen. Sie habe schon länger darüber nachgedacht, sich in der Bewegung zu engagieren, aber sich »irgendwie nicht getraut«. Besonders die Aktivistinnen an vorderster Front schüchterten sie ein: »Wie toll die reden können!« Sie habe dann jede Woche aufs Neue gedacht: »Wenn ich besser vorbereitet bin, dann mache ich mit, ich muss mich vorher nur noch besser informieren und ein paar Bücher lesen.« Wirklich etwas gelesen habe sie aber nie, auch das habe sie aufgeschoben.

Eine Mitstudierende, die Maike wegen ihres Engagements für die Klimabewegung sehr bewundert, lädt sie nach besagter Biologievorlesung ein, mit ihrer Gruppe an einer größeren Demonstration teilzunehmen. Maike geht mit. Es gefällt ihr und beim Erzählen wirkt sie auf einmal lebendig: die Energie, die rhythmische Musik, die gemeinsam deklamierten Demosprüche, das Gefühl, alle vereint ein Ziel. Sie habe interessante Menschen kennengelernt. Nach der Demo habe sich die Gruppe der Kommilitonin noch getroffen und diskutiert. Als Maike nach ihrer Meinung gefragt wurde, wollte sie etwas sagen, habe sich aber auf einmal »ganz klein und dumm« gefühlt, nur »Schwachsinn gelabert«. »Das war so ein Moment, bei dem ich mich früher zurückgezogen hätte, gedacht hätte: Überlass das lieber Leuten, die davon Ahnung haben.«

Ich: »Erwachsenen. Während Sie sich wie ein Kind fühlen.«

Maike: »Ja, aber ich habe mich dann an unsere Stunden hier erinnert. Dass das wieder so eine Situation ist, in der ich mich selbst sabotiere, mich selbst kleinrede und nicht zu mir stehe. Und ich dachte irgendwie: Ich will das jetzt aber! Mir ist das wichtig. Ich lasse mir das nicht nehmen von meinem inneren Saboteur. Wenn ich keine Ahnung habe, dann lerne ich durch solche Diskussionen jetzt halt etwas. So in die Richtung gingen meine Gedanken. Und damit ging es mir wirklich besser, also irgendwie konnte ich mir das verzeihen, dass ich nicht so schlagfertig war.«

Tatsächlich beschäftigt Maike sich weiter mit der Klimathematik, besucht auch über ihr Studium hinaus Veranstaltungen, trifft sich mit der Gruppe. Je mehr Maike sich in die Fragen der Klimakrise vertieft, desto wütender kommt sie auch in unsere Stunden. Es ist eine Wut über die zerstörte Welt, die ihrer Generation hinterlassen wird, die »Tatenlosigkeit der Politik«, die »Ignoranz der Entscheidungsträger« und über das »Versagen der älteren Generation«. Zum ersten Mal höre ich in unseren Stunden Maikes Stimme in ihrem vollen Klang, von einem starken Gefühl bewegt, dann wieder von Wut fast erstickt, wenn sie sagt: »Ich fühle mich so ohnmächtig! Man nimmt uns unsere Zukunft, aber wir können nichts dagegen tun!« Maike schwankt zwischen einer Art Aufbruchsstimmung und Ohnmachtsgefühlen, Fatalismus und dem Wunsch, sich zu engagieren, ihre Stimme zu erheben – man könnte vielleicht auch sagen: zwischen einem Moment von Resignation und einer erwachenden Aktivität. Ich will Maikes Klimaengagement nicht zu sehr psychologisieren, etwa durch ihren ungelösten »Elternkonflikt« erklären, denn ihre Wut hat ja einen ganz realen Gegenstand: die Klimakrise. Dennoch denke ich, dass sich in ihre Auseinandersetzung mit Klimafragen auch eine unbewusste persönliche Dimension einwebt. Die Wut auf die »Elterngeneration« geht bei Maike vielleicht Hand in Hand mit der Wut auf ihre Eltern, die die Zukunft mit »ihrem ganzen Müll« besetzt halten: ungelösten Konflikten, in deren Schlingen auch Maike verfangen ist, ihr auch in einem emotionalen Sinne »die Luft zum Atmen nehmen«. Sicherlich lässt sich sagen, dass Maike über ihr Engagement in der Klimabewegung die Sphäre der familiären Welt verlässt, sich in gewisser Hinsicht gedanklich von zu Hause löst, ihren Blick auf anderes richtet. Sie interessiert sich für Politik und für Fragen, die im wahrsten Sinne des Wortes die ganze Erde betreffen, nicht mehr nur die Wochenendgestaltung mit den Eltern.

Es wird immer mehr spürbar, wie Maike versucht, sich abzugrenzen, bei sich zu bleiben, was ja auch bedeutet: in bestimmten Situationen ihren Willen zu zeigen. Es zeigt sich aber auch, wie schwer ihr das immer noch fällt. Einmal kommt sie gequält in die Sitzung. Ihre Mitbewohnerin habe ihr gerade eine Nachricht geschrieben, um sich in der Boulderhalle zu verabreden. Maike weiß nicht, was sie tun soll. Eigentlich wollte sie zu einem Vortrag in einer Veranstaltungsreihe zum Klima in den verschiedenen Stadien der Erdgeschichte gehen, von der sie weiß, dass er die Freundin nicht interessiert. Dort würde sie auch einige Leute aus der Klimagruppe treffen. Eigentlich weiß sie, dass sie lieber zur Veranstaltung gehen will, andererseits hat sie das Gefühl, ihrer Mitbewohnerin nicht absagen zu können – diese habe eh schon etwas die Nase gerümpft über Maikes Engagement. »Also die ist schon für Klimaschutz, aber diese ganze Klimabewegung hält sie für übertrieben. Wir haben da schon einmal beim Abendessen darüber diskutiert, aber das hat sie eher gelangweilt. Ich mag sie wirklich gerne, aber irgendwie ist mir die Vortragsreihe gerade wichtiger.«

Ich: »Dann wissen Sie ja, was Sie heute Nachmittag machen

wollen. Und jetzt geht es um die Frage: können Sie das Ihrer Mitbewohnerin auch sagen?«

Maike: »Ja, Sie haben recht. Ach, warum fällt mir das nur immer so schwer? Ich habe das Gefühl, in solchen Situationen bin ich wie eine Schildkröte, die auf dem Rücken gelandet ist und die irgendjemand umdrehen muss, sonst kann ich nur mit den Füßen wedeln. Aber ja … ich werde mich wohl überwinden müssen.«

In die nächste Sitzung kommt Maike in verärgerter Stimmung. Tatsächlich hat sie sich schließlich überwunden, ihrer Mitbewohnerin abzusagen. Doch daraufhin habe diese begonnen, auf sie einzureden, und versucht, ihr den Vortrag »schlechtzumachen«. Am Ende habe Maike sich breitschlagen lassen und sei mit zum Bouldern gefahren, obwohl sie das eigentlich nicht wollte. Sie sei dann die ganze Zeit unzufrieden und ungeduldig gewesen, habe danach sogar versucht, doch noch zum Vortrag zu gehen. Aber dann war es natürlich viel zu spät.

»Was für ein verschwendeter Tag«, sagt Maike, »und wieder einmal habe ich mich überrollen lassen!«

In Maikes Worten schwingen für mich nicht nur Schuldgefühle und Selbstvorwürfe mit, sondern noch etwas anderes.

»Ich habe das Gefühl, Sie ärgern sich auch ziemlich«, sage ich.

Maike sieht auf und sagt, ungewöhnlich heftig: »Ja! Ich konnte gestern Nacht gar nicht schlafen, so sehr hat mich das aufgewühlt. Das hat mich so frustriert. Weil mir auf einmal klar wurde, was ich alles zulasse, was für einen Anspruch andere auf mich erheben können. Es reicht mir jetzt mal! Ich darf doch schließlich meine Zeit nutzen, wie ich es will.«

In der darauffolgenden Woche geht Maike zum nächsten Vortrag der Reihe, ohne sich von etwas anderem abbringen zu lassen. Maike streckt langsam die Fühler aus, verlässt den Bereich familiärer oder familienartiger Gemeinschaften. Sie sucht das Neue: geht aus, trifft sich mit Freunden, in Kneipen oder fremden WGs, wo musiziert und diskutiert wird. Sie richtet sich aber auch Zeiten ein, die sie für sich alleine hat: Sie macht lange Spaziergänge im Wald, nimmt das Tagebuchschreiben wieder auf, und vor allem beginnt sie zu lesen: Maike liest und liest und liest. Meistens Texte, Bücher und Artikel, die um die Klimakrise kreisen oder um politische Fragen, aber auch Belletristik, Poesie. Einmal sagt sie: »Seltsam, irgendwie konnte ich das sonst nie. Ich habe immer nur Sachen gelesen, wenn ich sie lesen musste.«

»Wenn Sie einen Auftrag von jemand anderem dazu bekommen haben. Vielleicht können Sie jetzt erst dazu stehen, auch vor sich selbst: dass Sie etwas lesen, weil Sie es wollen, weil es Ihr Interesse ist.«

»Ich konnte mich nie lang genug konzentrieren – wenn ich mich überhaupt einmal dazu aufraffen konnte und nicht schon lange vorher im Internet kleben geblieben bin. Jetzt geht das irgendwie, ich habe schon fast ein Verlangen danach.«

Es stellt sich heraus, dass Maike mit dem Lesen eine Art »Akt der inneren Rebellion« verbindet. Nicht nur, weil sie sich bildet und sich ihres »eigenen Verstandes« bedient; sondern vor allem, »weil es etwas ist, das man alleine tut, weil: Beim Lesen entsteht ja etwas, das ich nur in meinem Kopf habe, nur für mich«.

Auch hier gibt es immer wieder einmal Konflikte mit ihren Mitbewohnerinnen, die sich von Maikes seit Neuestem immer öfter geschlossenen Tür zurückgewiesen fühlen. Auch gegenüber den Eltern beginnt Maike sich mehr abzugrenzen. Doch diese reagieren völlig anders als die Mitbewohnerinnen – nämlich gar nicht. Maike fährt seltener nach Hause, verbringt öfter mal ein Wochenende einfach so in ihrer Studienstadt, auch wenn sie nichts Besonderes vorhat. Zuvor war sie wann immer möglich »nach Hause« gefahren. Die Eltern scheinen ihr Fernbleiben kaum zu bemerken. Maike weiß nicht, ob sie den Abgrenzungswunsch, der sich darin andeutet, stillschweigend akzeptieren, »es okay finden, dass ich die Wochenenden für mich verbringen will«, oder ob sie »das einfach ausblenden«.

Für Letzteres spricht, dass die Eltern Maike in Aktivitäten und Familientreffen wie eh und je einplanen, wie selbstverständlich davon auszugehen scheinen, dass Maike daran teilnimmt – was sie zunehmend nervt. So kommt es einmal, dass Maike erst bei einem Telefonat erfährt, dass die Eltern sie für einen bereits gebuchten gemeinsamen Wanderausflug für das kommende Wochenende eingeplant haben. Maike reagiert verärgert, schafft es dieses Mal auch zu sagen, dass sie nicht mitmöchte. Die Eltern scheinen Maike zunächst nicht verstehen zu wollen: »Okay, das heißt, du kommst dann etwas später nach?« Als Maike mit einer, wie sie mir sagt, vor lauter Aufregung zittrigen Stimme darauf beharrt, dass sie etwas anderes vorhat, kommt es zum Konflikt. Die Eltern fühlen sich »völlig überfahren« und reagieren ebenfalls verärgert: »Das haben wir doch letztes Wochenende besprochen und jetzt schon alles gebucht!« Maike: »Letztes Wochenende war ich doch gar nicht zu Besuch, woher soll ich davon wissen?! Wir haben doch gar nicht darüber gesprochen.« Die Eltern lenken überraschend ein, stimmen ihr zu, meinen, das müssten sie irgendwie »durcheinandergebracht« haben. Danach ist wieder alles, als wäre nichts gewesen. Maike fühlt sich nach diesem Telefonat, in dem sie ein wenig Zähne gezeigt hat, alles andere als erleichtert. Stattdessen wird sie wieder von Schuldgefühlen geplagt. Sie gerät in Grübelschleifen, fragt sich immer wieder, ob sie ihre Eltern auf eine tiefgreifende Weise verletzt haben könnte. Erst in unseren gemeinsamen Stunden gelingt es, diesen Knoten zu lösen.

Ich sage: »Sie fühlen sich so schuldig, weil Sie zu einem Angebot Ihrer Eltern ›Nein‹ gesagt haben. Es fühlt sich für Sie an, als hätten Sie zu Ihren Eltern als Ganzes ›Nein‹ gesagt – aber eigentlich haben Sie doch einen berechtigten Punkt angesprochen: dass Ihre Eltern Sie wie eine erwachsene Person behandeln sollen, die man nicht einfach wie ein kleines Kind ungefragt zu Ausflügen mitnimmt.«

»So ist das immer! Das nervt mich so!«, sagt Maike, nun wieder ärgerlich.

Mein Anliegen ist es nicht, Maikes Eltern zu verurteilen oder in ihnen die alleinig Schuldigen auszumachen. Es ist jedoch wichtig, dass zwischen Maike und ihren Eltern auch einmal Differenzen entstehen können, Konflikte ausgetragen werden. Dabei ist gerade die Erfahrung wichtig, dass ein Konflikt nicht den Bruch der Beziehung ankündigt, sondern eher von deren Reife zeugt: Maike und ihre Eltern teilen nicht ein gemeinsames Familien-Ich, sondern sind erwachsene Personen, die unterschiedliche Interessen haben können und ihr eigenes Leben führen. Ich glaube, Maikes Eltern versuchen zumindest unbewusst, diese Tatsache von sich fernzuhalten. Maikes Abgrenzungsversuche zu ignorieren ist eine Variante, sich dem Konflikt gerade nicht zu stellen, sondern so zu tun, als hätte sich gar nichts verändert. Vielleicht muss Maike den Konflikt deshalb auch geradewegs suchen, damit auch ein Stück Pubertät nachholen. Ein schroffes Zurückweisen der Eltern ist für viele Jugendliche etwas Notwendiges, um sich aus der engen und intensiven Bindung der Kindheit zu lösen, ihren eigenen Raum zu behaupten, ihr eigenes Ich zu finden. Das trotzige »Dagegen« zeigt an, dass man noch auf der Suche ist: »Ich weiß nicht, wer ich bin – aber auf jeden Fall bin ich nicht wie du!«

Maike wird ihren Eltern gegenüber in der nächsten Zeit tatsächlich zunehmend ablehnend, wenngleich in einer eher passiv-rückzügigen Weise. Sie weicht dem Kontakt meist aus, meldet sich seltener oder ruft nicht zurück. Warum, das kann sie ihren Eltern nicht sagen, denn sie findet selbst kaum Worte dafür. Als Maike ihren Eltern von ihrem Engagement in der Klimagruppe erzählt, reagieren diese mit Offenheit und Interesse. Als sie das nächste Mal telefonieren, haben sich die Eltern bereits ein Buch zu dem Thema gekauft, berichten Maike von ihren Erkenntnissen. In ihrer Heimatstadt gebe es auch eine Klimagruppe, ob Maike nicht mal dorthin wolle, wenn sie das nächste Mal da sei. Maike freut sich keineswegs über diese Einladung. Am Telefon entgegnet sie ausweichend: »Wahrscheinlich habe ich gar keine Zeit. Ich muss lernen.«

In unserer Sitzung aber ist Maike richtig wütend: »Das regt mich so auf, dass meine Eltern nun auch anfangen, sich damit zu beschäftigen! Das hat sie vorher noch nie interessiert!« Es entsteht eine Pause, nach der sie wieder etwas ruhiger wirkt, das Pendel ihres inneren Konflikts vom Abgrenzungswunsch wieder zum Schuldgefühl schwingt. »Ich weiß gar nicht, warum mich das so aufregt. Eigentlich ist es ja gut, wenn bei denen etwas Bewusstsein für das Klima entsteht.«

Ich denke, Maike erlebt das scheinbar freundliche Angebot ihrer Eltern wie den Versuch, ihr Engagement in der Klimabewegung wieder in die Familie einzugemeinden, zu einem Teil der Beziehung zwischen Maike und ihren Eltern zu machen. Dabei war es offenbar gerade befreiend für Maike, dass dieses Thema ein Bereich ist, den sie für sich hat, etwas, das gerade keine gemeinsame Familienunternehmung ist. Ich teile Maike meine Gedanken mit: »Und deshalb werden Sie so wütend, weil Sie das Gefühl haben, Ihre Grenzziehung wird schon wieder infrage gestellt.« Vor der Therapie hätte Maike sich in so einer Situation vielleicht zurückgezogen und ihr Interesse preisgegeben. Als müsste sie alles hergeben, worauf ein anderer deutet. Jetzt versucht Maike mehr, ihr Eigenes zu behaupten, wird sich dieser Dynamik überhaupt erst bewusst. Das bedeutet aber nicht, dass sie sich von den Fesseln des Schuldgefühls bereits befreit hätte.

Maike: »Genauso fühlt sich das an, ich darf nichts für mich haben. Aber wie Sie das sagen, geht es schon wieder los, dass mir meine Eltern auch leidtun. Eigentlich wollen sie ja nur Kontakt mit mir, an meinem Leben teilhaben. Dann hab ich wieder das Gefühl: Was bist du für eine undankbare Tochter.«

Tatsächlich entsteht auch bei mir dieser Eindruck: Je mehr Maike sich abgrenzt, desto eher scheinen die Eltern wie Kinder, die verstoßen worden sind. Als wären ihre Eltern angewiesen auf die tägliche Verbundenheit mit Maike, als könnten sie sich nur so Gefühlen der Verlassenheit und Einsamkeit erwehren – zumindest erscheinen sie in Maikes Schilderungen so. Maike hat den Eindruck, als würden ihre Eltern um ihre Zuwendung werben und Maike dadurch nur umso mehr in eine Rolle geraten, in der sie nur noch durch grobe Zurückweisung etwas Distanz zu ihren Eltern schaffen kann. Doch das bereitet ihr solch ein Schuldgefühl, dass sie lieber ausweicht, Ausreden ersinnt, sich zurückzieht. Das wiederum verunsichert ihre Eltern, und sie drängen umso mehr auf Kontakt.

Eine ganze Weile verbringt Maike die Stunden beinahe schimpfend, schildert immer wieder Szenen, in denen ihre Eltern etwas machen, das sie stört. Von ihren Eltern scheint in dieser Zeit fast nur Schlechtes zu kommen. Zumindest gelingt es Maike, ihren Eltern zu sagen, dass sie nicht mehr in ihre Ehekonflikte einbezogen werden will. Ihre Eltern scheinen das zu akzeptieren: »Sag uns einfach, wenn es zu viel ist, dann erzählen wir nicht weiter.« Abermals liegt darin aber ein Moment von Parentifizierung, einer Umkehrung der Rollen. Denn eigentlich müssten die Eltern ja selbst ein Gespür dafür entwickeln, wo sie Maikes Grenzen überschreiten, nicht ihr die Verantwortung zuschieben, diese Grenze immer wieder neu herzustellen, also auch immer wieder ihr Schuldgefühl überwinden zu müssen. Über die Weihnachtsferien ist Maike nur für wenige Tage zu Hause, erlebt das gemeinsame Fest als anstrengend, sie sei die ganze Zeit müde und »gestresst« gewesen. Immerhin mit ihrem Bruder habe sie nach längerer Zeit wieder einmal ein paar gute Gespräche geführt.

Das neue Jahr bricht an, auch unser erstes Therapiejahr geht langsam auf sein Ende zu. Maike hat wesentliche Fortschritte gemacht, sich aus der Resignation und dem passiven Widerstand in vielen Situationen gelöst. Depressive Symptome schildert sie deutlich seltener, wenngleich der Konflikt mit ihren Eltern noch auf ihr lastet. Als bekäme sie ihre »Hände noch immer nicht frei«. Ich frage Maike immer wieder einmal nach der Geschichte ihrer Eltern. Doch darauf reagiert sie stets abwehrend, sie habe »keine Lust, sich schon wieder mit den Themen ihrer Eltern zu beschäftigen«. Als bedeute meine Nachfrage, dass ich ihren Eltern nun meinerseits in Maikes Therapiesitzungen Raum geben will – dabei ist die Therapie ja gerade etwas, das Maike nur für sich alleine macht. Tatsächlich scheint es auch so, dass Maike wenig über die Geschichte ihrer Eltern weiß. Beide Eltern sind in den 1970er-Jahren aufgewachsen und haben wohl keine leichte Kindheit gehabt. Die Mutter kommt aus einer Lehrerfamilie, das habe ihren Lebensweg schon früh auf eine Bahn gelenkt, etwas anderes als der Lehrerberuf sei offenbar gar nicht infrage gekommen.

Maike: »Aber ich mache es ja auch nicht besser, ich studiere auch wieder auf Lehramt.« Von der väterlichen Familie weiß sie noch weniger, nur, dass der Vater in einem evangelischen Pfarrhaus aufgewachsen ist. Der bereits verstorbene Großvater war Pfarrer. Maikes Vater sei »mit Strenge« erzogen worden, aber Genaues weiß Maike nicht.

»Interessiert Sie die Geschichte Ihrer Eltern nicht? Es ist ja auch Ihre Geschichte«, frage ich.

»Nein, das interessiert mich nicht«, sagt Maike barsch und ein wenig trotzig, um dann nach einer Weile nachzuschieben: »Na ja, eigentlich interessiert es mich schon. Aber zu Hause bei meinen Eltern ist irgendwie nie richtig Gelegenheit, um über so etwas zu sprechen. Es kommt dann immer gleich so eine seltsame Stimmung auf.«

Im Frühjahr kommt dann doch eine solche Gelegenheit. Denn es geschieht etwas Ungewöhnliches, was es seit Maikes Auszug nicht gegeben hat: Ihre Eltern wollen Maike besuchen. Seit Maikes Umzug sind sie nicht wieder in der Studienstadt ihrer Tochter gewesen. Für mich ist diese Ankündigung bemerkenswert. Der erste Besuch der Eltern bei ihren erwachsenen Kindern ist kein unwesentlicher Moment. Nicht das Kind kommt »zurück nach Hause«, ins Kinderzimmer, wenn man so will – sondern die Eltern kommen zu ihrem Kind, in sein neues Zuhause. Die Reise selbst ist vielleicht schon eine Art Anerkennung einer Welt jenseits des Elternhauses, des Umstands, dass der Lebensschwerpunkt des erwachsenen Kindes nun an einem anderen Ort liegt. Einem Ort, den die Eltern nicht kennen, wo sie nur zu Gast sind, von ihren Kindern geführt werden müssen. Vielleicht haben Maikes Abgrenzungsversuche auch in ihren Eltern etwas angestoßen, ist der jetzige Besuch nicht zufällig, sondern so etwas wie ein Versuch, Maike in ihrer Eigenständigkeit anzuerkennen. Im Vorfeld des Besuches ist Maike lustlos, fühlt sich bedrängt, nimmt die Ankündigung ihrer Eltern eher wie einen erneuten Angriff auf ihre Grenzen wahr, fürchtet ein »furchtbar anstrengendes Wochenende«.

Doch es kommt anders als erwartet. Maike berichtet, dass zum ersten Mal seit Langem ein richtiges Gespräch stattgefunden habe. »Also, wo man nicht nur Sachen aus seinem Alltag erzählt, ›dies und das habe ich gemacht‹, oder irgendetwas, was andere Leute gemacht haben. Sondern wo man sich einmal richtig über etwas austauscht. Das war irgendwie schön.« Im Besonderen einen längeren Spaziergang mit der Mutter erlebt sie in dieser Weise. Es sei gut gewesen, einmal alleine mit ihr Zeit zu verbringen, der Vater habe derweil einen Mittagsschlaf gemacht. Die Mutter lässt sich von Maike die Stadt zeigen, ist interessiert an ihrem Umfeld, fragt öfter nach, aber auf eine angenehme Weise. »Sie hat einfach mal nur nachgefragt, ohne selbst ständig Vorschläge zu machen.« Die Mutter lässt Maike Raum, woraufhin Maike Lust bekommt, etwas von sich mitzuteilen. Zum ersten Mal deutet sie ihrer Mutter gegenüber ihre Zweifel an ihrer Studienwahl an. Zunächst ist Maike besorgt. Nicht in dem Sinne, dass sie von ihrer Mutter Verbote oder Ermahnungen erwartet hätte; aber doch, dass diese enttäuscht sein, Maikes Zweifel als eine Ablehnung ihres eigenen Lehrerberufs verstehen könnte. Aber zu ihrer Überraschung reagiert ihre Mutter ganz anders. Sie hört aufmerksam zu, während Maike über ihre Schwierigkeiten spricht. Dann erzählt ihre Mutter plötzlich von ihrer eigenen Studienzeit und den eigenen Zweifeln, die sie damals hatte. Sie gesteht Maike, dass sie selbst nicht den Mut dazu hatte, einen anderen Weg einzuschlagen, obwohl sie sich manchmal »ziemlich unglücklich« mit ihrem Studium gefühlt habe. Sie habe damals gefürchtet, ihre Eltern zu enttäuschen, und dachte, dass sie deren Zeit und Geld verschwenden würde. Sie wollte keine »Bummelstudentin« sein, wie es damals hieß. Im Nachhinein bereue sie es, dass sie sich nicht getraut habe, einmal etwas anderes auszuprobieren; auch, wenn sie letztlich mit ihrem Beruf zufrieden sei. Maike fühlt sich berührt, auch ermutigt, der Mutter zu erzählen, wie schlecht es ihr mit dem Studium in Wahrheit geht – wie schuldig sie sich aber auch ihren Eltern gegenüber fühlt.

Maike wiederholt die Worte ihrer Mutter: »Du kannst dir sicher sein, das möchten weder ich noch dein Vater. Wir möchten, dass du das tust, was dich glücklich macht!« Ihre Mutter habe sie ermutigt, ehrlich zu sich selbst zu sein bei der Frage, was sie wirklich möchte – auch, wenn das einen kompletten Neuanfang bedeute. Seltsamerweise habe Maike gerade dieses Gespräch wieder ein wenig mit ihrem Studium versöhnt, zumindest habe es die Frage geöffnet, ob sie etwas von sich in diesem Studium finden kann oder nicht – als wäre das Studium in ihrem Erleben bislang nur ein fremder Zwang gewesen und erst jetzt zu einer frei zu wählenden Möglichkeit geworden.

»Vielleicht kann das ja noch offenbleiben, muss sich erst einmal in Ihnen noch weiter sortieren, bevor Sie eine Antwort darauf haben«, sage ich.

»Oder vielleicht muss ich erst einmal meine Reise nachholen. Einmal für eine Zeit alles hinter mir lassen«, antwortet Maike.

In der Folgezeit verändert sich etwas im Verhältnis zwischen Maike und ihren Eltern. Maike beginnt, sich für die Geschichte ihrer Eltern zu interessieren, stellt Fragen, auch am Telefon, wobei vor allem mit der Mutter, aber auch mit ihrem Vater, immer wieder »richtige Gespräche« entstehen, auch wenn dadurch natürlich nicht alle Konfliktfelder verschwinden. Für mich zeichnet sich das Bild von einer Familie, in der es sehr um die Sehnsucht nach Geborgenheit geht, dem Wunsch, ohne Einschränkungen geliebt und gebraucht zu werden. Beide Eltern sind in gewisser Hinsicht tatsächlich »verstoßene Kinder«, zumindest Kinder, die in ihren Familien viel Einsamkeit erfahren haben. Im Elternhaus des Vaters sei zwar viel Wert auf äußere Form gelegt worden, »nach außen sichtbare Familienharmonie«, welche die Gemeinde von einer Pfarrersfamilie erwartet hätte. Im Inneren aber habe es an Wärme gemangelt, die Familie sei eher »durch Strenge zusammengehalten worden als durch Zuneigung«, sage der Vater. Die Mutter ist in einer Familie mit fünf Geschwistern aufgewachsen, zwar bei durchaus fürsorglichen Eltern, aber sie sei auch immer wieder »untergegangen«. Als jüngere Geschwister auf die Welt kommen, wird die Mutter zwei Mal für mehrere Monate bei den Großeltern »abgegeben«, da war sie drei und fünf Jahre alt. Eine Praxis, die zu dieser Zeit zwar durchaus noch üblicher war, die aber mitunter gravierende psychische Folgen haben kann. Denn es handelt sich um Bindungsabbrüche, die ein Kind in diesem Alter nicht verstehen kann. Mit einem Mal ist alles weg, was Sicherheit gibt, kann einem irgendjemand anderes, ein kleines Geschwister, alles nehmen – was zur Verinnerlichung eines grundlegenden Gefühls von Unsicherheit beitragen kann. Im Fall von Maikes Mutter sind das starke Verlustängste. Beide Eltern haben zwar auch gute Erfahrungen gemacht, aber von diesem Guten nur gekostet, es nicht wirklich dauerhaft erfahren können. Sie »fliehen« von zu Hause, lernen sich während des Lehramtsstudiums kennen, heiraten bald nach dem Abschluss und bekommen die beiden Kinder im Abstand einiger Jahre.

Dieses Moment von Einsamkeit und Verlustangst, das die Geschichte der Eltern geprägt hat, scheint ein Schatten, der auch noch bis in Maikes Kindheit reicht. Nicht, dass Maike von ihren Eltern vernachlässigt oder mit Härte behandelt wurde. Im Gegenteil. Maike zitiert die Worte ihrer Eltern: »Wir waren uns einig, dass wir es anders machen wollen. Dass unsere Kinder nicht so aufwachsen sollen, wie wir es selbst erfahren haben.« Das gelingt ihnen auch, sie geben ihren Kindern viel Liebe und Geborgenheit mit, ein Elternhaus, das ein wirklicher Rückhalt ist, weshalb ich auch glaube, dass Maike ein Fundament an Sicherheit, man könnte sagen Urvertrauen, in sich trägt. Dafür spricht etwa auch, dass Maike mich als Therapeutin von Anfang an mit positiven Gefühlen besetzen, von der Therapie »Gebrauch machen« kann. Es fällt ihr nicht schwer, jene Zuversicht und jenes Vertrauen zu entwickeln, die in anderen Therapien erst so mühsam errungen werden müssen. Das bedeutet, in ihr gibt es eine tief verankerte Erwartung, dass der andere hilfreich ist, es gut mit ihr meint. Aber die Ängste der Eltern und ihre eigenen Verletzungen sind wie ein blinder Passagier in Maikes Leben. Die Eltern versuchen, durch ein heiles Zuhause ihr eigenes Trauma zu heilen. »Wir machen es anders, wir machen es schön! Die Familie soll ein Ort der Geborgenheit sein, wo es keine Ängste und keine Konflikte gibt, wo sich jeder wohlfühlt und niemand vor dem anderen verbergen muss.« Es gibt ein Ideal der Gemeinschaft, in der alle Familienmitglieder aufgehen und einander Sinn geben sollen. Maike beschreibt die Atmosphäre zu Hause mit ihren eigenen Worten: »Ein bisschen wie ein Nimmerland, nur ohne Captain Hook. Wo alles heil ist, keine Zeit vergeht, alle für immer zusammenbleiben.«

»Ohne Captain Hook. Also auch eine Welt, in der es gar kein Erwachsen-Sein gibt, eine Insel, auf der nur Kinder leben.«

Das funktioniert noch gut, solange Maike und ihr Bruder klein sind. Für kleine Kinder steht die Familie im Zentrum, ist eine nahe und innige Bindung zu den Eltern wichtig. Vielleicht gehört ein wenig Nimmerland in die Atmosphäre einer schönen Kindheit, ist die Realität, dass auch diese Zeit endlich ist, ein Gast, der nicht zu früh ins Haus treten sollte. Aber die Zeit steht ja doch nicht still, auch nicht in Maikes Familie. Und Situationen, in denen das fühlbar war, nämlich dann, wenn Konflikte und Abgrenzung eigentlich gut und notwendig sind, wurden zunehmend problematisch – und sind es bis zum heutigen Tag.

Eltern müssen in dieser Phase, in der Jugend und oft auch noch in der Spätadoleszenz, einiges aushalten, denn sie werden von ihren Kindern öfter einmal ungerecht oder undankbar behandelt. Aber sie sollten trotzdem versuchen, ihre Kinder zu verstehen. Diese müssen ihr eigenes Ich finden, sich den Raum jenseits der Familie erobern, und dazu kann es auch gehören, die eigenen Eltern zurückzuweisen. Kinder an diesem Punkt weder durch Schuldgefühle zu binden noch sie mit einer Gegenaggression zu strafen, das setzt voraus, dass Eltern etwas ganz Grundlegendes anerkennen können: Es ist Zeit vergangen, eine besondere Lebensphase kommt an ihr Ende. Ich glaube, dass Maike an solchen Stellen an das Trauma ihrer Eltern gerührt hat: ihre Angst, sie könnten nicht mehr geliebt, abgeschoben werden, nicht mehr wichtig sein. Es liegt auch eine gewisse Wahrheit darin: Je älter Kinder werden, desto weniger brauchen sie ihre Eltern. Aber das ist ja eigentlich das Ziel der Entwicklung, Zeichen dessen, dass etwas gelungen ist. Doch in Maikes Fall wird sichtbar, dass es ihre Eltern selbst sind, die etwas brauchen. Dass die Eltern in einer kindlich-bedürftigen Weise auf die Anerkennung und konstante Zuwendung ihrer Kinder angewiesen sind, weil in ihnen ein ungestilltes Bedürfnis ist, das vielleicht in der einfachen Formel mündet: Sie brauchen es, gebraucht zu werden. Die Realität, dass die Kinder unabhängig werden, ist für Maikes Eltern verletzend. Und so beginnen sie, eine eigene Realität aufzubauen, eine Familien-Welt, in der die Zeit scheinbar stehen geblieben ist, Maike noch mit derselben Unselbstständigkeit an ihren Eltern hängt, als wäre sie noch ein kleines Kind. Ein Nimmerland, das zunehmend zu einem Gefängnis wird. Maikes Bruder scheint sich in seiner Jugend dagegen aufgelehnt zu haben, hat versucht, die Fäden der Familienbindung durchzureißen. Maike schildert ihn als eine »schwierige Person«, er sei zwar sehr sensibel und einfühlsam, habe aber oft heftige »Ausraster« gehabt. Maike kann nun aber besser verstehen, was den Bruder bewegt hat, und auch anerkennen, dass es ihm mittlerweile gelungen ist, einen eigenen Raum für sich abzugrenzen, auch wenn er dafür viel Distanz von der Familie braucht.

Maike hingegen fügt sich seit ihrer Jugend scheinbar klaglos in die Familienharmonie. Nicht wie gegenüber autoritären Eltern, vor denen man Angst hat – »Wehe, du weichst ab, wehe, du bist anders« –, sondern aus Schuldgefühl und weil Maike spürt, wie bedürftig ihre Eltern sind und wie verletzbar. Und auch, weil sie durch ihr Verhalten eine privilegierte Position bekommt, das scheinbar »unkomplizierte Geschwister« ist, das den Eltern keinen Kummer macht. Wenn Maike in der Pubertät »trotzig« war, hätten sich ihre Eltern eher zurückgezogen, nicht mehr mit ihr gesprochen. Aussprachen von Angesicht zu Angesicht habe es kaum gegeben, wenn überhaupt, habe ein Elternteil für das andere vermittelt. »Du hast deiner Mutter sehr wehgetan« ist einer der Sätze, an die sie sich, hier aus dem Mund des Vaters, erinnert. Oder auch: »Maike, wir sind nicht wütend auf dich. Wir sind enttäuscht.«

»Das hat Ihnen das Gefühl gegeben: Wenn einmal Differenzen auftreten, damit richten Sie eine große Verletzung an, das hält Ihre Beziehung nicht aus.«

»Es war für mich klar, es gibt eine Grenze, die ich nicht übertreten darf.«

»Du sollst Kind bleiben.« Dieses Gebot hat Maike internalisiert, zu einem inneren Gebot gemacht.

Aus diesem Gebot ist Maikes innerer Konflikt entstanden, der sie schließlich auch in eine psychische Krise getrieben hat. Diese hat sich nicht zufällig gerade dann manifestiert, als von ihr jene erwachsene Verantwortlichkeit verlangt wurde, die sie zu wenig entwickelt hat – im Studium, bei den Rechnungen, im Haushalt. Maike geht nicht über die Schwelle ihres Elternhauses, zumindest in einem psychischen Sinn, hemmt sich und ihre Entwicklung. Um ihren Eltern nicht wehzutun, bleibt sie Kind und kann ihren Wunsch nach Abgrenzung nicht einmal im Stillen denken. Sicherlich wollen das ihre Eltern nicht, wären erschrocken, wenn ihnen bewusst würde, welchen Schatten ihre eigene schwierige Geschichte über das Leben ihrer Kinder breitet. Aber darin besteht gerade die Macht einer unbewältigten Verletzung: Sie wiederholt sich, wird unbewusst weitergegeben. Die Gespenster der Vergangenheit spuken auch noch durch das Kinderzimmer der nachfolgenden Generation. Sie sind nur zu erlösen, indem wir uns ihnen stellen, uns ihrer erinnernd gewahr werden. Was wir nicht an die folgenden Generationen weitergeben wollen, müssen wir in uns selbst bearbeitet und letztlich betrauert, das heißt: losgelassen haben. Dies ist die Bedeutung jener geflügelten Worte Freuds, seiner Antwort auf die Frage, wodurch in einer Psychotherapie Entwicklung möglich wird: »Erinnern, Wiederholen, Durcharbeiten.«

Ich sage zu Maike: »Ich glaube, Sie haben lange versucht, etwas heil zu machen, das gar nicht Ihr eigenes Thema ist. Die Verletzung Ihrer Eltern. Aber Sie können das gar nicht wiedergutmachen. Weil es etwas in Ihren Eltern ist. Etwas, mit dem sich Ihre Eltern auseinandersetzen müssten.«

Maike: »Diesen Wunsch nach Geborgenheit. Eigentlich müssten die sich das selbst geben. Ich bin ja nicht aus der Welt, ich liebe meine Eltern ja auch. Aber diese tägliche Nähe kann ich ihnen gar nicht geben. Ich meine, sie führen doch eine Ehe, sie haben doch auch einander!«

Wahrscheinlich ist dies tatsächlich die entscheidende Frage für Maikes Eltern: Wie können sie in eine erfüllende Paarbeziehung miteinander finden, auch ohne Kinder, das leere Haus mit etwas füllen? Mir scheint, dass das elterliche Paar damit

Schwierigkeiten hat, sie deshalb immer wieder in Streitereien geraten, die nur lösbar sind, wenn sie Maike – das Kind – wieder einbinden.

Familien sind, wie alle menschlichen Gemeinschaften, ein soziales Feld, ein »System«, in dem die einzelnen Individuen miteinander verbunden sind. Dadurch, dass sich bei Maike etwas verändert, wird auch eine Änderung bei den anderen angestoßen – eine Dynamik, die man öfter in Psychotherapien sehen kann. Maike ist beispielsweise nicht sicher, ob ihre Eltern ihr nur weniger von ihren Konflikten erzählen, wie sie es sich auch gewünscht hat, oder ob die Eltern in ihrer Ehe Konflikte nun tatsächlich besser für sich klären können, ohne Maike einzubeziehen. In Maikes Augen hat es zumindest den Anschein, die elterliche Beziehung kommt in ruhigere Gewässer. Aber eigentlich ist dies das Thema ihrer Eltern, kein Problem, das Maike lösen kann und sollte.

Unsere Gespräche über ihre Familie helfen Maike, innerlich etwas zu vollziehen, was sich durch unsere therapeutische Arbeit über ein Jahr lang vorbereitet hat. Maike löst sich von »zu Hause«, verlässt ihre Kinderrolle, löst sich auch von ihren inneren Eltern. Nicht in blindwütigen Absetzversuchen, die einen nicht selten, wie beim Strampeln im Treibsand, nur umso tiefer in den Konflikten versinken lassen. Maike hat etwas verstanden. Sie kann nachvollziehen, warum die Eltern sich verhalten, wie sie es tun. Aber gerade das trägt dazu bei, dass Maike besser unterscheiden kann: Was kommt von den Eltern, was ist deren inneres Thema – und was ist eigentlich ihr eigener, Maikes Wunsch. Verstehen ist die Kraft zur Veränderung – denn erst durch das Verstehen wissen wir überhaupt, warum wir etwas tun, und können, wenn auch eingeschränkt, Freiheit gewinnen. Eine Therapie kann einem Menschen niemals Entscheidungen für sein Leben abnehmen, ihm immer nur dabei helfen, genügend innere Freiheit zu finden, damit er selbst überhaupt Entscheidungen treffen kann. Ich glaube, Maike hat für sich eine solche Entscheidung getroffen: dass sie Abschied nehmen will von Nimmerland. Sie löscht den Kontakt zu ihren Eltern aber nicht aus, »ghostet« sie nicht, sondern tritt ihnen als die erwachsene Frau entgegen, die sie ist.

Es ist Frühsommer, unser zweites Jahr ist längst angebrochen und ich habe das Gefühl, unsere Therapie nähert sich ihrem Ende. Maike entschließt sich, ihr Studium erst einmal »zu pausieren«.

»Im Augenblick kann ich mich nicht entscheiden, was ich werden will. Ich möchte erst einmal keinen Druck durch Prüfungen haben, einfach nur mal Zeit haben für das, was mir wichtig ist«, sagt Maike.

Ihre Eltern tragen etwas zu dieser Freiheit bei, indem sie Maike weiterhin finanziell unterstützen. Maike sucht sich aber auch einen kleinen Job, um etwas Geld anzusparen. Sie unternimmt viele Aktivitäten und Ausflüge. Hin und wieder berichtet sie auch von Begegnungen mit Männern, die sie interessieren, aber bislang habe sich nichts Festes ergeben. Vor allem engagiert sie sich in der Klimabewegung. Sie besucht Seminare, nimmt an Aktionen ihrer Gruppe teil, organisiert aber auch selbst Veranstaltungen. Auch in den Therapiestunden wirkt sie anders, besonders, wenn ich es mit dem Beginn unserer Therapie vergleiche. In ihrem ganzen Körper scheint mehr Spannung, ein gewisses Moment von Forschheit, ihre Stimme und ihr Blick sind selbstbewusster. Ich habe das Gefühl, dass Maike gerade zu sich selbst findet. Nicht, dass sie alles schon wissen müsste, wer sie ist, was sie will, aber sie kann beginnen, das für sich zu entdecken.

Alles, was wir tun, ist von unserer Geschichte durchdrungen, ob wir uns dessen bewusst sind oder nicht. Wir wandeln immer in jemandes Spuren. Doch das muss nicht immer ein Unglück bedeuten. Denn unsere Geschichte ist immer auch das Fundament, auf dem wir unser Leben errichten. Der Psychoanalytiker Erik H. Erikson hat für diesen Prozess den Begriff der Generativität geprägt. Generativität meint die Fähigkeit, für etwas Verantwortung zu übernehmen, das über die Begrenztheit des eigenen Lebens hinausgeht: für das, was wir bekommen haben, und das, was wir hinterlassen werden. Jeder Mensch ist Teil einer Folge von Generationen. Andere waren vor uns, und es werden andere nach uns sein. Was wir besitzen, ist in Wahrheit nur geliehen: Wir sind nur zu Gast auf der Erde. Generativität bedeutet, die materiellen oder immateriellen Werte, die wir von den vorherigen Generationen geerbt haben, so zu behandeln, dass wir sie an die Nachkommen weitergeben können. In der Metapher des Elternhauses gesprochen: Die Eltern übergeben, wenn die Zeit gekommen ist, die Schlüssel ihren Kindern. Diese nehmen Änderungen am Haus vor, vielleicht auch solche, die den Eltern nicht gefallen hätten. Sie reißen das Haus aber auch nicht ab, löschen seine Geschichte nicht aus, weil es für den Moment gewinnbringender scheint. Gerade dadurch, dass das Haus verändert wird, bleibt es erhalten.

Wo etwas von einer Generation an die nächste weitergereicht wird, können Konflikte entstehen, sogenannte Generationenkonflikte. Das Haus weiterzugeben, im wörtlichen oder übertragenen Sinn, bedeutet für die Eltern auch anzuerkennen, dass nun andere an der Reihe sind: Es ist eine Begegnung mit der eigenen Vergänglichkeit, der Endlichkeit der eigenen Kräfte. Was aber, wenn man noch so viele offene Wünsche an das Leben hat, wenn man zu viel ungelebtes Leben in sich trägt? Für die Kinder bedeutet die Übernahme des Hauses, dass sie die

Last der Verantwortung übernehmen, selbst Entscheidungen treffen und es keinen Älteren gibt, der es vermeintlich besser weiß. Es bedeutet auch, den Platz der Eltern einzunehmen, das Eigene, Neue zu behaupten. Es ist ein heikler Prozess, der leicht zu »Komplexen«, zu Verknotungen im generativen Band führen kann. Die zentralen psychischen Konflikte, welche die Psychoanalyse beschreibt, handeln von solchen Generationenkonflikten, von der Schwierigkeit der Kinder, sich zu lösen, und der Schwierigkeit der Eltern, loszulassen – in gewisser Hinsicht gilt das auch für jenen viel zitierten und oft missverstandenen »Ödipuskomplex«. Die Sage des Ödipus erzählt schließlich von einem Sohn, der von seinem Vater ausgesetzt wird, weil dieser fürchtet, er könne ihn eines Tages vom Thron stoßen – aber auch von einem Sohn, der sich nicht von der unbewussten Bindung an die Eltern lösen kann, ein Leben lang an der Seite der Mutter bleibt. Auf diesem Wege kann nichts Neues entstehen, kommt die generative Weitergabe ins Stocken.

Ich glaube, Maike und ihre Eltern haben sich in solchen Netzen des Generationenkonfliktes verfangen, zwischen Liebe und Wut, Bindung und Abgrenzung, zwischen Trauer, die das Vergangene nicht gehen lassen kann, und der Sehnsucht nach dem Neuen. Maikes Geschichte ist aber auch ein Beispiel dafür, dass sich solche Knoten lösen lassen, zumindest so weit, dass sie einem Menschen nicht den Weg ins Freie versperren. Vielleicht gilt dies ganz allgemein: Eltern können leichter loslassen, wenn sie das Gefühl haben, dass etwas von ihnen in den Kindern weiterlebt, ihre Geschichte mit der nächsten Generation nicht ausgelöscht, für nichtig erklärt wird, sondern das eigene Leben einen Sinn hatte, ein Baustein war für das Haus der Nachkommenden. Kinder können sich leichter lösen, wenn sie ihr Leben gestalten dürfen, ohne sich schuldig fühlen zu müssen, dass sie ihr Eigenes haben wollen – aber auch, wenn sie mit dem, was die Eltern ihnen hinterlassen, etwas gestalten können, es wirklich Bausteine, nicht nur Trümmer sind, die sie erben. In einer gelingenden Generativität bewahrt sich eine menschliche Gemeinschaft im selben Maß, wie sie sich erneuert, in der Familie wie in der ganzen Gesellschaft.

Wieder muss ich an Maikes Engagement für den Klimaschutz denken. Geht es hier nicht, wenngleich auf einer ganz anderen Ebene, um etwas Ähnliches? Während die traditionelle Gesellschaft jahrhundertelang jenes Elternhaus in heilige Hallen verwandelt hat, an denen die Kinder nichts ändern dürfen, die Macht der Vergangenheit der Gegenwart in Gestalt von unverrückbaren Riten und Traditionen Ketten angelegt hat, droht in unserer Gesellschaft ein anderes Unheil. Wir reißen die Balken des Hauses ab, um sie für den Vorteil eines Augenblicks zu verfeuern, ohne Achtung für das Gestern und ohne Verantwortung für das Morgen – als wäre die ganze Welt ein Nimmerland, in dem immer nur »Jetzt« ist. Behandeln wir nicht alles auf diese Weise verantwortungslos, letztlich auch uns selbst, bis zur völligen Erschöpfung aller physischen und psychischen Ressourcen? Im Umgang mit der Welt veräußerlicht sich immer auch unsere innere Welt: Das, was wir mit anderen tun, tun wir am Ende auch mit uns selbst. Es gibt keinen nachhaltigen gesellschaftlichen Wandel ohne ein Moment der Selbstreflexion. Alle Änderungsversuche, die ohne Besinnung auf sich selbst gegen das Bestehende anrennen, sind immer schon in die Bahn des Wiederholungszwangs eingebogen.

Es gibt mir letztlich Hoffnung, Maikes Engagement zu sehen. Mit wie vielen Komplikationen und Komplexen auch immer beladen: Ihre Generation äußert doch ein fühlbares »Nein« – auch, wenn noch niemand sagen kann, ob es ihr gelingen wird, einen Weg ins Freie zu finden.

Es ist nicht die Aufgabe einer Psychotherapie, gesellschaftliche Konflikte zu lösen. Maike hat in unseren anderthalb Jahren der Zusammenarbeit eine entscheidende Entwicklung vollzogen, erst einmal ganz für sich persönlich. Was sie daraus macht, liegt nun in ihrer Hand – und es ist nicht mehr Teil unserer Therapie. Sie ist nicht mehr depressiv, sondern hat begonnen, ihr Leben aktiv zu gestalten. Nun ist es wichtig, dass sie auch mich verlassen kann, ich nicht zur nächsten Elternfigur werde, die sie bindet. Tatsächlich endet unsere gemeinsame Arbeit im Sommer des zweiten Therapiejahres. Einige Themen bleiben noch offen, etwa ihre spürbare Bindungsangst, gerade, wenn es sich um Liebesbeziehungen handelt. Aber eine Therapie entlässt einen Menschen ja auch nicht konfliktfrei, sondern, wenn man es mit diesen Worten sagen will, konfliktfähig. Ich glaube, Maike kann sich jetzt selbst an ihre Lebensfragen heranwagen, braucht dafür meine Hilfe nicht.

Sie hat sich zunächst vorgenommen, für ein halbes Jahr durch die Gegend zu reisen, per Interrail durch Europa. »Und dann mal schauen, wo ich lande. Ich will weiterstudieren, aber vielleicht wähle ich noch einmal ein anderes Fach. Geografie würde passen, das ist näher an den Themen, die mich interessieren. Vielleicht setze ich mein Lehramtsstudium auch fort, aber dann noch einmal an einem anderen Ort. Wo, das weiß ich jetzt noch nicht.«

»Sie müssen das jetzt noch nicht entscheiden«, sage ich. »Es ist offen.«

Aliya und Shadi
Die verlorenen Worte. Eine Kindertherapie

Die Geschichte führt uns in die Praxis einer Kinderanalytikerin, die über ihre Arbeit mit dem sechsjährigen Shadi und seiner Mutter Aliya berichtet. Kinderanalysen sind eine Spezialisierung innerhalb der psychoanalytischen Therapieverfahren und bedürfen einer eigenen therapeutischen Ausbildung. Kinderanalytiker behandeln Kinder vom Säuglingsalter bis in die Spätadoleszenz, wobei es gerade bei jüngeren Kindern üblich ist, dass sie von einem Elternteil begleitet werden.

Iron Man

Mein Telefon klingelt. Einen Moment zögere ich, abzuheben, denn meine Sprechstunde ist fast vorbei, in nur wenigen Minuten beginnt die nächste Sitzung. Eine Frau mit einer kehligen, aber unverkennbar jungen Stimme ist in der Leitung. Sie hat einen Akzent, den ich nicht recht zuordnen kann, auch, weil sie sich zu bemühen scheint, ihn durch eine besonders betonte Aussprache zu überdecken. Die Frau sagt, sie rufe ihres Sohnes wegen an, es gebe »Probleme«. Eine Pädagogin sei in den Kindergarten bestellt worden, um sich ihren Sohn einmal »anzusehen«. Daraufhin habe man ihr in einem Elterngespräch mitgeteilt, dass »der Fall zu schwierig« für die Einrichtung sei und sie sich »therapeutische Hilfe« holen solle. Sie mache sich große Sorgen, ihr Sohn sei sechs Jahre alt, die Einschulung stehe kurz bevor. Die Empfehlung laute Förderschule, das aber wolle sie nicht. Sie klingt aufgebracht, als sie das sagt, redet nun schnell und schnauft laut, als sei sie außer Atem. Obwohl mich ihre Schilderung aufhorchen lässt, bleibe ich angesichts der Zeitknappheit kurz angebunden. Weil sie aber immer weiterredet, muss ich sie unterbrechen. Wir vereinbaren schließlich ein Vorgespräch. Die Terminfindung gestaltet sich allerdings so kompliziert, dass ich am Ende beinahe ärgerlich werde: Will sie etwas von mir oder ich von ihr? »Wie heißt Ihr Sohn denn?«, will ich noch wissen, bevor wir auflegen. Doch ich verstehe sie nicht mehr, ein störendes Rauschen unterbricht sie immer wieder. Plötzlich höre ich einen lauten Kinderruf – oder ist es eher ein Schrei? Kurz darauf meldet sich die Frau wieder und beendet hektisch das Telefonat, als ob sie von etwas bedrängt würde. Das abrupte Ende des Gesprächs hat etwas diffus Bedrohliches und lässt mich irritiert zurück. Doch dann geht schon die Türklingel, und ich muss mich meinem nächsten Patienten widmen.

Knapp eine Woche später lerne ich Shadi und seine Mutter Aliya kennen. Es ist ein kalter Januartag. Die beiden kommen in dicke Winterkleidung gehüllt in meine Praxis. Nachdem sie an der Garderobe abgelegt und den Therapieraum betreten haben, bin ich beinahe etwas überrascht, so blass und schmal wirkt Shadi ohne seine Jacke, ein zarter Junge, der an der Hand seiner Mutter ins Zimmer kommt. Er hat große dunkle Augen und kurzes, schwarzes Haar, das strubbelig von seinem Kopf absteht, als wäre er gerade erst aus dem Bett aufgestanden. In seiner rechten Hand hält er eine Actionfigur. Eigentlich ist Shadi ein hübsches Kind, aber die dreckigen Finger, sein leerer Blick, der getrocknete Speichel am Kinn – seine ganze Erscheinung löst in mir ein Gefühl von Befremdung aus. Ich empfinde fast ein wenig Berührungsangst, als wäre etwas an Shadi, von dem ich auf eine intuitive Weise Abstand nehmen will. Ein unwillkürliches Gefühl, das mich selbst verwundert, das mir auch unangenehm ist, denn natürlich möchte ich allen Menschen in meiner Praxis mit der gleichen Offenheit begegnen. Doch in einer Psychoanalyse bedeutet Offenheit auch, sich für alle Gefühle zu öffnen, die im Raum entstehen, nicht nur für solche, die man gerne hat. Auch in einer Kinderanalyse beginnt die therapeutische Arbeit bei meinen eigenen Gefühlen, dem, was in mir selbst scheinbar unbegründet und unverständlich entsteht.

Shadis Mutter Aliya wirkt äußerst gepflegt. Mit ihr kommt der Duft eines Parfüms in den Raum, fast ein wenig zu viel, aber nicht unangenehm. Sie trägt ihr dunkelbraunes Haar offen, ihre dunklen Augen sind von einer eckigen Brille gerahmt, alles an ihrem Gesicht wirkt glatt und makellos. Zugleich ist da etwas Hartes, Abweisendes an ihr – als würde sie ihren aufmerksamen Blick nur nach außen richten, wie aus einem Visier, und auf ein Ziel zustreben.

Shadi bleibt genau an der Stelle stehen, zu der ihn seine Mutter geführt hat. Sie zieht ihm seinen Pulli zurecht, der etwas nach oben verrutscht ist, was der Junge ohne Regung hinnimmt. Wie eine Wachsfigur, denke ich beklommen. »Komm, Shadi«, sagt sie, »setz dich doch«, eine Aufforderung, die der Junge marionettenhaft befolgt. Auch auf dem Stuhl sitzt Shadi fast bewegungslos, den Blick wie in eine abgründige Ferne gerichtet. Er wirkt so unbezogen, dass ich mich frage, ob es sich bei Shadi vielleicht um ein autistisches Kind handelt. Ist das der Grund, weshalb die Pädagogin die Mutter zu einer Konsultation zu mir geschickt hat? Auf meine Versuche, ihn zu begrüßen, ihn nach seinem Namen zu fragen, einen ersten Kontakt herzustellen, reagiert Shadi nicht. Nur seine Augen geben Auskunft davon, dass er meine Worte überhaupt wahrgenommen hat, und beobachten mich vorsichtig.

»Ich weiß nicht mehr weiter«, eröffnet Aliya ohne größere Umschweife die Sitzung. Die Sorge steht ihr ins Gesicht geschrieben, sowie der Schatten einer zunehmenden Verzweiflung. Aliya erzählt, dass es mit Shadi »nur noch Probleme« gebe. Er sei eigentlich immer »ein fröhlicher Junge« gewesen, der den ganzen Tag habe spielen können, der gerne Lieder gesungen habe, auch sehr neugierig gewesen sei, immer habe er alles ganz genau wissen wollen: »Mama, warum dies, Mama, warum das.« Aber in letzter Zeit sei das »alles weg«. Im Kindergarten gebe es Schwierigkeiten. Die Erzieherin berichte, er habe vor Kurzem angefangen, sich in die Hose zu machen, sei sonst viel alleine, spiele am liebsten für sich, sei anderen Kindern gegenüber abweisend. »Als hätten wir nicht schon genug Sorgen«, meint sie. Es ist spürbar, dass Aliya einiges auf dem Herzen hat. Sie spricht so schnell und viel, dass ich kaum zu Wort komme.

Sie seien vor zweieinhalb Jahren nach Deutschland gekommen, und ihre Muttersprache sei Arabisch. »Aber wir alle bemühen uns, immer Deutsch zu sprechen«, sagt sie, als müsse sie sich vor mir rechtfertigen. »Und das schaffen wir auch. Ich habe schon angefangen, Deutsch zu lernen, da waren wir noch drüben. Wir hatten schon vor dem Krieg Verwandtschaft in Deutschland, zu der Zeit war ich auch für ein Jahr als Au-pair hier. Das hat es leichter gemacht. Mir war so wichtig, dass wir hier wieder möglichst schnell zu einer Normalität finden. Ich wollte, dass unser Leben hier endlich wieder ein wirkliches Leben ist, die Kinder eine Zukunft haben, anders als in Syrien, verstehen Sie?«

Syrien – das Wort lässt etwas in mir aufschrecken. Sofort habe ich Bilder von Krieg und Zerstörung vor meinem inneren Auge. Ich habe zwar einige Erfahrung, auch mit Therapien, in denen es um die Behandlung von Traumafolgestörungen geht. Ich habe aber noch keine Menschen behandelt, die vor dem syrischen Bürgerkrieg geflohen sind. Was mir Kollegen aus ihren

Therapien erzählen, ist mitunter so grauenvoll, dass es nur schwer zu ertragen ist.

Dann erzählt Aliya mir, dass sie tatsächlich mit ihren drei Kindern wegen des syrischen Bürgerkriegs nach Deutschland geflohen ist. Shadi war da kaum vier Jahre alt, seine älteren Schwestern acht und vierzehn. Die Flucht sei kompliziert gewesen, sie hätten aber auch Glück gehabt. Bevor der Krieg ihre Heimatstadt erreichte, flohen sie zunächst in den Libanon. Dort sei es ihnen nach vielen Mühen gelungen, eine Einreisegenehmigung nach Europa zu erhalten, vor allem durch die Hilfe ihres Onkels, der bereits seit einigen Jahren mit seiner Familie in Deutschland lebe. Über einige Umwege seien sie mit dem Flugzeug nach Europa und schließlich nach Deutschland gekommen. Sie wisse, dass sie das alleine den »guten Verbindungen der Familie« verdanke. Andere Fluchtwege habe sie immer ausgeschlossen, denn die Geschichten, die sie darüber höre, seien »Horror«.

Von Shadis Vater berichtet Aliya nichts. Am Anfang wohnt die kleine Familie bei Aliyas Onkel, mit seiner Unterstützung gelingt es ihr, Fuß zu fassen. Aliya kann schon bald an einem Integrationskurs teilnehmen und arbeitet inzwischen aushilfsweise als Dozentin an der Volkshochschule, wo sie arabischsprachige Immigranten unterrichtet. Am Wochenende arbeitet sie zudem in einem Restaurant. In Syrien war sie Lehrerin für Englisch. Sie muss viel Kraft und Zeit aufwenden, um über die Runden zu kommen. Die Einliegerwohnung im Haus des Onkels, die sie mit ihren Kindern bewohnt, befindet sich in einer Kleinstadt in der Provinz. Aliya kommt abends oft erst spät nach Hause, meist schläft Shadi dann schon. Ich denke: Shadi bekommt wenig von seiner Mutter mit, lebt in einer Atmosphäre, die sehr von dem Kampf um die ökonomische Existenz der Familie geprägt ist. Aliya bleibt wohl kaum etwas anderes übrig, als den Alltag auf diese Weise zu bewältigen. Ein wenig fühle ich mich nun schuldig, dass ich Aliya terminlich nicht mehr entgegengekommen bin. Doch von diesen Schwierigkeiten hat sie am Telefon nichts gesagt. Ich ahne, wie wichtig es Aliya ist, hier einen gewissen Status erlangt zu haben, etwas aus eigener Kraft geschafft zu haben und nicht abhängig zu sein.

»Sie haben eine unvorstellbare Zeit durchlebt«, sage ich.

»Ja«, bestätigt Aliya. Für einen Moment ist eine Stille im Raum, und Aliya wirkt auf mich zunehmend angespannt. Ich will etwas sagen oder etwas fragen: Was haben Sie in Syrien erlebt? Was ist mit Shadis Vater? Aber etwas hält mich davon ab, ich fühle mich innerlich blockiert.

»Wie geht es Ihnen selbst damit?«, sage ich schließlich.

Aliya sieht mich fragend an, dann ist es, als würden sich ihre Züge verhärten: »Das ist nicht wichtig.«

Ich sage: »Ich glaube, Sie haben viel die Zähne zusammengebissen in den letzten Jahren. Sie tun alles, was Sie können, damit die Familie über die Runden kommt.«

Aliya: »Das ist mir auch gelungen. Wissen Sie, was mir dabei geholfen hat?«

Aliya zitiert ein arabisches Sprichwort auf Deutsch, das sinngemäß besagt: Wer sich über sein Unglück beklagt, den überkommt ein noch schlimmeres.

»Ich habe mich nie beklagt«, sagt sie, »was hilft es, zurückzuschauen. Wenn ich alle Dinge zähle, die wir verloren haben, dann würde ich den ganzen Tag damit verbringen. Aber das hilft nicht weiter. Wir müssen nach vorne schauen. So haben wir es geschafft.«

Ich bin nicht sicher, wen genau Aliya mit »wir« meint: Shadi, ihre Familie, ihr ganzes Land, das ein gemeinsames Schicksal teilt?

Aliya erzählt von Samira, ihrer ältesten Tochter. Nachdem

sie in Deutschland angekommen waren, habe sie ihre Tochter in einem Intensiv-Sprachkurs angemeldet. Samira habe schnell Deutsch gelernt, so schnell, dass sie innerhalb eines Jahres den Anschluss an das deutsche Schulsystem geschafft habe. Inzwischen besuche sie ein technisches Gymnasium. Sie sei sehr stolz auf ihre Tochter. Am Vorabend des ersten Tages an ihrer neuen Schule aber sei Samira nicht aus dem Bett gekommen, sie habe nur geweint, gesagt, sie wolle das alles nicht, wolle nicht in die Schule.

»Ich habe ihr gesagt: ›Einen Tag kannst du im Bett bleiben, ich lasse dich. Aber morgen stehst du auf und gehst in die Schule. Würde dein Vater das wollen, dass du liegen bleibst? Weinen macht dich schwach, aber du musst stark sein, mein Schatz!‹ Das habe ich ihr gesagt, und es hat funktioniert. Sie ist am nächsten Tag aufgestanden, noch vor mir war sie wach und hat sich angezogen. Ohne eine Träne ist sie in die Schule.«

Ich kann Aliyas Vorgehen verstehen. Es mag hart klingen, wie sie zu ihrer Tochter gesprochen hat, aber nicht herzlos. Aliya versucht ihren Kindern das zu geben, was sie ihrer Meinung nach brauchen. Traurig zu sein, zu klagen, zurückzublicken – das muss man sich leisten können. Für Aliyas Familie geht es zunächst darum, Boden unter den Füßen zu gewinnen. Aliya sorgt dafür, dass die Kinder nicht ins Leere fallen, besteht auf dem Schulbesuch, drängt sie dazu, die neue Sprache zu lernen, mit einer Kraft und Vehemenz, die ich bewundere.

Doch all das hat einen Preis. Denn wo bleibt Raum für den Schmerz, Zeit, all das zu verdauen, was geschehen ist? Aliya hat die Überzeugung: »Weinen macht dich schwach.« Vielleicht muss sie auch etwas in sich unterdrücken, einen Teil von sich selbst abspalten, dem durchaus zum Weinen zumute ist. Wie gut ihr das wirklich gelingt, wie sehr sie selbst eigentlich leidet, ist für mich noch nicht einzuschätzen. Sicher scheint mir aber, dass es Shadi nicht gelingt. Seine kindliche Seele kommt nicht mit. Wieder fällt mein Blick auf ihn seine kleinen, verschmierten Hände und die Actionfigur, die er festhält. So verloren wirkt er auf mich und abwesend. »Wo bist du?«, frage ich ihn in Gedanken.

Aliya erzählt weiter: »Als wir in Deutschland waren, dachte ich: Endlich wird es ruhig. Endlich wieder ein Leben. Und dann gingen die Probleme los mit Shadi.« Direkt nach der Ankunft – »Oder war es doch schon früher? Ich erinnere mich nicht mehr« – beginnt er Auffälligkeiten zu entwickeln. Früher sei Shadi »ein ganz normaler Junge« gewesen, aber hier sei es, als ob er … Aliya sucht ein passendes Wort, sagt dann: »Hier spinnt er.« Anfangs glaubt Aliya, Shadi sei nur erschöpft und müde, müsse sich von den Strapazen der Flucht erholen, das fremde Land, die neue Situation kennenlernen: »Weil er fast nichts mehr gesprochen hat.« Nach und nach seien aber seltsame Verhaltensweisen hinzugekommen: »Manchmal sitzt er stundenlang an einem Fleck, ich begreife das nicht.« Gebe man ihm dann etwas, zum Beispiel Schokolade, reagiere er durchaus: Er packe die Süßigkeit aus, schiebe sie sich in den Mund, lutsche »gedankenverloren« daran herum – nur um anschließend wieder in sich zu versinken. »Das ist doch nicht normal.« Aliya sieht mich fragend an.

Ihre Worte beunruhigen mich in der Tat, ein solches Verhalten ist für ein Kind seines Alters ungewöhnlich. Sich nicht mehr zu bewegen, nicht mehr zu sprechen, ein sogenannter kindlicher Mutismus: Das sind ohne Zweifel Symptome, die darauf hindeuten, dass etwas auf eine gravierende Weise nicht stimmt. Als hätte Aliya meine Gedanken erraten, meint sie: »Aber Shadi ist nicht immer so.« Es gebe Zeiten, in denen komme es ihr vor, »als wäre nichts gewesen«. Shadi renne umher, spiele mit seinen Schwestern, zeige Interesse an der Welt, vor allem in der Natur sei er gerne, gehe etwa gerne mit der Tante und ihrem Hund spazieren. Shadi spreche auch gelegentlich, allerdings – anders als früher – nur noch mit den engsten Familienmitgliedern, und auch dann nur flüsternd.

»Spricht er mit Ihnen?«, frage ich.

»Mit mir und seinen Schwestern spricht er noch am meisten. Aber auch nicht immer«, meint Aliya. Gesungen habe er allerdings seit Langem gar nicht mehr. Er wehre sich geradezu dagegen, wenn Aliya ihn ermuntere: »Obwohl er früher Musik doch so geliebt hat.«

Im Kindergarten habe Shadi sich anfänglich gut integriert, »die deutschen Kinder haben ihn angenommen«. Die fremde Sprache habe ihn zwar zunächst verwirrt, aber nur für kurze Zeit. »Kinder lernen ja so schnell«, sagt Aliya. Aber dann habe er »Probleme gemacht«, deshalb hätten sich auch die anderen Kinder von ihm zurückgezogen. »Ich hoffe, Sie können mir sagen, was wir tun sollen, damit wir das wieder in den Griff bekommen.«

»Gibt es denn noch weitere Dinge, die Ihnen aufgefallen sind?«

Aliya überlegt eine Weile: »Manchmal hat Shadi Albträume.« Er wache schreiend und weinend auf, dabei wirke er gar nicht richtig wach, er sei dann kaum zu beruhigen, schlafe aber nach einer Viertelstunde meistens von alleine wieder ein. Wenn Aliya ihn am nächsten Morgen frage, was er geträumt habe, schüttele Shadi nur den Kopf, er könne sich an nichts erinnern, nicht einmal daran, dass er überhaupt aufgewacht sei. Was Aliya schildert, nennt man einen *pavor nocturnus*, ein nächtliches Aufschrecken, während dessen Kinder nicht ansprechbar sind, desorientiert und ihre Umgebung nicht erkennen. Im Gegensatz zu einem Albtraum können sich die Kinder nicht an das erinnern, was sie geträumt haben, sie werden von einer scheinbar gestaltlosen, rein körperlichen Angst durchflutet. Die Ursachen können harmloser Natur sein. Bei Shadi aber, habe ich den Eindruck, reiht sich dieses Symptom in jenes unsagbare Etwas, das ihn im Klammergriff hält, das er weder sagen noch träumen kann: Nur Schrecken ist da.

Aliya berichtet zudem von »seltsamen Bewegungen«, die Shadi manchmal ausführe, etwa seine Augen zu schließen und minutenlang den Kopf rhythmisch hin und her zu wiegen, sogenannte Stereotypien, mit denen manche Kinder versuchen, sich selbst zu beruhigen, große innere Anspannung abzubauen. Aliya berichtet von ihrer Sorge, dass Shadi an einem Autismus leiden könnte. Inzwischen glaube ich selbst das nicht mehr, auch wenn ich es noch nicht völlig ausschließen kann. Zwar können Sprachverlust, Stereotypien, emotionale Unbezogenheit Symptome des autistischen Spektrums sein – doch nach allem, was Aliya erzählt, scheinen diese Verhaltensweisen bei Shadi immer reversibel. Fühlt er sich sicher, zeigt sich auch noch ein anderer Shadi, der durchaus sprechen kann, zu anderen Kontakt aufnimmt, mit anderen Kindern spielt. Diagnostisch bedeutsam ist, dass die besagten Symptome bei ihm erst seit der Flucht nach Deutschland aufgetreten sind, zumindest haben sie sich seither verstärkt.

Erneut fällt mir Shadis Vater ein. Ich fühle eine Hemmung, nach ihm zu fragen, überwinde mich dann aber trotzdem, gegen den inneren Widerstand, der auch noch anhält, als ich zu sprechen beginne. Kaum habe ich die ersten Worte gesprochen, ereignet sich etwas Seltsames: Für einen kurzen Moment scheint die Situation in meinem Praxisraum wie eingefroren. Als hätte etwas die Zeit angehalten und ich säße den erstarrten Figuren einer Fotografie gegenüber, nicht lebendigen Menschen. Noch ehe Aliya etwas sagen kann, befreie ich mich durch ein Räuspern aus dem Zustand.

»Er ist nicht mitgekommen«, sagt Aliya.

»Das heißt, er lebt noch in Syrien?«, frage ich zögernd.

»Nein. Er ist nicht mehr unter uns. Das hat auch den Ausschlag gegeben, dass wir weggegangen sind.«

Es ist schwer zu sagen, was Aliya fühlt. Spürbar wird in der Weise, wie sie spricht, nur die stillschweigende Aufforderung: Frag nicht weiter! Das Thema darf nicht berührt werden! Aliya sieht mich aus glasigen Augen an. Ich habe das Gefühl: Wenn ich noch weiterfrage, bricht sie in Tränen aus. Aber, so ist mein Eindruck, es wäre kein befreiendes Weinen, sondern gleichsam ein innerer Dammbruch, ein Zusammenbruch ihrer psychischen Abwehr, mit der sie sich im Gleichgewicht hält. Aber wie sollte sie dann meinen Praxisraum verlassen und ihren Alltag bewältigen? Und eigentlich geht es doch um Shadi und wie ich ihm helfen kann. Schon an dieser Stelle ahne ich, wie sehr auch Aliya zu einem Teil der Behandlung wird, wie sehr, was ich später merken werde, Shadis und Aliyas Gefühle in Verbindung miteinander stehen, ich auch Aliya helfen muss, um Shadi helfen zu können. Ich beschließe, es zunächst dabei bewenden zu lassen, wenngleich sich in mir viele Fragen auftun: Wann ist der Vater gestorben? Wie ist er gestorben? Wie hat Shadi davon erfahren? Wie geht es Aliya damit, den Kindern?

Die Stunde neigt sich dem Ende zu. Im Verlauf der Sitzung habe ich auch immer wieder einmal das Wort an Shadi gerichtet, versucht, mit ihm in Kontakt zu kommen, habe ihm etwas von dem Spielzeug angeboten, das hier in meiner Praxis ist. Nicht, dass ich eine Antwort oder Reaktion erwartet hätte. Aber ich will ihn von Anfang an einbeziehen, ihm vermitteln, dass es seine Therapie ist, dass die Erwachsenen nicht einfach über seinen Kopf hinweg für ihn entscheiden, auch, wenn er sich erst einmal nicht aktiv am Gespräch beteiligen kann. Shadi bleibt stumm. Wenn möglich, versuche ich in der ersten Sitzung auch einmal mit den Kindern alleine zu sprechen, während die Eltern eine Weile im Wartezimmer Platz nehmen. Bei Shadi scheint mir das in der ersten Stunde zu viel. Ich spüre, wie ängstlich und angespannt Aliya ist, und Shadi hat noch kein Wort gesprochen. Beide müssen vielleicht erst einmal ankommen, Boden unter den Füßen gewinnen, auch hier in meiner Praxis. Doch trotz Shadis Apathie ist mir eine Sache an ihm nicht entgangen: ein kurzer Funke in seinen Augen, der immer wieder aufgeblitzt ist – vor allem, wenn er nach dem Haus mit meinen Spielpuppen geschaut hat.

Ich sage zu Aliya: »Es ist spürbar, wie sehr Sie die Situation belastet. Ich glaube, es ist wichtig, dass wir uns noch etwas Zeit nehmen, um alles besser zu verstehen. Vielleicht kann ich in der nächsten Woche auch einmal eine Weile mit Shadi alleine sprechen.«

Aliya und ich vereinbaren ein weiteres Gespräch. Als sie sich zum Gehen fertig macht, steckt Shadi seine Actionfigur in den Mund und kaut auf ihr herum. Spontan wende ich mich an ihn: »Das ist aber eine tolle Figur, Shadi. Hat sie einen Namen?« Beim Klang seines eigenen Namens durchzuckt es Shadi, er blickt mich kurz an, dann sofort wieder weg und kaut heftiger auf der Figur. Aliya antwortet für ihren Sohn »Das ist Iron Man.« Er habe die Figur von seinem Vater geschenkt bekommen und aus Syrien mitgenommen. Er gebe sie »niemals aus der Hand«, selbst dann nicht, wenn sie ihm neues Spielzeug kaufe, er nehme sie sogar mit ins Bett.

Aliya geht zur Tür, doch Shadi bleibt an Ort und Stelle stehen. Sie ruft ihn. »Kommst du, habibi?« – Habibi, das arabische Kosewort, klingt in mir nach. Wie Aliya es ausgesprochen hat, klingt es weich, liebevoll, nah. Auf einmal habe ich das Gefühl, neben der zielstrebigen Aliya noch eine andere Aliya vor mir zu sehen.

Ich frage: »Wie ist das eigentlich: Hier haben Sie die ganze Zeit auf Deutsch mit Shadi gesprochen. Sprechen Sie mit ihm zu Hause Arabisch?« Aliya winkt ab, verneint: In der Familie sprächen alle Arabisch, und Shadi verstehe jedes Wort. Sie selbst habe nach der Ankunft in Deutschland beschlossen, so schnell wie möglich Deutsch mit ihren Kindern zu sprechen. Damit sie später keine Nachteile hätten. »Shadi versteht Deutsch mittlerweile besser als Arabisch«, sagt sie.

Als die beiden gehen, dreht sich Aliya noch einmal um und sagt: »Ich danke Ihnen sehr, Frau Doktor, dass Sie Shadi helfen.«

Die Stunde hinterlässt mich mit zwiespältigen Gefühlen. Irgendwie fühlt es sich an, als ob ich die beiden auf gewisse Weise bereits »adoptiert« habe, gar nicht mehr fortschicken kann, obwohl ich mir nicht sicher bin, was ich für Shadi tun kann. Doch seine Geschichte berührt mich, ich will ihn nicht abweisen. In der ersten Stunde hat vor allem seine Mutter gesprochen, und ich habe das Gefühl, auch sie ist eigentlich auf der Suche nach einem Ort, an dem sie etwas loswerden kann. Wenngleich es auch große Ängste gibt, ihre Weisung »Nicht zurückschauen« durchaus auch eine Aufforderung an mich ist.

Für mich ist noch nicht absehbar, worum es in der Behandlung gehen könnte. Was hat Shadi genau erlebt? Er wirkt auf mich wie eingekapselt, in sich zurückgezogen. Das kann auf eine traumatische Angst hindeuten, auf eine tiefe Verstörung in seinem psychischen Leben, auch auf eine kindliche Trauer. Ohne Zweifel gibt es bedeutende Verluste in seinem Leben. Jeder für sich hätte schon das Potenzial, seine kindliche Seele zu überfordern. Er hat den Vater verloren, seine vertraute Umgebung, die Heimat, die Sprache. Nun ist er in ein Umfeld geworfen, in dem alles fremd ist, die Mutter viel arbeiten muss, die Familie belastet ist. Aliya leistet viel, schafft für ihre Kinder eine ökonomische Basis, damit sie eine Zukunft haben, den

Anschluss finden. Aber was ist mit der emotionalen Basis? Shadi wirkt auf mich verloren, wie ein Kind, das im wahrsten Sinne kein Zuhause hat, einen Ort, an dem es sich geborgen fühlt, an dem es, auf eine kindliche Weise, all seinen Schmerz und seine Angst ausdrücken kann. Hat Shadi nicht in gewisser Hinsicht auch die Mutter verloren? Eine Mutter, die ihr Herz angesichts der Anforderungen des Alltags verhärten muss, die mit ihm nicht mehr auf die vertraute Weise umgeht, in einer fremden Sprache zu ihm spricht?

Aliyas Überlebensprinzip scheint mir geradewegs darauf zu beruhen, schmerzhafte Gefühle auszublenden, um ihre Hände freizubekommen, sich nicht in den Netzen der Vergangenheit zu verfangen. Sie versucht, vom Gestern loszukommen, sinnbildlich dafür scheint mir der Umstand, dass sie ihre eigene Muttersprache quasi abgelegt hat und auch mit den Kindern nicht mehr Arabisch spricht. Aliya hat dafür sicherlich gute Gründe, doch es ist zugleich ein radikaler Schritt. Ich frage mich, ob es nicht doch auch emotionale Motive sind, nicht nur praktische, die sie zu dieser Entscheidung bewogen haben: sich vom Alten lösen, in der neuen Welt funktionieren müssen, das heißt auch, jene unsichtbaren Fäden zu durchtrennen, die das emotionale Leben der Familie an die verlorene Heimat binden. Ist Shadis Symptom, sein Verstummen, damit nicht ein sinnfälliger Ausdruck dessen, dass er auch ganz real seine Sprache verloren hat, seine Mutter-Sprache? In psychoanalytischer Hinsicht ist die Sprache niemals nur Mittel des Informationsaustauschs, sozusagen ein Kommunikationsmedium mit beliebig austauschbaren Zeichen. Worte haben immer auch eine emotionale Qualität, sind Träger von Gefühlen und Erinnerungen. Als seine Mutter Shadi kurz »habibi« nannte, da war es mir, als würde für einen Moment etwas in ihm aufleben. Als wäre in diesem Wort etwas von dem geborgen, was er verloren hat.

Was kann ich für Shadi tun? Ich glaube, um das rauszufinden, ist es wichtig, noch besser zu verstehen, was Shadi erlebt hat – und was hinter seiner stummen Maske in ihm geschieht. Doch dazu muss ich etwas tun, wovor sich seine Mutter – und vielleicht auch er selbst – am meisten fürchtet: den Blick zurückrichten.

Mich beschäftigt meine Berührungsangst zu Beginn der Stunde. Sie hat vielleicht etwas mit dem Unaussprechlichen zu tun, das Shadi umgibt. Es geht um Ängste, aber auch um jenes Gefühl der Schuld, das nach meiner Einschätzung in vielen aktuellen Debatten um das Thema der Migration eine untergründige Rolle spielt. Schuldgefühle können in vielerlei Weise folgenreich sein. Sie können wütend machen – denn kaum etwas stachelt die Wut so sehr an wie ein Schuldgefühl. Sie können zu einer besonderen Befangenheit beitragen; aber auch in jene forcierte Gutmütigkeit umschlagen, die für den anderen nicht wirklich hilfreich ist, weil sie in Wahrheit nur ein eigenes inneres Thema beschwichtigen soll. Es ist Teil des psychoanalytischen Arbeitens, sich solcher Gefühle bewusst zu werden, denn man kann sich nicht einfach von ihnen freisprechen. Im Gegenteil wächst ihnen gerade dann jene Macht des Unbewussten zu, wenn man sie beiseitezudrängen versucht. Sie können auf diese Weise zu einem Hemmnis in der Beziehung werden, auch und gerade in einer therapeutischen Beziehung.

Wo ist Shadi in dem Ganzen? Was fühlt er? Oder besser: Wo ist der Teil in ihm, der lebendig ist und fühlen kann und der heute in meiner Praxis so wenig sichtbar war? Diese Fragen beschäftigen mich noch am Abend nach unserer ersten Sitzung. Shadis Stummheit lässt eine Lücke in unserem Kontakt entstehen, die in mir viele Fantasien weckt. Im Dämmerschlaf spät am Abend, als ich schon im Bett liege, ziehen vor meinem inneren Auge

Bilder vorbei. Ich sehe Shadi in den Straßen einer zerstörten Stadt. Die Angreifer sind überall, unsichtbar, Shadi aber rührt sich nicht. Er ist ganz alleine. Vom Himmel fallen Bomben, der Junge steht da, starrt sie an, während sie auf eine unheimliche Weise langsam, wie Luftballons, auf die Erde schweben.

Nirgendwo

Was bedeutet es, seine Heimat zu verlieren? In meiner Arbeit mit Shadi wird mich diese Frage immer wieder beschäftigen. Hilfreich sind für mich die Schriften des israelischen Kinderanalytikers Joshua Durban, der mit schwer traumatisierten Geflüchteten des Nahostkonfliktes und des Libanesischen Bürgerkriegs gearbeitet hat. Heimatverlust hat dabei immer auch eine psychische Dimension, die auch dann nachwirkt, wenn man sich an einen sicheren Ort retten konnte. Der Heimatverlust bezeichnet einen Verlust von Beziehungen, Eigentum, Zugehörigkeitsgefühl, Vertrautheit, Verwurzelung, Identität – etwas, das auf einer emotionalen Ebene vor allem an Gefühle der Trauer, aber auch der Wut und Ohnmacht rührt. Ich meine, bei Aliya eine solche Form des Heimatverlustes zu erkennen, sowie den Versuch, diesen Trauerschmerz zu unterdrücken.

Bei Shadi hat der Heimatverlust aber eine noch tiefere, existenzielle Dimension, die Durban als das »Nirgendwosein« bezeichnet. Hierbei steht Heimat nicht nur für einen Wohnort oder die Zugehörigkeit zu einer Nation, sondern für ein ganz grundlegendes Beheimatetsein im Leben: das Gefühl, »da« zu sein, mit der Welt verbunden, einen Ort zu haben, an dem man sicher und geborgen ist, oftmals auf einer ganz sinnlichen Ebene. Das kann die Vertrautheit von Gerüchen, von Stimmen, von der Atmosphäre einer Umgebung, vor allem aber die emotionale Verbindung zu anderen Personen sein, in deren Gegenwart man sich zu Hause, von denen man sich gehalten fühlt. Erwachsene Menschen können eine solche Heimat in sich tragen, auch dann, wenn sie ihr Zuhause verlassen. Sie haben das, was man in der Psychoanalyse eine »internalisierte sichere Basis« nennt. Ein kleines Kind wie Shadi hat dieses Sicherheitsgefühl noch nicht verinnerlicht, ist darauf angewiesen, es jeden Tag aufs Neue zu erfahren. Der Heimatverlust bedeutet für ihn nicht nur einen Verlust von Bindungen, sondern einen Riss im Gefühl des eigenen Daseins. Ich glaube, für Shadi haben die Worte Krieg und Flucht keine konkrete Bedeutung, für ihn stehen sie für das unbegreifliche Widerfahrnis einer Katastrophe, die ihn isoliert hat von allem, was ihm vertraut war, das Zerbrechen der eigenen Welt. Traumatisch sind für ein Kind nicht nur die schrecklichen Ereignisse an sich, sondern vor allem auch dieses Zerbrechen des Weltgefühls. Shadi ist nicht in Deutschland angekommen. Er ist auch nicht mehr in Syrien. Shadi ist, in den Worten Durbans, im »Nirgendwo«.

In unserer zweiten Sitzung in der darauffolgenden Woche bitte ich Aliya, für eine Weile ins Wartezimmer zu gehen, damit ich mit Shadi alleine sprechen kann. Sie versichert mir nochmals, dass er gut Deutsch versteht, befürchtet aber, dass er nicht antworten wird, dann geht sie mit offensichtlichem Unbehagen hinaus. Shadi sieht seiner Mutter nach, als sie den Raum verlässt, aber er rührt sich nicht, sagt nichts, bleibt stumm auf seinem Stuhl sitzen. Shadi hat in dieser Stunde wieder seine Actionfigur dabei, Iron Man, einen »Eisenmann«, der von Kopf bis Fuß mit einer roten Rüstung gepanzert ist. Als wir alleine sind, sage ich zu Shadi: »Möchtest du etwas spielen?«, und zeige auf die Spielsachen, die in meiner Praxis sind. Mit den Kindern zu spielen, ist für meine Arbeit von zentraler Bedeutung. Anders als mit Erwachsenen, geschieht das Entscheidende in der Therapie mit Kindern weniger im direkten sprachlichen Austausch als beim gemeinsamen Spielen. Shadi folgt zwar meinem Blick, antwortet jedoch nicht. Ich stehe auf und hole zwei Puppen aus einer Spielkiste: »Hier ist eine Mama, schau her, die hat einen roten Pulli an. Und da ist ein kleiner Junge«, ich stelle die Puppen nebeneinander, »der steht hier neben der Mama. Wer ist denn dieser kleine Junge? Magst du ihm einen Namen geben?« Shadi rutscht langsam auf die Kante seines Stuhls, sodass seine Zehenspitzen den Boden berühren. Ich lasse die Puppen miteinander sprechen. Erst denke ich, Shadis Interesse ist geweckt, aber als ich irgendwann aufblicke, sitzt er immer noch auf der Stuhlkante und rührt sich nicht. Seine Actionfigur hält er fest umklammert, während sein Blick zwar in Richtung der Puppen geht, er innerlich aber woanders zu sein scheint.

So verloren wirkt Shadi auf mich – für einen Moment verfliegt meine anfängliche Befangenheit ganz, am liebsten würde ich ihn in die Arme nehmen. Ich lasse die eine Puppe zu der anderen sprechen, wie mit einem ganz kleinen Kind, mit einer Melodie in der Stimme: »Hier ist Shadi. Er ist bei dieser neuen Frau, die er noch gar nicht kennt. Alles ist fremd und unbekannt hier. Shadi kennt sich gar nicht aus ... Was soll Shadi tun? Er weiß es nicht. Shadi fühlt sich so verloren.« Es ist schwer für mich, zu deuten, wo Shadi sich innerlich befindet, aber ich habe das Gefühl, er nimmt meine Worte auf. Er wirkt zumindest etwas aufmerksamer. Nach einer Weile lässt er sich von der Stuhlkante gleiten und setzt sich an Ort und Stelle auf den Boden. Er hält den Kopf gesenkt, aber ich sehe, wie er aus den Augenwinkeln hinüber zu den Puppen blinzelt. Shadis Körperhaltung verrät, dass er mit sich ringt, nach ihnen zu greifen. Stattdessen nimmt er seinen Iron Man in beide Hände, hält ihn vor sich wie einen Schild.

Ich: »Wer ist das? Das ist Iron Man. Shadi hat ihn von Papa bekommen. Der ist so stark und hat eine dicke Rüstung. So stark wie Shadis Papa. Aber wo ist Shadis Papa? Shadi weiß es nicht. Sein Papa ist nicht mehr da. Dabei wünscht Shadi sich so sehr, dass er kommt und ihn in den Arm nimmt. Dann würde sich Shadi stark fühlen.«

Meine Intervention ist direkt, greift ein wahrscheinlich zentrales Thema unmittelbar auf. Doch ich habe in meiner Arbeit die Erfahrung gemacht, dass es wichtig ist, dem Unaussprechlichen, wenn es möglich ist, gleich einen Namen zu geben, gerade bei so weit in sich zurückgezogenen Kindern wie Shadi. Vielleicht kann Shadi auf diese Weise auch meine Bereitschaft fühlen, das schwer Erträgliche hier im Therapieraum zu thematisieren, es nicht von Anfang an gleich auszusperren.

Irgendwann steht Shadi auf, geht zum Tisch und stellt seine Figur an die Kante. Ist es Absicht oder ein Missgeschick? Auf einmal fällt Iron Man auf den Boden. Shadi wirkt überrascht. Mit weit aufgerissenen Augen blickt er auf die Figur, macht aber keine Anstalten, sie wieder aufzuheben, wie angewurzelt steht er da. Es liegt eine große Spannung in der Luft. »Shadi hat Angst. Er hat seinen Papa verloren. Was soll er jetzt machen? Er kann ihn nicht zurückbringen. Aber Shadi hätte seinen Papa doch so gerne bei sich.« Shadi bückt sich über die Figur, ohne sie anzufassen. Er bewegt die Lippen, aber kein Ton kommt heraus. Dann hebt er die Figur mit einer Hand auf. Er rutscht unter den Tisch, legt seinen Arm über seine Augen und schüttelt seinen Kopf.

»Shadi will sich verstecken. Sein Papa ist nicht mehr hier. Aber Shadi will stark sein, wie Iron Man. Aber er ist so traurig. Doch es kommen keine Tränen. Shadi versteckt seine Tränen hinter seinem Arm. Auch seine Mama sieht nicht, wie traurig Shadi ist. Am liebsten wäre Shadi gar nicht da.«

Nach einer Weile nimmt Shadi den Arm herunter. Er blickt mich aus wachen Augen an. Dann nimmt er seine Figur, setzt sich mit ihr vor den Stuhl, wo noch meine beiden Puppen liegen, und beginnt, die Figur über den Boden laufen zu lassen, an Mama- und Kindpuppe vorbei. Wieder bewegt Shadi stumm seine Lippen, erzählt er sich etwas? Oder singt er ein Lied, ohne Töne und ohne Worte? Ich kann ihn nicht hören.

Es ist Zeit, die Stunde neigt sich dem Ende zu. Ein wenig ist es mir gelungen, in einen ersten Kontakt mit Shadi zu kommen, die ängstliche Anspannung, die im Raum lag, etwas zu mildern. Aber Shadi wirkt weiter tief in sich zurückgezogen, viele seiner Handlungen verstehe ich noch nicht. Wie Shadi sich in meinem Therapieraum präsentiert, kann ich mir schwer vorstellen, dass er in anderen Situationen gelöst ist, spielen, sprechen und in einen unbefangeneren Austausch treten kann.

Ich spreche Aliya in dieser Woche noch einmal alleine, Samira ist dabei und passt währenddessen im Wartebereich auf Shadi auf.

Aliya wirkt irritiert, als ich ihr sage, dass nach meiner Einschätzung Shadis Problematik etwas mit der Flucht und dem Verlust des Vaters zu tun haben könnte.

»Das ist doch schon über zwei Jahre her.«

»Vermisst er seinen Vater nicht?«

Aliya wirkt nachdenklich, überlegt, ehe sie sagt: »Am Anfang hat er schon öfter nach ihm gefragt: ›Wann kommt baba?‹«

Das sei auch noch in Deutschland so gewesen. Aber irgendwann habe er aufgehört zu fragen. »Ich glaube, er hat ihn vergessen. Er ist doch noch so klein, er erinnert sich an vieles nicht mehr. Aber ich weiß es nicht genau ... vielleicht vermisst er ihn auch noch.«

»Was haben Sie ihm denn gesagt, als er nach seinem Papa gefragt hat?«

Aliya wirkt von der Frage betroffen, streicht sich über die Augen, obwohl da keine Tränen sind, sagt: »Erst habe ich ihm gesagt: Er kommt bald wieder. Dann: Er ist zu Hause geblieben, habibi, wir müssen jetzt alleine klarkommen … ich konnte es irgendwie nicht sagen, ich habe es nicht übers Herz gebracht.«

»Das heißt, er weiß gar nicht, dass sein Papa gestorben ist?«

»Doch … Samira hat es ihm gesagt. Sie hat viel bessere Worte als ich. Sie kann sprechen, ich weiß nicht, woher sie die Kraft hat. Sie hat gesagt: ›Baba hatte einen Unfall. Der ist jetzt auf dem maqbara, wie Opa, auf dem Friedhof. Du kannst aber beten, wenn du mit baba sprechen willst, dann wird er dich hören.‹ Aber ich weiß nicht, ob Shadi das verstanden hat. Er fragt nicht mehr nach ihm.«

Aliya wirkt sehr angespannt. Es fällt mir schwer, weiter nachzufragen, denn es fühlt sich an, als ob ich sie in die Zange genommen hätte, in ein Verhör mit Fragen, die ihr wehtun, die etwas aufwühlen, was doch gerade erst ein wenig in ihr zur Ruhe gekommen scheint. Ich sage ihr, dass es für mich wichtig ist zu wissen, was Shadi erlebt hat. Was hat er vom Krieg und vom Tod des Vaters mitbekommen?

Aliya erzählt, dass der Vater in der Verwaltung ihrer Stadt gearbeitet hat. Zu der Zeit habe es in der Region Schießereien gegeben, und es seien immer wieder Flugzeuge und Helikopter über ihre Stadt geflogen. Größere Angriffe und Zerstörungen gab es noch nicht.

An einem Tag sei der Vater mit dem Auto und zwei Mitarbeitern in die mehrere Stunden entfernte Provinzhauptstadt gefahren, um dort etwas zu erledigen. Auf dem Weg habe es einen Unfall gegeben, alle seien gestorben. Was genau passiert ist, weiß Aliya nicht, auch nicht, ob es vielleicht doch etwas mit dem Krieg zu tun hatte, der bereits in der Provinzhauptstadt angekommen war. Erst mehrere Tage nach dem Unfall melden sich Mitarbeiter und Freunde der Familie mit der Nachricht vom Tod ihres Mannes.

»Ich habe nicht gefragt«, sagt sie, »ich wollte ihn holen, in unserer Stadt beerdigen. Aber die Bekannten am Telefon sagten, sie hätten ihn gleich beerdigt. Wir sollten nicht kommen. Es sei zu gefährlich auf den Straßen. Sie sagten auch: Geht fort, weg aus der Stadt, am besten aufs Land oder in den Libanon. Der Krieg wird bald auch zu euch kommen, es ist nicht sicher für die Kinder, es geschehen schlimme Dinge.«

Da habe sie verstanden, dass sie nicht mehr bleiben könnten. Auch ihre Familie in Deutschland habe ihr geraten: »Kommt raus, ihr müsst da weg ... Und wir sind noch rechtzeitig rausgekommen. Wir hatten Glück, wir hatten auch genügend Geld. Nachdem wir gegangen sind, kam der Krieg auch in unsere Stadt. Ich weiß nicht, wie es dort aussieht, ich kann das nicht anschauen. Ich habe auch meinen Verwandten gesagt, die dortgeblieben sind: Erzählt mir nichts, schickt mir keine Bilder. Ob unser Haus noch steht, meine Schule, ich möchte das nicht wissen. Ich weiß nur, dass es Luftangriffe gab. Aber Shadi hat davon nichts mitbekommen. Nur, als wir mit dem Bus aus Syrien geflohen sind, bis wir im Libanon waren. Da haben wir gesehen, wie Bomben fallen. Nicht auf uns, aber in der Nähe, auf eine Stadt. Alle haben geschrien, als sie gesehen haben, wie etwas aus dem Hubschrauber fällt ...«

Aliya kann nicht weitersprechen, sie winkt ab, jetzt hat sie wirklich Tränen in den Augen.

»Das sind schwere Erinnerungen«, sage ich.

Aliya nickt, wirkt erschöpft, abwesend. »Alles, was man will, ist doch seine Kinder beschützen ...« Sie lenkt das Thema auf etwas anderes, und ich lasse sie.

Ich fühle, wie belastend diese Gespräche für Aliya sind. Dennoch ist es für mich wichtig, zu wissen, was geschehen ist, auch, um Shadi besser zu verstehen. Shadi hat zwar, wie Aliya es formuliert, »keine Leichen gesehen«, war also in diesem Sinne nicht unmittelbarer Zeuge von Mord und Gewalt. Das heißt jedoch nicht, dass die Erfahrungen von Flucht und Krieg nicht doch verheerend auf seine kindliche Seele gewirkt haben können.

Ich habe das Gefühl, dass Shadi all das Erlebte noch nicht wirklich verdauen konnte. Etwas scheint in ihm festzustecken, so wie ihm kein Ton über die Lippen kommt. Ist es die Trauer über den Vater? Der Verlust der Heimat? Vielleicht sind es aber auch Gefühle, die keinen Namen haben, ein überwältigendes Chaos, für das Shadi keine andere Lösung weiß, als es an einem unsichtbaren Ort im eigenen Selbst zu verschließen. Verstummen heißt auch: sich zurückziehen, keinen Kontakt mehr mit der Welt aufnehmen, sein emotionales Leben in einer Kapsel einsperren, wo es von anderen nicht getroffen werden kann. Inwieweit es möglich sein wird, Shadi aus seiner Verkapselung zu befreien, ist für mich noch nicht absehbar.

Ich bespreche mit Aliya, dass sie Shadi in den nächsten Monaten drei Mal pro Woche zur Therapie bringen soll. Aliya ist einverstanden. Es bedeutet einen enormen Aufwand für sie, aber sowohl Aliya als auch ich bemühen uns, eine Lösung zu finden. Als ich meinen Terminkalender weglege, schaut Aliya mich fragend an: »Wir müssen doch noch einen Termin für mich finden«, sagt sie.

Ich bin überrascht. »Sie meinen einen Termin für Gespräche, in denen es um Sie und Ihre Anliegen geht?«

Aliya nickt: »So, wie wir das bis jetzt doch auch schon machen!« Aliya nimmt mein Zögern wahr, wirkt aber entschlossen, als sie sagt: »Ich habe noch mit niemandem über diese Dinge gesprochen … mit Ihnen kann ich reden. Ich möchte hierbleiben. Ich kann mich nicht noch einmal jemand anderem anvertrauen, das geht nicht.«

Ein regelmäßiges Elterngespräch ist Bestandteil jeder Kinderanalyse. Es ist jedoch unüblich, dass derselbe Analytiker beide, das Kind und einen Elternteil, in Therapie nimmt, weil sich daraus oft komplizierte Verwicklungen ergeben, die den therapeutischen Fortschritt behindern können.

Nach einer Bedenkzeit entscheide ich mich dafür, diese Regel für Shadis Behandlung aufzuweichen. Ich habe das Gefühl, dass Shadis Entwicklung wesentlich davon abhängt, wie Aliya mit ihrem Schmerz und ihrer Trauer umgeht. Auch sie braucht einen Raum, in dem sie einen Weg aus dem Dilemma »Zusammenbrechen oder Funktionieren« finden kann. Nur, wenn Aliya für sich einen solchen Raum findet, kann sie ihn auch Shadi bieten. Ich könnte Aliya natürlich auch an eine Kollegin überweisen. Aber etwas sagt mir, dass ich die beiden nicht trennen darf, beide mit ihren Anliegen zu dieser Behandlung und in diesen Raum gehören. Als würde ich in der Übertragung zu jenem väterlichen Dritten in der Beziehung zwischen den beiden, der verloren gegangen ist, der den Raum öffnet, in dem sich Mutter und Sohn wiederfinden können, ohne vor Schmerz zu erstarren.

Unser Therapiesetting wird auch deshalb möglich, weil Aliya von ihrer Familie größtenteils Unterstützung erfährt, vor allem von der Tante, die auf Shadi aufpasst.

Die nächsten Sitzungen verlaufen ähnlich wie die ersten. Eine Weile sind wir zu dritt, dann sehe ich Shadi alleine. Ich lasse die Puppen miteinander sprechen, versuche auf diese Weise, mit Shadi in Kontakt zu kommen, aber auch einen Ausdruck für seine Gefühle zu finden, etwas ins Spiel zu bringen, was noch nicht gesagt werden kann. Spielen ist viel mehr als ein kindlicher Zeitvertreib oder ein Medium, um Lernerfahrungen für die spätere Schullaufbahn zu sammeln. Spielen ist die Weise, wie Kinder sich mit der Welt auseinandersetzen. Über das Spielen ordnen Kinder ihre Gefühle, verarbeiten ihre Erfahrungen, teilen sich anderen mit. Das Spielen ist die kindliche Weise, seelisches Land zu gewinnen. Das Spiel verwandelt Geschehnisse, die zunächst unbegreiflich sind, in etwas, das sich darstellen lässt, in eine kleine Szene oder Handlung, die Kinder meist wieder und wieder nachspielen, wie um sie dadurch endlich zu verstehen. Kinder denken und sprechen, wenn man so will, mit dem Stift oder der Spielfigur in der Hand. Das Spielen eröffnet aber immer auch wieder eine neue Perspektive, ist ein Versuch, ein inneres Problem auf eine kreative Weise zu bearbeiten. Durch das Spielen kann etwas Neues entstehen. Somit gilt für Kinderanalysen: Das Spielen ist Therapie.

Es ist bezeichnend, dass Shadi kaum ins Spielen findet, als wäre genau dieser Prozess in ihm gehemmt. In den Stunden führe ich ihm eher ein Spiel mit den Puppen vor, als dass wir in etwas Gemeinsames kommen. Aber vielleicht ist das ja auch der passende Einstieg in unsere Arbeit: Shadi kann erst einmal Beobachter eines Geschehens sein, in dem es um ihn und seine Gefühle geht, muss also nicht gleich aus seinem Versteck kommen. Vielleicht weckt das ja ein wenig seine Neugierde.

Ich führe bald auch eine Puppe mit dem Namen Miriam ein – das bin ich, die Therapeutin, die Puppe mit der schwarzen Brille. Shadi beobachtet mein Spiel. Immer wieder merke ich, dass in ihm etwas vorgeht, er etwas sagen will, es aber nicht über seine Lippen kommt. In einer Sitzung gebe ich Shadi ein Papier mit Wachsmalstiften. Shadi wählt den schwarzen Stift und beginnt, Kreise auf das Papier zu malen, die sich wie in Spiralen überblenden und in der Mitte immer dichter werden. Für mich sieht es aus wie große, aufgerissene Augen, die ziellos durch den Raum blicken.

»Sind das Augen?« – Shadi blickt mich kurz an, malt dann weiter. »Was haben denn diese Augen gesehen? Etwas, das ihnen

Angst macht?« Immer noch antwortet Shadi nicht. Er nimmt einen roten Stift und malt Striche in die Augen, es sieht aus wie Blut – die Augen bluten, denke ich.

In den Gesprächen mit Aliya steht neben ihrer Sorge um Shadi in den ersten Monaten die Bewältigung des Alltags im Vordergrund, ihre Arbeit, ihre Zeitplanung. Meistens geht es dabei um praktische Fragen, bei denen ich ihr beinahe etwas beratend zur Seite stehe. Ihr Alltag sei anstrengend, doch im Vergleich mit anderen Geflüchteten befinde sie sich in einer guten Situation. Sie lebe aus eigener Kraft, habe ein eigenes Dach über dem Kopf, schlafe »nicht in Turnhallen oder im Heim«. Aliya bekommt die öffentlichen Debatten um die »Flüchtlingskrise« und ihre Folgen durchaus mit. Ich habe den Eindruck, das erhöht in ihr noch den Druck. Zu beweisen, dass sie auf keinen Fall zu den »Menschenströmen« gehört, die nichts haben; dass sie nicht faul ist und nicht ungebildet und rückständig. In Syrien gehörte die Familie zur gehobenen Mittelschicht, besaß ein gewisses Klassenbewusstsein. Die Flucht nach Europa bedeutete den schamvollen Verlust des sozialen Status. Aliya spürt die Skepsis und sogar Ablehnung gegenüber Geflüchteten in manchen Teilen der Bevölkerung, auch wenn sie selbst überwiegend freundlichen Menschen begegnet sei. Aber auch das Gegenteil, allzu viel Fürsorge und mitfühlend verständnisvolle Blicke, sind für Aliya mitunter kränkend. Solche Reaktionen markieren ihre vermeintliche Bedürftigkeit, einen Eindruck, den sie gerade nicht erwecken will. Aliya kämpft nicht nur für das Überleben der Familie, sondern, das scheint mir psychologisch wichtig, auch um Anerkennung. Auch aus diesem Grund ist es für sie schwer zu ertragen, wie Shadi auf andere wirkt, als würde durch ihn offenbar, dass ihre Familie eben doch auf irgendeine Weise »beschädigt« und auf fremde Hilfe angewiesen ist. Wie erlebt sie mich vor diesem Hintergrund?

»Es war bestimmt nicht einfach, mich um Hilfe zu bitten«, sage ich.

»Für Shadi«, sagt Aliya.

»Aber auch für Sie selbst.« Aliya sagt, es sei gut, dass ich eine Frau bin. Unter Frauen habe man in ihrer alten Nachbarschaft offen gesprochen, habe man sich sagen können, was man auf dem Herzen hat. Also erlebt sie mich als eine Person, mit der sie vertraut sein kann, im Sinne einer weiblichen Solidarität, denke ich. Vielleicht verbirgt sich hier ja die Gestalt einer positiven Übertragung, die vielleicht noch unbewusste Idee, dass sie in mir etwas finden kann, was sie verloren hat, was sie aber braucht, damit es ihr besser geht. Trotzdem wirkt sie auf mich in vielen Situationen unnahbar. Wenn ich mir vorstelle, ich wäre Shadi, dann scheint mir das Tempo zu hoch, der Druck zu groß. Nicht, dass ich kein Verständnis für Aliya hätte – aber aus Shadis Perspektive ist ihre innere Bedrängnis ja kaum zu begreifen, er kann ja noch nicht erfassen, was Migration und der Aufbau eines neuen Lebens bedeuten. Für ihn muss es so wirken, als wäre nach allem, was er verloren hat, nun auch seine Mutter nicht mehr wirklich für ihn da: weil sie keine Zeit mehr hat, aber auch, weil er sie mit seinen Gefühlen nur schwer erreichen kann – denn die berühren vielleicht ja gerade einen Punkt in Aliya, den sie in sich verschließen muss, stoßen auf ihr abweisendes: »Tränen machen schwach«. Ich frage mich, ob es zwischen den beiden überhaupt noch Raum für eine zärtliche Mutter-Kind-Beziehung gibt, Momente, in denen die drückenden Umstände außen vor bleiben.

»Wissen Sie schon, was mit Shadi ist?«, fragt mich Aliya im Verlauf der Sitzung.

Ich spreche mit ihr über meinen Eindruck: Shadis Symptome haben viel mit einem inneren Rückzug zu tun. Da er früher gesprochen hat und in bestimmten Situationen sprechen kann, gehe ich nicht davon aus, dass es sich um eine grundlegende Unfähigkeit zu sprechen handelt, sondern er in Situationen nicht sprechen kann, in denen er sich überfordert oder nicht sicher fühlt. Shadi befindet sich nach meiner Einschätzung in einer dauerhaften inneren Anspannung, findet nur wenige Augenblicke, in denen er sich wirklich gehalten fühlt. Die Folgen dessen, was er erlebt hat, werden vielleicht jetzt erst sichtbar. Aber ihm fehlt auch ein Moment von Sicherheit in der aktuellen Lebenssituation, wobei ich auch Aliyas Rolle anspreche.

»Früher war er so anders. Ein fröhliches Kind«, sagt Aliya, sie klingt traurig, spricht nicht weiter.

»Aber Sie waren vielleicht auch anders«, sage ich.

»Ja …«, meint Aliya nachdenklich, kommt dann wieder auf Shadi zu sprechen, »bevor das alles angefangen hat, vor dem Krieg. Da war Shadi ja noch ganz klein. Aber so aufmerksam, er hat sich für alles interessiert. Ich bin viel mit ihm herumgelaufen, wir haben alles angeschaut. Blumen, Tiere … am liebsten Katzen.« Auch damals sei Shadi schon schüchtern gewesen. Im Kontakt mit bekannten Menschen habe er aber immer sofort mit dem »Plappern« begonnen. In Aliyas Schilderungen entsteht für mich das Bild eines sozialen Umfeldes, in dem Familie und Nachbarschaft eine große Rolle spielen, für Shadi, aber auch für Aliya. Der Vater hingegen scheint meistens den ganzen Tag auf der Arbeit gewesen zu sein. Er habe Shadi oft nur am Abend gesehen, sagt Aliya, dann aber immer etwas vorgelesen oder Lieder mit ihm gesungen. »Shadi hat das geliebt. Mit seinem Vater, sein Ein und Alles.« Shadi sei seinem Vater sehr ähnlich, nicht nur äußerlich. Beide hätten Musik geliebt. »Als Shadi klein war, hat er beim Spielen immer so vor sich hin gesummt.« Manchmal habe er sich in kindlicher Weise selbst Lieder ausgedacht, am liebsten seien ihm aber die Lieder des Vaters gewesen. »Faris« – zum ersten Mal nennt Aliya Shadis Vater, ihren Mann, beim Namen. »Er hatte eine schöne Stimme, er konnte gut singen.« Als ich mich dafür interessiere, holt Aliya ihr Smartphone hervor und spielt mir einige arabische Lieder vor, die von bekannten Sängern vorgetragen werden: »Das sind die Lieder, die er gesungen hat. Damit Sie wissen, wovon ich rede.« Während das Smartphone die Lieder abspielt, lauscht Aliya ganz reglos und still. Ich habe das Gefühl, sie lässt mich an etwas Bedeutsamem teilhaben: an einem Stück ihrer verlorenen Heimat, die etwas blechern, wie aus weiter Ferne, aus dem Apparat tönt.

»Ich frage mich, wie es Ihnen geht, wenn Sie diese Lieder hören.«

»Es weckt viele Erinnerungen«, sagt Aliya bedrückt, schweigt eine Weile in Gedanken versunken, sagt dann: »Aber was hilft es mir, an früher zu denken. Es bringt nur Unglück.«

»Es tut weh«, sage ich.

Aliya nickt.

»Weil es Sie an Ihre Heimat erinnert und an Faris.«

Aliya nickt wieder.

»Einmal …«, sagt sie, unterbricht sich, ehe sie fortsetzen kann, »es war bloß einmal … früher in Syrien, da haben Faris und ich – wir haben morgens immer gemeinsam Kaffee getrunken. Wissen Sie, bevor er das Haus verlassen hat. Das war unser Ritual. Und in Deutschland, irgendwann … Ich habe eines Morgens Kaffee gemacht, es war noch sehr früh, draußen dunkel, ich war müde. Auf einmal habe ich gemerkt, dass ich zwei Tassen eingeschenkt habe: eine für mich – eine für Faris. Aus alter Gewohnheit. Aber …« Aliya stockt, das Sprechen fällt ihr schwer.

Ich sage: »Für einen Augenblick hat es sich angefühlt wie früher.«

Aliya nickt, fährt schließlich fort: »Ich habe angefangen, mit ihm zu sprechen. So, als wäre er noch da. So wie früher. Auf einmal stand Shadi im Zimmer. Er war wach geworden und muss mich reden gehört haben … Seine Augen, Frau Doktor! Seine Augen waren voller Hoffnung und Freude. Er muss gedacht haben, sein baba ist zurück.«

Aliya erkennt in diesem Augenblick die Sehnsucht in den Augen ihres Sohnes, er dringt zu ihr durch, doch sie erträgt es nicht, sie wird, wie sie mir schildert, in dieser Situation abweisend, ihm gegenüber sogar barsch. Sie schickt ihn weg, er soll sich anziehen, damit sie sich fassen kann. Als Shadi wieder an den Tisch kommt, ist die zweite Tasse weggeräumt.

»Sie haben es nicht ausgehalten, ihn so traurig zu sehen«, sage ich.

»Und er sollte auch mich nicht so traurig sehen. Da würde er nur eine Mama sehen, die weint. Aber er braucht doch eine starke Mama«, sagt Aliya.

Für mich wird in dieser Szene das Dilemma sichtbar, in dem sich Aliya befindet. Sie wehrt ihren Schmerz ab, der sie überkommt, wenn sie ihrer Trauer Raum gibt. Vielleicht wäre der Schmerz wirklich überwältigend, wehrt sie tatsächlich auch eine Depression ab, in die sie zu fallen droht, wenn sie diese psychische Abwehr aufgibt: Vielleicht könnte sie dann nicht einmal weinen, sondern würde erstarren, wie Shadi. Deswegen kann sie ihrem Sohn, der dieselbe Traurigkeit in sich trägt, nicht in die Augen sehen, seine Tränen und seinen Kummer nicht aufnehmen.

Über drei Monate Therapie sind vergangen. Shadi redet zwar noch immer nicht mit mir, aber er hat sich inzwischen so weit an die Therapiesituation gewöhnt, dass er nicht mehr ganz so passiv ist. Er traut sich nach einer Weile, die Actionfigur, die er in jeder Stunde dabeihat, auch einmal beiseitezulegen. Er bewegt sich durch den Raum, verharrt nicht immer nur an einer

Stelle, greift auch selbstständig nach meinen Spielsachen, um – stets alleine, stumm – mit ihnen zu spielen. Mich involviert er fast gar nicht, aber immerhin: Ich störe ihn auch nicht. Im Gegenteil habe ich das Gefühl, dass er es eigentlich ganz gerne hat, dass ich da bin. Auf mich wirkt es oft, als warte er sogar geradezu darauf, dass ich auch einmal etwas sage, das Spielgeschehen in Worte fasse und meine Ideen einbringe. Nie kann ich wissen, ob ich mit dem, was ich sage, wirklich erfasse, was ihn beschäftigt. Manchmal kommt es mir vor, als wäre Shadi gar kein bald siebenjähriges Kind, sondern ein Säugling und ich eine Mutter, die sich auf ihr intuitives Fühlen verlässt, um zu erraten, was in ihm vorgeht. In der Psychoanalyse spricht man auch von einem »träumerischen Ahnungsvermögen«, ein Sich-Hineinfühlen und -Fantasieren in den anderen, eine Art wortloser Verbundenheit. Doch dass ich in den Stunden überhaupt fantasieren kann, mir Ideen kommen, ich nicht völlig ratlos dasitze, ist für mich ein Hinweis, dass das Tor zu Shadis innerer Welt nicht völlig verschlossen ist, auch wenn er selbst keine Worte dafür hat, was dort geschieht.

Manchmal kommt mir Shadi auch vor wie ein älteres Kind, das schon sehr wohl weiß, was es denkt und fühlt, aber möchte, dass ich es errate, und sich dann zufrieden und verstanden fühlt, wenn ich richtigliege – gewissermaßen ein Kind, das sich versteckt und gefunden werden will. Wir entwickeln nach einer Weile daraus ein Spiel. Shadi nimmt eine Puppe und zeigt sie mir, während ich versuche zu erraten, was in ihr vorgeht. »Bin ich heute müde? Heute habe ich richtig Lust, etwas zu spielen!« Shadi antwortet mir nicht, aber wirkt jedes Mal zufrieden, wenn ich einige Ideen entwickelt habe, als hätte er sich dadurch versichert: Ich mache mir Gedanken um ihn. Manchmal schüttelt er den Kopf, zeigt auf etwas, nickt, spricht mit Gesten – aber was ist mit den Worten?

In einer Sitzung nimmt Shadi eine meiner Puppen und legt sie auf den Boden. Es ist eine Puppe, die weder er noch ich bislang benutzt haben. Eine Handpuppe, die einen großen, weiten Mund hat, den man mit den Händen von innen auf- und zuklappen kann, und die mich mit ihrem Wuschelbart und ihrer Flickenkleidung an einen Räuber erinnert. Shadi holt ein Tuch, das er zu Beginn der Stunde über den Stuhl gehängt hat, und legt es der Puppe über den Mund.

»Ist das Shadis Mund? Etwas verschließt den Mund, es kann nichts herauskommen.«

Shadi ist eine Weile beschäftigt, scheint aber irgendwie nicht ganz zufrieden. Er nimmt das Tuch und versucht, es der Puppe in den Mund zu stopfen, wickelt den Rest des Tuches so um die Puppe, dass sie wie geknebelt aussieht. »Er möchte gerne etwas sagen, aber er weiß nicht, ob Miriam ihn versteht. Miriam versteht nicht die Worte, wie sie Shadis Papa gesprochen hat und seine Mama, als sie noch die weiche Stimme hatte.«

Shadi lauscht meinen Worten, wirkt unentschlossen, als suche er etwas. Er schleift die Puppe noch eine kurze Weile unruhig durchs Zimmer.

Dann bleibt er stehen und zieht das Tuch langsam aus dem Mund der Puppe.

Die blutenden Augen

In einer der nächsten Stunden, es ist der vierte Monat unserer Therapie, beginnt Shadi zu sprechen. Es geschieht wie beiläufig, und obwohl ich um den bedeutsamen Moment weiß, bemühe ich mich, ihn wie etwas ganz Natürliches zu behandeln, um Shadi nicht gleich wieder zu verschrecken. Es ist in einer vergleichsweise lebendigen Stunde, Shadi ist gut aufgelegt. Wir spielen eine Szene mit der Räuber-Puppe, die das Tuch geklaut und versteckt hat. Ich sage: »Was sollen wir tun? Shadis Tuch ist weg! Wer kann uns helfen?« – »Iron Man«, flüstert Shadi mit einer kratzigen Stimme, steht auf, holt seine Actionpuppe und reicht sie mir.

Ich: »Iron Man ist stark. Er kann das Tuch bestimmt zurückholen!«

»Ja«, krächzt Shadi leise, ganz ins Spiel vertieft.

»Aber er braucht einen Helfer«, sage ich, »der ihm sagen kann, wo das Tuch ist.« Shadi geht zum Sessel, unter dem er kurz zuvor den Räuber seine Beute hat verstecken lassen.

»Iron Man«, flüstert Shadi, »da sind sie.«

Was Shadi mit »sie« meint, weiß ich nicht.

Shadi hat in unserem Therapieraum seine Stimme gefunden – und er wird sie nicht wieder verlieren. Ich glaube, er hat so viel Sicherheit gewonnen, schenkt mir so viel Vertrauen, dass er es wagt, mir etwas von sich zu zeigen. Zwischen uns ist eine Verbindung entstanden – und wir werden sie brauchen für das, was noch kommt.

In den nächsten Wochen hat Shadi eigentlich nur ein Thema: die Stärke von Iron Man, seine harte Rüstung, durch die nichts dringt. Shadi erklärt mir, wie die Rüstung aufgebaut ist, wie sie Iron Man vor jedem Angriff schützt. Iron Man ist stark. Iron Man besiegt alles. Immer wieder inszeniert er Spiele, in denen Iron Man angegriffen wird. Kanonenkugeln fallen auf ihn oder Felsen bersten über seinem Kopf – alles prallt an Iron Man ab.

Ich denke, Iron Mans Rüstung ist für Shadi so etwas wie die Vorstellung von Unangreifbarkeit, das Gegengift zu all der Verzweiflung und den Ohnmachtsgefühlen, die ihn beherrschen. Iron Man ist vielleicht jemand, nach dem er sich sehnt: ein Vater, der ihn beschützt, der auch ihn, seinen Sohn, stark macht. Tatsächlich hat ihm ja Faris einst diese Figur geschenkt, und seither legt Shadi sie nicht zur Seite, nimmt sie überallhin mit. Es ist, als würde er damit die Bindung zu seinem Vater aufrechterhalten. Im Spiel erschafft er einen Vater, der nicht sterben kann, einen Iron Man, der nicht verwundbar ist, ganz anders als der wirkliche Faris. Es ist ein Vater, wie ihn Kinder sich oft erträumen, ein Garant dafür, dass die Welt sicher ist, in der man lebt. Die eigenen Eltern unverwundbar zu glauben, das gehört vielleicht zu den schützenden Illusionen der Kindheit, von denen es wichtig ist, dass sie nicht zu früh entzaubert werden.

Iron Man ist aber auch eine Figur, mit der Shadi sich identifiziert, zu der er selbst zu werden versucht. Er will sich einen Panzer anlegen, wie sein Schweigen es war: Alles prallt daran ab, nichts kann hinaus, nichts hinein, nichts ihn verletzen. Iron Mans Panzer richtet sich nicht nur gegen die Gefahren von außen, sondern auch gegen den Schmerz im Innern. Aber in diesem Panzer ist zugleich auch sein fühlendes Selbst eingeschlossen.

In einer der folgenden Sitzungen sage ich zu Shadi: »Weißt du, dass Iron Man auch eine Verletzung hat?«

Shadi sagt: »Niemand kann Iron Man wehtun.«

Ich sage: »Das stimmt. Aber früher hat jemand Iron Man einmal wehgetan, als er noch ein kleiner Junge war.«

»Wer war das?«, fragt Shadi.

»Leute, denen egal ist, wie es kleinen Jungen geht. Damals hatte er noch keine Rüstung. Er ist getroffen worden, in seinem Herzen. Und dort steckt ein Splitter, auch jetzt noch. Aber man sieht die Verletzung nicht, denn Iron Man hat jetzt seine Rüstung.«

Shadi wirkt auf meine Worte hin gebannt, nachdenklich, hält seine Actionfigur in der Hand und betrachtet sie schweigend.

Aliya ist gerührt, als ich ihr von den Fortschritten in Shadis Therapie berichte. »Es gibt also Hoffnung!«, sagt sie. Sie habe das in den letzten Wochen auch schon gespürt. Er sei immer noch verschlossen, aber aufmerksamer, mehr am Geschehen beteiligt, auch vom Kindergarten habe sie diese Rückmeldung erhalten. Das mache ihr Mut, auch wenn es noch nicht so sei wie früher. »Aber das wird doch alles wieder, Frau Doktor?«

Über ein halbes Jahr Therapie ist vergangen. Die Entscheidung über die Einschulung steht an. Aliya entschließt sich, auch auf meinen Rat hin, Shadi nicht in einer Förderschule anzumelden, sondern noch ein Jahr länger im Kindergarten zu behalten, ihm und der Therapie noch Zeit zu geben, auch wenn er dann deutlich älter als die anderen Kinder in der Gruppe ist.

Auch Aliya ist in der letzten Zeit zugänglicher geworden. Immer wieder gibt es in unseren gemeinsamen Sitzungen Momente, in denen sie mir von Syrien erzählt, das bringt sie mehrmals an den Rand der Tränen. Mithilfe unserer Gespräche bekommt sie Zugang zu ihren Gefühlen. Sie schildert »schöne Erinnerungen«, die, so sagt Aliya, eigentlich noch mehr wehtun als die schlechten. Sie erzählt auch zum ersten Mal von Shadis Großeltern. Die Großeltern väterlicherseits, die in einem anderen Landesteil lebten, sind beide schon gestorben. Der Großvater vor dem Krieg, die Großmutter während des Krieges; nicht durch unmittelbare Kriegsereignisse, aber, wie Aliya sagt, vor Kummer. Ihre eigenen Eltern sind in Syrien geblieben, leben dort bei Aliyas Schwester. Sie habe versucht, die Familie nach Deutschland nachzuholen, aber das sei immer wieder an bürokratischen Hürden gescheitert.

»Das ist sicher nicht leicht, dass Sie einen Teil Ihrer Familie zurücklassen mussten«, sage ich.

Aliya stimmt mir zu, sagt, dass ihr das Schuldgefühle bereite. Sie führe regelmäßig Videotelefonate mit ihren Eltern. Ihre

Mutter weine fast immer, manchmal bitte sie Aliya, zurückzukommen, sie vermisse ihre Tochter und Enkelkinder so sehr, wolle sie endlich wieder in die Arme schließen. Aliya sagt, sie wisse, das sei nur die Art ihrer Mutter, zu klagen, sie möchte, dass die Familie in Sicherheit ist. Aber: »Es fühlt sich für mich an wie ein Vorwurf. Nach einem solchen Telefonat fühle ich mich erdrückt von Schuld. Ich habe sie im Stich gelassen, was für eine Tochter bin ich! Hätte ich wirklich gehen dürfen? Aber wer weiß, was dann aus uns geworden wäre?« Ihr großer Wunsch sei es, beide Eltern noch einmal wiederzusehen, »irgendwann, vielleicht, in Syrien oder an einem anderen Ort«.

Shadi wolle meist nicht mit seinen Großeltern telefonieren, weiche dem Kontakt aus. Obwohl er eigentlich ein gutes Verhältnis zu seinen Großeltern hatte, an den Feiertagen seien sie immer wieder in ihrem Haus gewesen, die ganze Familie mit allen Kindern habe sich da getroffen, vom Morgen bis zum Abend. Der Krieg hat Freundschaften und die Familie zerrissen und in alle Winkel der Erde verteilt. Manche sind in Syrien geblieben, manche in den Libanon und die Türkei emigriert, andere nach Europa, ihr Bruder sei mit seiner Familie sogar mittlerweile in den Vereinigten Staaten gelandet. Gab es in der ersten Zeit noch eine vage Hoffnung, dass all die Trennungen und Verluste nur vorübergehend seien, so habe die Realität längst ein anderes Urteil gesprochen. Je länger der Krieg andauert und kein Frieden kommt, desto größer wird die Gewissheit: Es wird keine Rückkehr geben. Vielleicht werden einmal neue Häuser gebaut auf den Trümmern der zerstörten Heimat, aber die Trümmer ihres alten Lebens werden sich nicht wieder zusammenfügen.

Auch auf Faris kommt unser Gespräch.

»Was war er eigentlich für ein Mensch?«

»Ein guter Mann«, sagt Aliya etwas kurz angebunden, und nach einem Zögern: »Aber auch streng. Faris wusste, wo es langgeht, das hat er immer auch gesagt. Er hatte trotzdem ein gutes Herz. Er hat zu viel gearbeitet, aber immer für die Familie. Er hatte ein hartes Leben, schon als Kind. Er konnte auch hart mit seinen Kindern sein. Aber er hat sie geliebt, wie ein Löwe.«

»Ich kann mir vorstellen, dass auch Shadi seinen Papa geliebt hat.«

»Er hat zu ihm aufgeschaut. Er konnte kaum laufen, da hat ihn sein Vater schon mitgenommen. Wenn es etwas zu reparieren gab oder zu Besorgungen in der Stadt. Er hat immer gesagt: ›Shadi, ich brauch deine Hilfe. Wir müssen etwas für die Mama und deine Schwestern holen.‹ Shadi war immer stolz, dass er mitdurfte. Er ist auch schon immer früh aufgewacht, ich glaube, um seinen baba vor der Arbeit noch zu sehen. Ich hab dann gesagt: ›Lass baba schlafen, ihr habt noch genug Zeit zusammen!‹« – wieder kämpft Aliya mit den Tränen. Aber sie wechselt nicht das Thema, so wie in den Stunden zuvor, sondern fasst sich und sagt:

»Shadi war ja noch klein. Aber Faris, das war sein Held. Es tut mir so leid, dass er ohne baba aufwachsen muss … wollen Sie einmal etwas sehen?« Aliya steht auf und holt ihre Tasche, die sie an die Garderobe im Behandlungszimmer gehängt hat. Sie holt Fotos aus ihrem Geldbeutel und reicht mir das erste.

Das Bild zeigt Faris mit Shadi auf dem Schoß, er ist da kaum anderthalb Jahre alt. Das Foto hält den Moment fest, da Shadi sich zu seinem Vater umgedreht hat und ihn anlächelt, den Mund halb geöffnet, als wollte er etwas sagen, »baba« vielleicht. Faris, ein großer Mann mit einem schmalen Gesicht und dunklem Haar, das bereits etwas schütter ist, blickt seinen Sohn an, aber er lächelt nicht, sondern wirkt auf eine schwer deutbare Weise ernst und nachdenklich.

»Das Bild habe ich bei mir, zusammen mit den Fotos von Samira und Anisa und meinen Eltern und einem Foto von unserem Hochzeitstag«, Aliya reicht mir die Bilder der Reihe nach, zeigt auf ihr Herz: »An keinem Tag hab ich sie weggelegt. Das sind meine Mala'ika, meine Engel.«

Ich halte die Fotos eine längere Zeit in der Hand, vertiefe mich insbesondere in das Bild von Shadi und seinem Vater.

Das ist eigentlich noch gar nicht so lange her, muss ich denken. Das Foto ist vielleicht vor fünf Jahren aufgenommen worden. Dennoch ist es wie ein Blick in eine andere Welt. Keine zwei Jahre hat Faris von diesem fotografierten Augenblick an mehr zu leben; und mir ist, als wäre seinem rätselhaft ernsten Blick eine Ahnung der Katastrophe eingeschrieben, die sich vor ihm – wie vor einem ganzen Land – aufzutürmen beginnt. Auch Shadi scheint ein anderer. Ich erkenne seine Gesichtszüge, aber es fehlt das Verschlossene und der Schatten jenes Ernstes, den seine Augen heute tragen.

Unser erstes Therapiejahr neigt sich dem Ende zu, als sich ein abermaliger Wandel ankündigt. Die Therapie hat etwas in Bewegung gesetzt, in Shadi, in Aliya und in der Beziehung zwischen den beiden. Doch das bedeutet auch, dass jenes Unaussprechliche den Raum betritt, das bislang von der psychischen Abwehr der beiden ferngehalten wurde.

»Etwas stimmt nicht mit Shadi«, sagt Aliya in einer Stunde kurz vor den Weihnachtsferien.

Auch ich habe bereits bemerkt, dass etwas mit Shadi vorgeht. Zwar spricht und spielt er in den Therapiestunden und hat einige Symptome abgelegt. Dafür sind in letzter Zeit neue Schwierigkeiten hinzugekommen. Insbesondere Trennungssituationen sind für Shadi nicht leicht zu ertragen, obwohl er damit bislang kein Problem zu haben schien. Hat er lange kaum eine Reaktion gezeigt, wenn seine Mutter das Zimmer verließ, so hat er es sich nun zu fast jeder Sitzung zum Ritual gemacht, sie zu fragen: »Wohin gehst du?«, worauf Aliya stets antwortet: »Wie immer: ins Wartezimmer.«

Ein paar Male kommt es während unserer Sitzung vor, dass Shadi sein Spiel unterbricht, aus der Tür lugt, um sich der Anwesenheit seiner Mutter zu versichern. Aliya reagiert darauf zunehmend genervt, verdreht auf Shadis Nachfragen die Augen, ohne weiter auf ihn einzugehen, schimpft ihn manchmal: »Shadi, du bist ein großer Junge, jetzt hör auf, mich jedes Mal zu fragen. Du weißt doch, wo ich bin!« Aliya erzählt, dass es morgens mit Shadi geradezu »Kämpfe« gebe, weil er nicht in den Kindergarten gehen, sondern bei Aliya bleiben wolle. Aliya wirkt verärgert über Shadi, aber vor allem erschöpft.

Auch mir gegenüber zeigt sich Shadi in zunehmendem Maße ängstlich anhänglich. Zu Stundenanfang oder -ende zeigt er mitunter seltsame bis hin zu bizarre Verhaltensweisen. Wenn Shadi sich freut, mich zu sehen, wirft er sich manchmal in einer Art Gebetshaltung auf den Boden, kippt zur Seite, dann steht er auf, als wäre nichts gewesen. Bevor er geht, nimmt er mit der rechten Hand seinen linken Arm und schüttelt ihn heftig, sodass sich ein abstrus aussehendes Winken ergibt – ein wenig, wie man es bei kleinen Babys manchmal macht. Andere Male grimassiert er auf eine übertriebene Weise, mit einem Ausdruck, der mich an eine Momentaufnahme eines weinenden Säuglings erinnert, nur um im nächsten Moment mit einem »Okay, tschüss!« und ohne einen weiteren Blick aus der Tür zu verschwinden.

Insbesondere meine Urlaube machen Shadi zu schaffen. »Kommst du wieder?«, fragt er verunsichert, als ich ihm erkläre, dass bald eine Therapiepause ansteht. Ich nutze die verbleibenden Stunden, um mit ihm an seiner Angst zu arbeiten, aber Shadi bleibt bis zuletzt sichtlich skeptisch. Aliya erzählt später, dass Shadi während der Urlaubspause »unaufhörlich« nach mir gefragt habe, immer mit dem Unterton einer ängstlichen Überzeugung, dass ich »verschwunden« sei und er »nie wieder« zu mir kommen dürfe. Er denkt sich dazu dramatische Geschichten aus: Ich sei entführt worden oder bei einem Flugzeugabsturz ums Leben gekommen, manchmal mit der Wendung, dass ich mich jetzt um andere Kinder kümmern müsse, in New York, also ganz weit weg. Dann fantasiert er von Spider-Man, der sich durch die Stadt schwingt, um Kinder zu retten – neben Iron Man sein Lieblings-Superheld.

Shadi wird auch von intensiven Albträumen heimgesucht. Wo vorher nur jener gestaltlose Schrecken der Nacht war, *pavor nocturnus*, kann Shadi sich nun an seine Träume erinnern: Shadi träumt von schwebenden Augen, auf die geschossen wird, von einem Himmel, der wie die Decke eines Hauses einstürzt, von Schatten, die ihn jagen, um ihn ebenfalls zu einem Schatten zu machen.

Aliya erzählt, dass Shadi auf einmal eine große Angst vor der Dunkelheit entwickelt habe, verlangt, dass immer ein Licht anbleibt. Er fürchte sich vor dem Einschlafen, vor den Albträumen, aber auch davor, dass ihm »nachts etwas passieren« könnte. Was genau, bleibt diffus. Nur ein einziges Mal erzählt er Aliya von »Venom« – ein Anti-Held aus den Spider-Man-Geschichten –, der durch den Schrank in seinem Zimmer einbreche und dann an seinem Bett stehe. Immer wieder kommt er nachts zu Aliya ans Bett, sucht Trost und Beruhigung. Aliya schimpft Shadi dann, schickt ihn wieder zurück in sein eigenes Bett: »Dafür ist er zu groß. Er soll schlafen.«

Das neue Jahr beginnt, unser zweites Therapiejahr, aber diese neue Symptomatik verschwindet nicht, steigert sich in den kommenden Wochen gar. Aliya wird immer besorgter, und nach und nach mischen sich auch einige skeptische Töne in ihre

Bemerkungen zu Shadis Therapie: »Frau Doktor, Sie sollen Shadi doch helfen. Jetzt wird es aber schlimmer! Was ist los mit ihm?« Er benehme sich wie ein Kind, das »verrückte Geschichten« erzählt. Aliya ist aber nicht nur besorgt und von Shadi genervt. Sie schämt sich auch für ihn, gerade dann, wenn er seine bizarren Verhaltensweisen in der Öffentlichkeit zeigt, etwa im Kindergarten. Auch ihr Onkel kritisiere Aliya für ihre Entscheidung, Shadi in eine Therapie zu schicken, er mache Druck und rate ihr, alles besser »innerhalb der Familie« zu klären, Psychologen könne man nicht trauen, das habe er ihr von Anfang an gesagt. Ihre Tante hingegen unterstütze sie nach wie vor, sage: »Lass ihn reden, Aliya, er weiß nicht, wovon er spricht. Gib Shadi Zeit, sei nicht so hart, zeig ihm deine Liebe.« Doch Aliya begegnet Shadi weiterhin mit Strenge. Müde und erschöpft von ihrem anstrengenden Alltag hat sie nur einen kurzen Geduldsfaden. »Shadis Vater hätte so ein Verhalten nicht geduldet«, sagt sie.

Mich überrascht Shadis Verhalten nicht, auch macht es mich weniger besorgt, obwohl auch ich die Heftigkeit seiner Ängste in den Stunden wahrnehmen kann. Shadi hat sich bislang selbst mit einem Iron-Man-Panzer zusammengehalten, sich vor der Überforderung seiner Lebenssituation, aber auch vor den eigenen schmerzhaften und verwirrenden Gefühlen geschützt. Die Therapie hat ihm geholfen, diesen Panzer in immer mehr Situationen abzulegen. Etwas, das ihm auch dadurch möglich wurde, dass Aliya ebenfalls an einigen Stellen zugänglicher geworden ist, auch wenn sie selbst ihren Panzer der Unerbittlichkeit noch nicht aufgeben kann. Nun bricht sich vielleicht vieles, das Shadi bislang in sich verschlossen hatte, chaotisch und ungeordnet Bahn: Affekte, Erinnerungsfetzen, Fantasien, die Shadi selbst noch nicht begreifen, in Worte fassen, aber doch auf eine gewisse Weise zulassen kann. Sinnbildlich scheint mir dafür, dass er nun zusammenhängende Traumbilder träumt: also überhaupt innere Bilder formt, statt wie vorher nur aus einem traumlosen Schlaf zu schrecken, was aus psychoanalytischer Perspektive immer ein wichtiges Zeichen ist, dass ein Prozess psychischer Verarbeitung in Gang gekommen ist.

Im Zentrum dieser Entwicklung steht für mich Shadis Trennungsangst. Ich glaube, dass sie entsteht, weil er sich überhaupt erst wieder auf emotionale Bindungen einlässt, vertrauen kann. Im Panzer war er alleine, ohne Panzer ist er auf andere angewiesen. Das bedeutet aber auch: der Angst ausgesetzt zu sein, den anderen verlieren zu können. Shadi reagiert auf diese Angst, indem er anhänglich wird, nicht mehr von Aliyas Seite weicht, auch um mich Angst hat, mich nicht verlieren will. Als wäre etwas in ihm aus einer Starre erwacht, als würde er jetzt erst wieder wahrnehmen können, dass er die Menschen nicht verlieren will, die er so lieb hat – nicht noch einmal.

Ich versuche, Aliya meine Perspektive auf das Geschehen zu erklären. Sie ist zwar etwas beruhigt, dass ich Shadis Verhalten auf irgendeine Weise für »normal« halte. Zugleich fällt es ihr aber schwer, sich wirklich für das zu öffnen, was Shadi an sie heranträgt, verschließt sie sich vor ihm, indem sie ihn zurückweist, Shadis Verhalten selbst für »unsinnig« erklärt. Mein Gefühl ist, dass Aliya innerlich unter immer stärkeren Druck gerät, weil Shadis »verrückte Angst« und seine »verrückte Trauer« auch in ihr emotionale Resonanzen anstoßen, die sie ihrerseits unterdrückt hat. Auch in ihr ist etwas Unverarbeitetes, Chaotisches, das ihr große Angst macht.

Was ist meine Rolle in diesem Dreieck? Ich glaube nicht, dass es in dieser Phase der Therapie darum geht, in einer aktiven Weise Probleme zu lösen, sondern eher das zu tun, was man »Holding« nennt, »Halten«. Es geht darum, eine gemeinsame Krise durchzustehen, die vielleicht notwendig entstehen muss, und in dieser Krise muss ich ein Halt für Aliya und für Shadi sein. Das Öffnen jenes Panzers, mit dem Shadi seine – und auch Aliyas – Gefühlswelt bislang geschützt hat, setzt panische Angst frei. Diese ergreift vor allem von Aliya Besitz: Sie fürchtet, Shadi könne wirklich »verrückt« werden, wenn wir die Therapie fortsetzen.

Was bedeutet es, für jemanden ein emotionaler Halt zu sein? Weder darf ich mich den Ängsten der beiden verschließen, gewissermaßen mit einer pseudosouveränen Unangreifbarkeit an meinem Therapieprogramm festhalten, noch darf ich mich von diesen Ängsten zu sehr mitreißen lassen. Gehalten zu werden, das bedeutet vielleicht: sich von jemandem verstanden fühlen, seine Angst mit jemandem zu teilen, ohne ihn dabei zu überwältigen. Das vielleicht ist die wichtigste Aufgabe in einer Psychoanalyse, allemal in einer Kindertherapie.

»Sie haben so eine Angst, dass etwas außer Kontrolle gerät«, versuche ich in einer Stunde zu benennen, was in Aliya vorgeht.

Tatsächlich wirkt Aliya vor allem ängstlich, beginnt, sich auch an mich und meine Einschätzung zu klammern, beschreibt immer wieder Shadis beunruhigendes Verhalten, in der Hoffnung, dass ich ihre Ängste beschwichtigen kann, indem ich es für »normal« erkläre. Ich komme immer mehr in die Rolle eines beruhigenden Elternteils, das sich zwar sehr bemüht, etwas Hilfreiches zu sagen, dem es zugleich aber nicht wirklich gelingt, seinem Kind die Angst zu nehmen. Aliya kommt verzweifelt in eine Stunde, berichtet, dass Shadi nachts ins Bett gemacht habe. Sie wacht auf, als Shadi schreit: »Blut, Blut!« Erschrocken rennt sie in sein Zimmer, sieht, was passiert ist. Verärgert schimpft sie ihn: »Da ist kein Blut, du hast ins Bett gemacht!« Sie zieht ihn um, wechselt die Laken. Shadi will aber nicht zurück ins eigene Bett, fürchtet sich, schreit in Panik, als Aliya ihn alleine zurücklassen will. Schließlich gibt sie nach und lässt ihn bei sich schlafen. »Wie ein Baby!«, sagt sie noch in der Stunde in mürrischem Ton.

Aliya hat in gewisser Hinsicht recht. Shadis Verhaltensweisen sind, in der Fachsprache der Psychoanalyse, regressiv, das heißt, sie entsprechen einer Lebensphase, die Shadi eigentlich bereits hinter sich gelassen hat. Doch solch ein regressives Verhalten ist nicht selten in Krisensituationen sowie in intensiven Therapieprozessen. Shadi sucht nach Halt, wird zum »Baby«, das sich an Aliya klammert, das sich nur sicher fühlt, wenn er sie körperlich nahe bei sich hat, mit all jenen Problemen und Malheurs, die zu diesem Babysein gehören.

»Vielleicht muss er für eine Weile ein wenig Baby sein. Und Sie eine Mama, die ihn hält«, sage ich, auch wenn ich tatsächlich von Aliyas Worten beunruhigt bin, Sorge habe, die Therapie könnte kippen, vor allem die Bereitschaft Aliyas, dem therapeutischen Prozess zu vertrauen.

Die Sitzungen der folgenden Wochen werden schwierig, für Shadi und Aliya, aber auch für mich. Shadi beginnt nach und nach dem Grauen, der Trauer und dem Schmerz Ausdruck zu verleihen. Er tut dies auf eine kindliche Weise, in der Sprache seines Spiels und seiner Handlungen.

In manchen Stunden verwüstet er geradezu mein Zimmer, schmeißt das Spielzeug durch die Gegend, hinterlässt in meinem Praxisraum eine Landschaft des Chaos. Shadi spielt mit den Figuren Kampfszenen nach: Hubschrauber, die Bomben werfen, Menschen, die aufeinander schießen, Autos, die nach wilden Fahrten aufeinanderprallen. Er malt Häuser, die von Bomben getroffen werden, teils noch ganz, teils zerstört sind, Gestalten mit gefährlich scharfen Messern und spitzen Zähnen, Einzelteile von Körpern, manchmal auch Bilder, deren ganze Fläche in leuchtenden Farben mit alles verschlingenden Flammen bemalt sind. Und immer wieder: blutende Augen – mal in wilden Kreisen Knäuel bildend, mal körperlos vereinzelt auf der Bildfläche schwebend. Schwarz und Rot beherrschen Shadis Bilder. Zwar haben die meisten Kinder eine lebhafte Fantasie, die auch keine Scheu vor einer drastischen Ausgestaltung hat. Das Bedrückende wie Erschreckende an Shadis Bildern aber ist der Grad an Realität, der ihnen innewohnt. Sie gleichen den Trümmerlandschaften syrischer Städte und dem Grauen, das dort geschieht. Auch, wenn Shadi selbst nicht jedes Detail als Augenzeuge erlebt hat, so ist diese Landschaft der Zerstörung doch auch ein Teil seiner inneren Landschaft geworden, zusammengesetzt aus eigenen Erlebnissen, Dingen, die er vielleicht gehört oder in den Medien gesehen hat, bearbeitet von seiner kindlichen Fantasie. Es ist, als würde etwas nun erst vollends sichtbar: Es gibt einen Teil in ihm, der zerstört ist, der in Flammen steht, in dem die Bomben fallen und geliebte Menschen verloren gehen, in dem Krieg herrscht. Hier in meinem Zimmer werden die Trümmerfelder seines Traumas sichtbar. Doch es ist ein bedeutender Fortschritt, dass Shadi seine innere Welt gestalten, über ein Bild zum Ausdruck bringen kann. Sein Malen, trotz der Brutalität seiner Bilder, ist ein Versuch, das Geschehene zu begreifen und es mir mitzuteilen.

In mancher Stunde muss auch ich mit den Tränen ringen. Und nicht immer kann ich die Therapie hinter mir lassen, am Abend, wenn ich zu Hause bin. Der Schrecken, den Shadi aufs Papier wirft, dringt zu mir durch – doch nicht als Angst, nicht als Panik, sondern als unsagbarer Schmerz, der mich ergreift und für den ich kein passendes Wort finde. Diesen Schmerz zu fühlen, seine Berührung nicht zu scheuen, scheint mir in diesen Momenten nicht im Widerspruch zu meiner Professionalität zu stehen.

Ein Trauma ist nicht einfach nur ein schlimmes Erlebnis. Es bedeutet auf einer psychischen Ebene stets, von einem Geschehen überwältigt zu werden, einem Ereignis ausgesetzt zu sein, das die psychische Struktur durchschlägt, ein Loch in die eigene Seele reißt. Etwas ist geschehen, das nicht begreifbar, nicht in Worte zu fassen ist, ein namenloser Schrecken, der fortan im eigenen Selbst haust. Die Psyche versucht, den Schrecken fassbar zu machen, das Loch zu schließen, das Geschehene zu begreifen, meist dadurch, dass sie es immerzu wiederholt, wiedergeschehen lässt: vor dem inneren Auge, das sich nicht von der verstörenden Szene lösen kann, manchmal auch, indem die Betroffenen wie unter einem Zwang die traumatisierende Situation wiederaufsuchen. Es ist ein oftmals langer Prozess, ehe in Therapien aus diesem Schrecken Sprache wird.

Ich versuche, das Geschehen zu benennen, vor allem die Gefühle zu benennen, die im Raum sind: »Da ist so eine große Angst«, oder: »Hier ist so viel Wut.« Ich versuche auch immer wieder spielerisch, eine andere Auflösung für die Szenen zu finden, die Shadi malt und in seinem Spiel darstellt, biete Shadi Alternativen für den Ausgang der Geschichte an, hilfreiche oder rettende Figuren, aber darauf geht er kaum ein. Es ist, als müsse er das Spiel genau so und nicht anders spielen. Mehrere Wochen geht das so.

Ins Zentrum von Shadis Spiel gerät abermals Iron Man, den er nach wie vor in jede Stunde mitbringt. Shadi setzt Iron Man dem Beschuss von Kanonen, Feuer und anderen Angriffen aus, lässt ihn in einen Hinterhalt geraten, den ihm Venom stellt. Aber all das prallt nicht mehr an ihm ab. Shadi lässt Iron Man verwundet zurück, die Angreifer finden eine offene Stelle in seinem Panzer, Shadi ahmt seine Schreie nach. Andere Figuren versuchen, Iron Man zu retten, doch es gelingt ihnen nicht. Iron Man kämpft, wehrt sich, aber bleibt doch in den Händen seiner Feinde.

Die Figuren und Personen auf Shadis Bildern sind allesamt in überfordernden Situationen gefangen, einer übermächtigen Gewalt ausgeliefert, die über sie hereinbricht, gegen die sie sich nicht wehren können und für die »Venom« vielleicht nur ein sprechendes Bild ist. Selbst Iron Man ist nicht mächtig genug, sich gegen diese Gewalt zu wehren. Eine Gewalt, wie sie Shadi ja tatsächlich selbst widerfahren ist: der Krieg, »sie«, die Angreifer, unbekannte namenlose Wesen, die ihm alles nehmen können: Freunde, Sprache, Heimat; Begebenheiten, die so schrecklich sind, dass Mama im Fernsehen weiterschalten muss, wenn nur das Wort »Syrien« fällt. Die selbst noch jenen Menschen überwältigen und aus seinem Leben reißen, den Shadi bis dahin für unbesiegbar gehalten hat, zu dem er aufgesehen hat, an dessen Seite er sich sicher und geborgen gefühlt hat: seinen Vater.

Die Erfahrung einer unbegreiflichen Gewalt, die die scheinbar unerschütterlichen Grundfesten des eigenen Lebens zum Einsturz bringen und die schützende Macht der Eltern brechen kann, beschreibt Joshua Durban in seinen Arbeiten als eine der zentralen psychischen Folgen des Heimatverlustes durch Krieg und Vertreibung. Je mehr diese Gewalt das eigene Leben beherrscht, desto weniger Auswege bleiben einem Kind, sodass es sich zuletzt mit ihr identifizieren und sich ihren Prinzipien unterwerfen muss. Auch wenn Shadis Spiel sehr von der Gewalt geprägt ist, er im Spiel auch die Täterseite einnimmt, durchaus mit einer gewissen Lust, glaube ich nicht, dass er dieses Prinzip der Gewalt tiefgreifend verinnerlicht hat. Sein Wüten und Zerstören scheint mir vorrangig einer anderen psychischen Funktion zu dienen, nämlich ihn vor dem eigenen Trauerschmerz zu schützen. In der Psychoanalyse gibt es hierfür den Begriff der ›armierten Trauer‹: der Versuch, den Gefühlen von Verlust,

Schmerz und Überwältigung dadurch zu begegnen, dass man zu den Waffen greift, selbst zum Angreifer wird. Dies kann im Dienste des Guten geschehen, wie bei Batman und vielen anderen Comichelden, die versuchen, ein persönliches Trauma zu heilen, indem sie wehrhaft werden, das Böse verfolgen. Das Gegenteil geschieht, wenn man sich selbst der Zerstörung verschreibt, sein Trauma zu heilen versucht, indem man selbst zum Traumatisierer wird: Joker. Beide Seiten jagen aber letztlich dem Spuk ihrer unbewältigten Geschichte hinterher, bleiben im Zirkel der Gewalt gefangen.

In Shadis Spielen liegt ein solches Moment der armierten Trauer, des Versuchs, eine Verletzung dadurch zu bewältigen, dass er im Spiel die aktive Rolle ergreift. Shadi wird zum Angreifer, fügt seinem Iron Man all die Schmerzen zu, die Shadi in sich selbst fühlt. Als könnte Shadi durch diese Aneignung der Macht dem Gefühl der Ohnmacht entgehen. Ich versuche behutsam auch die andere Seite anzusprechen: seine eigene Verletztheit. Denn um die geht es ja letztendlich.

»Jetzt ist Iron Man nicht mehr unbesiegbar. Er ist verletzt und er braucht Hilfe«, sage ich.

»Keiner kann Iron Man helfen!«, erwidert Shadi.

»Dabei braucht er vielleicht gerade jetzt jemanden, der ihn nicht alleine lässt.«

Es dauert eine ganze Weile, viele Stunden, ehe sich sein Wüten etwas beruhigt, Shadi auch anderen Gefühlen Raum lässt. In einer Sitzung, einige Wochen später, wird Shadis Spiel zum ersten Mal etwas ruhiger. Iron Man ist gefangen und alleine auf einer Gefängnisinsel, einer umgedrehten Schachtel, auf die Shadi die Figur setzt. Wir kommen in ein Spiel, in dem ich mit meiner Puppe Miriam an die Gefängnistür trete und ihn frage:

»Warum bist du da so alleine drin?«

Shadi lässt Iron Man von seiner Gefangenschaft erzählen. Er gestaltet die Geschichte aus, berichtet, wie Iron Man geflohen ist, wie er gekämpft hat. Doch es mischt sich etwas Nachdenkliches in seine Fantasie. Shadi spricht mit gesenktem Kopf vor sich hin, und auf einmal kommt er mir wie ein unendlich verlorener Junge vor. Er nimmt seinen Iron Man in die Hand und lässt ihn sagen, weniger zu mir, als vor sich hin gemurmelt, mit einer kindlich hellen Stimme: »Ich habe ein Kind. Einen Jungen. Aber der ist weg!«

»Deshalb bist du so traurig, Iron Man. Du würdest ihn so gerne wiedersehen«, sage ich.

»Ja, ich will zu ihm schwimmen. Aber da ist so ein großer Sturm auf dem Meer, da gehe ich unter ... Und jetzt ist er bei einer anderen Familie. Er kommt nie wieder zurück!«

»Und auch der kleine Junge ist traurig. Der würde so gerne wieder zu seinem Papa gehen. Der Junge würde über das Meer schwimmen, wenn er könnte. Aber wo der Papa ist, da kann ihn der Junge nicht finden«, sage ich. Dann sehe ich Shadi direkt an: »Manchmal, Shadi, würdest du auch gern deinen Papa finden. Er ist in Syrien, auf dem Friedhof, so weit weg, dass Mama und du nicht dorthin könnt.«

Shadi sieht mir unverwandt in die Augen, als ich sage: »Manchmal fühlst du dich ganz allein hier und vermisst deinen Papa. Das macht dich so traurig.«

Shadi will Iron Man etwas antworten lassen, er öffnet seinen Mund, aber es kommen keine Worte. Plötzlich springt Shadi auf, wie in Panik, fasst sich ans Gesicht, ruft voller Entsetzen: »Ich blute! Miriam, hilf mir! Ich blute!«

Ich schrecke auf, kann aber nichts sehen. Shadi hält sich mit beiden Händen das Gesicht. Auf einmal verstehe ich.

»Es ist nichts Schlimmes«, sage ich, »das ist kein Blut, Shadi. Das sind Tränen. Du weinst.«

Mama, du weinst

Über das ganze zweite Therapiejahr hinweg ist Shadi in seinem Spielen und Malen mit den Themen Zerstörung und Kampf beschäftigt, aber auch mit Trauer und Verlust. Mal spielt er sich in die Rolle des Verlassenen, mal in die Rolle dessen, der andere verlässt. In seinem Spiel wird jener Wandel greifbar, der auch seinen Trauerprozess beschreibt: Statt Blut fließen zunehmend Tränen. Ich spreche mit Shadi über seinen Vater und über seine Heimat, aber auch über seine Erfahrungen mit Aliya und seinen Schwestern sowie über seinen Alltag im Kindergarten. Shadi malt viel, malt sein Haus in Syrien, in dem er gewohnt hat, und setzt dort alle möglichen Personen hinein, auch Kinder aus dem Kindergarten in Deutschland. Es gibt immer wieder auch Sitzungen, da scheint sich ein Knoten zu lösen. Shadi spielt mit einer selbstvergessenen Freude, so frei, wie ich es bislang nicht bei ihm gesehen habe: schlicht wie ein kleiner Junge von sieben Jahren, den Feuerwehrautos und Fußballstars beschäftigen.

Kinder trauern anders als Erwachsene, gewissermaßen mit einer größeren Schnelllebigkeit, oftmals auch mit einer größeren Unbefangenheit. Vielleicht auch, weil das Konzept Tod, der Zeithorizont der Endgültigkeit für Kinder noch viel schwerer zu greifen ist als für Erwachsene. Shadi macht sich Gedanken darüber, wie Faris mit geschlossenen Augen in einer Höhle unter der Erde liegt, fragt, ob er da nicht bei den Maulwürfen wohnt. Er stellt ganz direkte Fragen, die eher von Neugier als von Betroffenheit geleitet scheinen. Ich versuche, ihm, so gut es geht, zu antworten, auch Aliya anzuregen, mit Shadi über den Tod seines Vaters zu sprechen: Warum ist Papa gestorben? Was ist ihm passiert? Wo ist er jetzt?

Eine bekannte Wendung vergleicht das Trauern von Kindern mit dem Pfützenspringen, man spricht dann von »Pfützentrauern«. Während das Trauern von Erwachsenen etwas von einem Schiff hat, das auf den Wellen eines stürmischen Meeres hin und her gerissen wird, scheinen Kinder im einen Augenblick in das Gefühl der Trauer zu springen, ganz von ihm umfangen zu sein, während sie sich im nächsten Moment davon befreien können, ihre Trauer scheinbar abschütteln, als hätten sie sie vergessen. Es ist ein großer Fortschritt, dass Shadi aus dem Zustand der Erstarrung in diesen Prozess der Pfützentrauer übergehen kann. Denn das bedeutet auch, dass er seine Lebendigkeit – seine Sprunghaftigkeit – zurückgewinnt.

Auch bei Aliya setzt schließlich eine Veränderung ein. Zunächst nur äußerlich: Sie erhält eine feste Anstellung als Dozentin an der Volkshochschule, was ihr nicht nur mehr Sicherheit, sondern auch mehr Geld bringt und ihr ermöglicht, den Wochenendjob in der Gastronomie aufzugeben. Sie hat mehr Zeit für die Kinder, aber auch mehr Zeit für sich. Die Entlastung von den realen Sorgen und Nöten des Alltags schenkt ihr innerlich mehr Raum zum Nachdenken und Nachfühlen – was auch in der Therapie spürbar wird. Der Druck, den sie auf Shadi ausübt, lässt etwas nach, auch, weil sie merkt, dass Shadi stabiler wird, die befürchtete Katastrophe nicht eintritt.

Zum ersten Mal im Verlauf unserer gemeinsamen Arbeit schildert Aliya in dieser Zeit einen Traum. Der Traum verfolge sie schon länger, wiederhole sich seit Jahren. »Eine Botschaft von Faris«, sagt sie. Im Traum kommt sie von der Arbeit nach Hause. Alles wirkt ganz real, die Wohnung, Einrichtung, Atmosphäre. Als sie das Schlafzimmer betritt, sitzt da eine Gestalt auf dem Bett, ein Mann: Faris. Er scheint unverändert, trägt dieselbe Kleidung wie bei ihrer letzten Begegnung in Syrien, die mittlerweile alt und abgetragen ist. Er wirkt unendlich müde. Er schaut sie aus traurigen, aber auch enttäuschten Augen an. Etwas wie ein Vorwurf ist in seinem Blick. Sie erschrickt, fühlt sich ertappt, weiß aber nicht, bei was, überlegt panisch, was sie falsch gemacht hat. Er sagt nichts, blickt sie nur stumm an. In diesem Moment fährt Aliya immer aus dem Schlaf. Nach einer solchen Nacht falle es ihr schwer, überhaupt aufzustehen, es fühle sich an, »als würde die Sonne nicht aufgehen«.

»Was will Faris mir sagen?«, fragt Aliya.

»In dem Traum fühlen Sie sich sehr schuldig«, sage ich.

»Aber warum? Ich gebe mein Bestes, versuche, alles für die Familie zu tun. Ich weiß, dass Faris das genauso wollen würde. Alles für die Familie«, sagt sie.

»Vielleicht ist das in Ihrem Traum gar nicht Faris, sondern die Stimme Ihres Gewissens. Und diese sagt immer wieder: Es ist nicht gut genug, es ist nicht gut genug, sosehr Sie sich auch Mühe geben.«

Aliya denkt nach. So habe sie das noch nicht betrachtet.

Ich sage: »Vielleicht, weil Sie sich in Ihrem Innern so schuldig fühlen. Schuldig, weil Sie weggegangen sind, die anderen zurückgelassen haben. Und auch Faris zurückgelassen haben, alleine in einem unbekannten Grab, ohne sich von ihm wirklich verabschiedet zu haben. Ihr Schuldgefühl sagt: Sie müssen es wiedergutmachen. Indem Sie alles geben, indem Sie sich und Ihre Kinder zu immer mehr Leistung antreiben.«

Zu meiner Überraschung greift Aliya diesen Gedanken auf, führt ihn, damit gewissermaßen ihr eigenes Traumbild deutend, fort: »… Damit Faris nicht enttäuscht ist.«

»Aber es ist so viel, was Sie sich aufgebürdet haben. Sie versuchen, den Alltag zu meistern, Ihren Kindern eine gute Zukunft zu bieten. Ihnen Mutter und Vater gleichzeitig zu sein«, sage ich.

Einen Moment habe ich das Gefühl, als würde Aliya seufzen, als würde ihr für einen Augenblick bewusst, welche große Last auf ihren Schultern liegt.

Sie sagt: »Wissen Sie, es ist nicht nur Faris. Da sind noch meine Eltern, die in Syrien geblieben sind. Ich würde sie ja hierherholen. Ich habe so viel versucht, sogar einen Anwalt habe ich genommen, obwohl wir kein Geld mehr haben. Aber die Behörden …« – Aliya winkt ab.

»Sie können nichts dafür. Aber Sie fühlen sich trotzdem schuldig, dass Sie Ihre Eltern zurücklassen mussten, nicht zu sich holen können, dahin, wo es sicher ist und wo Sie zusammen sind.«

»Ich weiß nicht, ob sie mittlerweile noch nach Deutschland kommen wollen. Es war so ein langes Hin und Her. In dem Landesteil, in dem sie leben, wird nicht mehr gekämpft. Mein Vater ist nicht mehr gut auf den Beinen, er sagt immer, ich solle es bleiben lassen, sie kämen schon zurecht, ihnen gehe es gut bei meiner Schwester. Aber ich kann nicht einfach hier leben, ohne meine Familie zu holen.«

»Weil Sie dann das Gefühl haben: Ihnen geht es hier gut, Sie sind in Sicherheit, aber was ist mit den anderen?«

Ich denke, eigentlich darf es Aliya auch gar nicht gut gehen. Denn das würde auf einer psychischen Ebene bedeuten, dass sie die anderen Menschen endgültig im Stich lässt. Vielleicht, so denke ich, nicht nur die eigene Familie, sondern überhaupt die Menschen, die sich nicht retten konnten, die kein Ticket nach Europa ergattert haben, die in Syrien unter den Trümmern zerstörter Städte begraben liegen oder auf dem Meer gekentert sind, über das Aliyas Flugzeug hinweggeflogen ist. Muss nicht jeden Menschen, der einem solchen Inferno entkommen ist, diese Last drücken, als wäre das eigene Schicksal auf eine unsichtbare Weise mit dem Schicksal aller Nachbarn verbunden, die weniger Glück hatten?

Doch sie hat Faris verloren. Manchmal spricht sie über seinen Verlust wie über ein Opfer, das die Familie bringen musste, als müsse sie innerlich eine Gleichung der Schuld auflösen: »Sieh, auch mir ist ein Unglück geschehen.« Und sie hievt die Säcke von Leistungsanspruch auf diese Waage, schont sich nicht und auch nicht ihre Kinder, gewährt sich kein Erbarmen, wird sich selbst zu einer harten Stimme, die unerbittlich antreibt, als könnte dadurch endlich die Schuld getilgt werden. Beinahe hätte ich gesagt: die Schuld, dass sie noch lebt, dass sie keine Angst mehr haben muss vor dem Krieg – aber Faris nicht mehr lebt und die anderen weiter Angst haben müssen. In der Psychoanalyse nennt man diesen Schuldkomplex Überlebensschuld. Der Faris ihres Traumes ist wie ein Wiedergänger all jener, die sie hinter sich gelassen hat und die sie an diese Schuld erinnern.

Aliyas Gefühle tragen nach meiner Einschätzung aber auch die Spuren einer unerlösten Trauer. Sich schuldig zu fühlen, ist das nicht auch eine Weise für sie, Faris innerlich am Leben zu halten, ihn nicht gehen zu lassen? Faris bleibt an ihrer Seite, als unsichtbarer Geist, der ihr jeden Morgen auf der Schulter sitzt, als ein dauerhafter Wegbegleiter zwar, aber in Gestalt eines Dämons des schlechten Gewissens. Faris, in der Kleidung des Abschiedstages, mit jener rätselhaften Miene des Vorwurfs: So sitzt er auch noch auf Aliyas Bett in Deutschland, so hat sie ihn mit sich genommen, in ihrer inneren Welt, von der ihr Traum Auskunft gibt.

Jeder Trauerprozess verlangt das, was man in der Psychoanalyse den »zweiten Tod« nennt. Nach dem realen Verlust muss der verlorene Angehörige auch psychisch losgelassen werden. Ein Vorgang, für den die Gesellschaft einen Ritus vorsieht, die Beerdigung, an der Aliya bezeichnenderweise nicht teilnehmen konnte. Doch Trauerprozesse haben ihre Eigenzeit, kommen manchmal auch nie ganz zu einem Ende. Ein Teil der eigenen Psyche bleibt bei der verlorenen Person, findet nicht den

Weg zurück ins Leben. Weiterleben, sich am eigenen Leben erfreuen, das fühlt sich dann an wie ein aggressiver Akt gegen den Verstorbenen: »Wenn es mir gut geht, dann habe ich dich ganz verlassen.«

Über diese Zusammenhänge zu sprechen ist für Aliya, als würden wir gemeinsam die Bürde ihres emotionalen Lebens anheben – als wäre all dies ein Geheimnis gewesen, das sie mit sich getragen hat, und allein es zu benennen wirkt schon wie eine Linderung.

Aliya stimmt mir in einer Sitzung vehement zu, als ich sage: »Sie fühlen sich schuldig allein dadurch, dass Sie leben, eine Zukunft haben möchten. Aber vielleicht würde Faris nicht wollen, dass Sie sich dafür schlecht fühlen.«

»Nein, ganz bestimmt nicht.«

»Was würde er sagen, wenn er sähe, wie Sie hier in Deutschland leben?«

»Ich hoffe, dass er stolz wäre. Vielleicht würde er auch sagen: ›Hayati, du machst dir zu viele Gedanken, immer nur Sorgen in deinem Kopf! Ich wünsche mir, dass du wieder lachst!‹«

Aliya erzählt, dass sie nicht ein einziges Mal wirklich gelacht habe, seit sie in Deutschland ist. Dabei habe sie früher viel gelacht, sei eigentlich ein geselliger Mensch gewesen. Aber das sei weg. Tatsächlich kann ich mir Aliya gar nicht so vorstellen, lachend, gelöst, als wäre jener bittere Ernst, mit dem sie mir begegnet, geradewegs ein Teil ihres Wesens.

»Vielleicht will Ihnen Faris das sagen in Ihrem Traum: ›Du musst mich loslassen. Sonst kannst Du nicht frei werden‹«, sage ich.

»Ich versuche ja, loszulassen! Nicht mehr an früher zu denken!«, sagt Aliya.

Doch vielleicht ist das Verwickelte an einem Trauerprozess, dass man das Verlorene nicht einfach hinter sich lassen, sich ohne Adieu von ihm abwenden kann. Man muss sich noch einmal umdrehen, um fortgehen zu können. Wie Orpheus, in jener berühmten Geschichte aus der griechischen Mythologie, der sich, beim Versuch, seine geliebte Eurydike aus dem Totenreich zu befreien, nach ihr umwendet – und sie gerade dadurch endgültig verlieren muss. Der Psychoanalytiker Eberhard Haas hat diese Psychologie des Trauerprozesses auf berührende Weise beschrieben: Orpheus' vermeintlicher Fehltritt ist die eigentliche Pointe seiner Trauer. Sich umzudrehen, das bedeutet, den Verstorbenen als Teil einer unwiederbringlichen Vergangenheit anzuerkennen, etwas, das »hinter mir« liegt: eine Erinnerung. Ich glaube, diesen Prozess hat Aliya noch nicht vollzogen, gerade weil sie bislang die Zähne zusammenbeißen musste, ihr nichts blieb, als nach vorne zu blicken. Doch mir scheint, Shadis Pfützensprünge rühren auch etwas in Aliya an. Mit meiner Hilfe gelingt es ihr, Shadis Trauer nicht nur mit Härte zu begegnen, sondern als einen Anlass zu nehmen, mit ihrer eigenen Gefühlswelt in Kontakt zu kommen. So etwa erlaubt sie Shadi, wenn er nachts an ihr Bett kommt, wieder bei ihr zu schlafen. Sie merkt, dass Shadi dadurch nicht noch anhänglicher wird, sondern im Gegenteil Sicherheit gewinnt, beim Zu-Bett-Bringen weniger quengelt, die Nächte danach auch deutlich ruhiger schläft. Sie beginnt, die gemeinsame Kuschelzeit in der Nacht sogar ein Stück weit zu genießen, nicht mehr nur mürrisch und widerwillig zu gewähren, und ist fast ein wenig wehmütig, als Shadi sie immer seltener, bald fast gar nicht mehr nachts aufsucht. Überhaupt lassen viele von Shadis Symptomen in dieser Zeit deutlich nach, was nicht nur ihn spürbar entlastet, sondern auch Aliya.

Einmal, es ist das Ende unseres zweiten Therapiejahres, erzählt mir Aliya, dass sie ein Buch gekauft hat. Ein Kinderbuch, aber ein besonderes. Faris' Todestag steht bevor. Zum ersten

Mal nennt Aliya auch das Datum. Ein Tag im Dezember. Sie habe überlegt, was sie an diesem Tag machen soll. Ihr erster Impuls war, es zu ignorieren, mit niemandem darüber zu sprechen. Doch dann sei ihr der Gedanke gekommen, dass ihre Kinder sich ja vielleicht etwas anderes wünschen.

»Ich hatte irgendwie so ein Gefühl: Du musst mit ihnen darüber sprechen. Aber ich habe nicht gewusst, wie.«

Eine Kollegin, mit der sie ab und zu über ihre Sorgen und Erlebnisse spreche, habe ihr ein Buch empfohlen: *Kommst du wieder, Papa?* Es handelt sich um ein Trauerbuch für Kinder, in dem davon erzählt wird, wie ein Kind um seinen verstorbenen Vater trauert und trotzdem irgendwann auch wieder lachen kann. Aliya habe das Buch bestellt, nachdem sie es eine ganze Weile nur auf ihrer Wunschliste hatte stehen lassen.

Das Buch kommt rechtzeitig zum Todestag an. Aliya ringt mit sich, ob sie es wirklich mit den Kindern lesen soll. Sie hat das Buch auch mit in die Stunde gebracht, kann es aber nicht aus ihrer Tasche holen, aus Angst, sofort von ihren Tränen und Gefühlen überwältigt zu werden. Wir spielen in der Stunde in Gedanken durch, was passieren könnte bei der gemeinsamen Lektüre: Es können allenfalls Tränen fließen, aber kein Blut. Ich schlage ihr vor, ihre Kinder einfach zu fragen, ob sie es lesen möchten.

Tatsächlich fasst sich Aliya ein Herz – und liest schließlich mit ihren Kindern an Faris' Todestag in dem Buch. Während Aliya vorliest, kommen erst Samira, dann Aliya die Tränen. Anisa und Shadi hingegen, erzählt Aliya, folgten dem Buch beinahe neugierig, aber auch nachdenklich.

Als Aliya mir in der darauffolgenden Sitzung davon erzählt, wirkt sie erleichtert. Sie hat ein großes Wagnis auf sich genommen – und überstanden.

»Ich konnte nicht weiterlesen, ich musste …«, Aliya sucht

das Wort, sagt: »… schluchzen wie ein Baby. Das wollte ich nicht vor meinen Kindern, ich wollte ja stark sein. Aber es ging nicht. Es ging einfach mit mir durch. Zum Glück war Samira da, die hat auch geweint, aber ihr war es nicht so peinlich. Mir schon. Ich habe mein Gesicht in den Händen vergraben, damit Shadi und Anisa mich nicht sehen. Wissen Sie, was Shadi da gesagt hat?« – Aliya muss fast lachen, als sie das sagt: »Er hat mich angeschaut, irgendwie – erstaunt: ›Mama, das macht nichts. Du weinst doch bloß!‹«

Zum Herbst dieses Jahres hatte Aliya Shadi in der Grundschule angemeldet. Er ist weiterhin in Gruppen scheu und zurückhaltend, aber er spricht, macht nach einer kleinen Aufwärmphase auch »Quatsch« mit den Schulkameraden. Er meistert den Übergang in die Schule, erweist sich dort als kluges und aufmerksames Kind. Shadi benötigt noch eine ganze Weile die Unterstützung der Therapie. Ich begleite die Familie, bis Shadi die dritte Klasse erreicht hat, sehe die beiden auch danach noch gelegentlich.

Eine Psychotherapie ist oftmals auch eine Detailarbeit, in der es um einen emotionalen Lernprozess geht. Im Idealfall kann man am Ende das, was man in der Therapie erfahren hat, auf die Situationen des Alltags übertragen und auch in schwierigen Situationen so stabil bleiben, dass sich kein neuer Teufelskreis psychischer Symptomatik entwickelt. Shadi hat zunächst Schwierigkeiten, engere Freundschaften zu knüpfen, aber nach einer Zeit hat er doch einen »besten Freund«, mit dem er sich auch in der Freizeit trifft, außerdem spielt er Fußball in einem Verein. Allmählich spannt sich ein Netz von Bindungen, die Shadi tragen und ihm etwas von seiner Befangenheit nehmen.

Auch Aliya macht eine Entwicklung durch, wird zugänglicher und weniger harsch – auch wenn sie weiterhin leistungsorientiert bleibt, Dinge schnell mit dem Kopf zu lösen versucht, was ja vielleicht auch einfach ihrer Persönlichkeit entspricht. Zwischen ihr und Shadi ist sichtbar mehr Spielraum entstanden, beide können in einen wirklichen emotionalen Kontakt kommen. Auch wagt sich Shadi wieder öfter zu den Videotelefonaten mit seinen Großeltern dazu, als würde er sich jetzt trauen, diesem leibhaftigen Früher in die Augen zu sehen.

Die Familie führt an Faris' Todestag und an seinem Geburtstag ein Trauerritual ein. An diesen Tagen wird der Tisch am Morgen für ihn mitgedeckt, und jeder aus der Familie »erzählt« Faris, wie es ihm geht, was er oder sie seither erlebt hat. Aliya spricht mit ihren Kindern über Faris, kann ihnen etwas über die gemeinsame Vergangenheit erzählen. Sie zeigt Fotos, auf denen die Kinder noch ganz klein sind, und schildert, wie sie einen üblichen Tag in Syrien verbracht haben, welche lustigen Angewohnheiten sie als Babys hatten. Immer wieder muss Aliya dabei schlucken, vor allem, wenn Faris abgebildet ist oder die Schule, an der sie Lehrerin war. Aber sie kann jetzt auch immer wieder lächeln bei einer Erinnerung an früher. Ich denke: Damit schenkt sie ihren Kindern auch etwas Wertvolles, einen Teil ihrer verlorenen Geschichte. Ich bin berührt, wenn mir Aliya davon erzählt. Vielleicht liegt darin das zutiefst Menschliche der Trauer: einen Menschen, den man verloren hat, nicht in ein bedeutungsloses Nichts fallen zu lassen, als wäre er nie gewesen; sondern sich an ihn zu erinnern, ihn mit Worten und Gesten gegenwärtig zu halten, ohne verleugnen zu müssen, dass er nicht mehr da ist.

Ich hoffe, dass es Aliya gelingt, ihrer eigenen Geschichte und ihrer eigenen Identität mehrt Wert zuzumessen, sich nicht nur auf ihre Leistungsfähigkeit zu stützen. Ein zarter Hinweis darauf ist ihr Umgang mit der arabischen Sprache. Hatte sie das Arabische bei unserem Kennenlernen noch beinahe vollständig aus ihrem alltäglichen Sprachgebrauch verbannt, gewissermaßen in das Gefrierfach der Seele geschoben, rutscht sie nun immer wieder ganz unwillkürlich in ihre Muttersprache. Das passiert ihr auch, wenn sie mit ihren Kindern spricht. Sie redet weiterhin vorwiegend Deutsch mit ihnen, lässt das Arabische nun aber viel öfter in ihren Familienalltag einfließen. Gelegentlich liest Aliya den beiden jüngeren Kindern auch einmal ein arabisches Kinderbuch vor, ist berührt, wenn die beiden sich in dieser Zeit ganz nah an sie herankuscheln und gebannt ihrer Stimme lauschen.

Einmal, als sie von der Arbeit nach Hause kommt, hört sie Shadi und Anisa in ihrem gemeinsamen Kinderzimmer spielen. Die beiden scheinen völlig gedankenverloren. Aliya hört ihre Kinder singen, und sie kennt das Lied – es ist ein arabisches Lied, ein Kinderlied. Für einen Moment gerät sie ins Taumeln, ihr ist, als müsse, wenn sie den Raum betritt, Faris dort sitzen und mit den Kindern singen. Als würde sie aus einem bösen Traum erwachen – und Faris ist noch da, Shadi noch ganz klein, eine normale Familie in Syrien wie vor dem Krieg. Eine Träne läuft Aliya über die Wange – dann fasst sie sich, streicht sich über das Gesicht und begrüßt ihre Kinder: »Hier ist die Mama! Ich bin zu Hause.«

Tom
Therapie mit einem Narzissten

Die Geschichte führt uns in die Praxis eines erfahrenen Psychoanalytikers, der über seine langjährige Arbeit mit Tom berichtet. Es handelt sich um eine Psychoanalyse in einem sogenannten klassischen Setting. Im Unterschied zu einer Analytischen Psychotherapie (wie in der ersten Geschichte des Buchs) gibt es hier keine vorab festgelegte Begrenzung der Stundenzahl. Die Therapie ist meist selbst finanziert und nicht notwendig auf die Behandlung einer einzelnen psychischen Erkrankung beschränkt, sie kann darüber hinaus auch der Selbsterfahrung oder der nachreifenden Entwicklung der Persönlichkeit dienen. Die Sitzungen finden mehrmals in der Woche statt. Üblicherweise, aber nicht immer, liegt der Analysand dabei auf der Couch.

Die Begegnung mit dem Alpha-Tier

Als ich den Titel für die Fallerzählung über meine Arbeit mit Tom festlegte, war ich skeptisch: »Therapie mit einem Narzissten« – Narzisst, in diesem Wort schwingt so viel Negatives mit, dass es sich eher nach einer Abwertung anhört als nach einer klinischen Diagnose. Es ist, als würde in diesem Wort das Echo all der Verletzungen, ohnmächtigen Wut und enttäuschten Hoffnungen, der Schuldzuweisungen und Rachewünsche widerhallen, von denen Menschen berichten, die mit sogenannten Narzissten zusammenleben. Wer möchte schon gerne die Ursache für die Wut und Enttäuschung anderer Menschen sein, wie fühlt es sich an, von anderen dieses Etikett verliehen zu bekommen, allemal vom eigenen Therapeuten, der einen doch so gut kennt wie kaum jemand anderer? Narzissmus scheint ein Wort für etwas Zerstörerisches in Beziehungen, aber auch beinahe ein Stigma, nicht zuletzt etwas, das von einer großen Einsamkeit spricht. Umso erschrockener war ich, als Tom mir selbst, fast wie mit dem Fatalismus eines Outlaws, ins Gesicht sagte: »Was regen Sie sich denn auf! Sie machen eben Therapie mit einem Narzissten.« Das war an einem Tiefpunkt der Therapie. Und er meinte mit diesen Worten wohl: »Für mich gibt es eben keine Hoffnung und mir bleibt nichts anderes, als die Beziehungen zu zerstören, die ich eigentlich zum Leben brauche.« Was treibt Tom immer und immer wieder in die Zerstörung seiner engsten Bindungen, fragte ich mich. Und gibt es für ihn wirklich keinen Ausweg? Bis zu einer Antwort war es ein langer Weg.

Es ist ein dunkler, spätherbstlicher Tag im November, als ich Tom das erste Mal begegne. Am Telefon hatte sich vor einigen Wochen ein Mann mit einer festen Stimme gemeldet: Ich sei ihm als ein kompetenter Therapeut empfohlen worden, er würde gerne einen Termin vereinbaren, um über ein paar Probleme zu sprechen. Ich sage ihm, dass es eine mehrwöchige Wartezeit geben wird; das störe ihn nicht, das »Überlastungsproblem« kenne er selbst. Es sei auch nichts Dringendes. Das Telefonat hinterlässt in mir den Eindruck von einem selbstbewussten Mann, mit dem man leicht ins Gespräch kommt. Doch mir vermittelt sich auch etwas Distanziertes, fast Abgeklärtes – als rufe er nicht aus einer inneren Not an, sondern, um eine Dienstleistung zu buchen oder sich mit einem Kollegen zu unterhalten. Zugleich schien er auf eine seltsame Weise gut gelaunt. Im Vorfeld unseres ersten Termins fühle ich mich ein wenig angespannt, als müsse ich gleich einen guten Auftritt hinlegen, mich präsentieren.

Vor mir steht bei unserem ersten Termin schließlich ein

Mann in seinen Mittvierzigern, dem man auf den ersten Blick nicht ansieht, unter welchem Leidensdruck er steht. Tom wirkt dynamisch, scheint zu wissen, wie man sich in bestimmten Situationen verhält: Chic gekleidet, mit einem legeren Touch nimmt er die Treppen zu meiner Praxis beinahe im Laufschritt und begrüßt mich mit einem sehr kräftigen Händedruck. Als wir uns im Praxisraum gegenübersetzen, reibt er die Hände über die Knie, sieht sich um, zeigt auf einen Kunstdruck an meiner Wand: »Schönes Bild. Den Künstler habe ich in München mal gesehen, das war eine Wahnsinns-Vernissage. Ist das ein Original?«

So freundlich dieser Auftakt scheint und ich natürlich verstehe, dass manche Patienten nicht gleich zur Sache kommen und vielleicht erst einmal mit etwas Small Talk sich selbst und die Stimmung auflockern möchten, entsteht in mir doch ein ganz bestimmtes Gefühl: Ich fühle mich irgendwie unter Druck, Tom etwas Schlagfertiges zu antworten, wie um zu beweisen, dass ich es mit ihm aufnehmen kann, dass mich keine Situation aus der Fassung bringt. Steht nicht gleich mit dem ersten Satz die Situation auf dem Kopf? Er befragt mich statt ich ihn, und zwar, ob meine Bilder an der Wand echt sind. Ein Originaldruck dieses Künstlers ist sicher teuer und mein Bild ist eine Kopie – was mich noch nie beschäftigt hat, jetzt aber kommt es mir vor, als würde ich damit irgendeine Art peinliches Eingeständnis machen, mir nicht mehr leisten zu können. Ich suche nach einer guten Antwort, die mich aus der Situation befreit, finde aber keine. Stattdessen ermuntere ich ihn mit einem Lächeln, zu erzählen, was ihn hierherführt, wobei ich mir unbeholfen vorkomme, als trage ich einen Standard-Therapeuten-Eröffnungsspruch vor. Eine merkwürdige Verunsicherung, die mich noch lange in meiner Arbeit mit Tom begleiten wird.

Tom nickt mir befriedigt zu, erzählt dann aber sehr freimütig. Es gebe Probleme mit seiner Frau, die Ehe befinde sich in einer tiefen Krise. Eigentlich sei es schon »nach zwölf«, die beiden lebten zwar noch zusammen in einem Haus, aber nur der gemeinsamen zwölfjährigen Tochter zuliebe. Er und seine Frau wollten nicht, dass das Mädchen in der Schule gehänselt werde, weil sie aus einem Scheidungshaus kommt. Viel mehr halte die Ehe aber nicht mehr zusammen. Als ich ihn frage, wie das kommt, antwortet er: »Na, Sie wissen schon! Wenn sich bei den Frauen die Wechseljahre ankündigen!« Sein Lachen ist wie die Einladung zu einer Lästerstunde über Frauen. Ich möchte nicht mitlachen, fühle mich zugleich aber dazu gedrängt, als würde ich ihn, indem ich nicht auf seine Scherze eingehe, hochgradig beschämen oder aber mich selbst als verklemmten Spießer zu erkennen geben. Als ich schließlich nicht mitlache, sagt Tom: »Na ja, Spaß. Das geht schon auf meine Kappe. Also nicht ausschließlich, aber ich habe eben doch auch so meine Problemchen. Und meiner Frau passen so ein paar Dinge nicht.«

Ich frage: »Welche Dinge denn?«

Tom: »Ja, dass ich zu viel arbeite und so weiter und so fort … na ja, und sie will, dass ich mich mehr um Lissi kümmere, so heißt unsere Tochter, ihr in der Schule helfe. Aber das mach ich ja, ich meine, ich verdiene halt auch noch das Geld, meine Frau hat nur einen kleinen Job, die verdient fast nichts. Und am Nachmittag« – Tom mimt eine affektierte Geste – »ein Tässchen Matcha mit der Freundin, ein bisschen im Internet shoppen. In Wahrheit trage ich also die ganze Verantwortung für die Familie. Abends, wenn der Mann nach Hause kommt, ist nichts im Haushalt gemacht, und die Kleine hat die Hausaufgaben nicht fertig. Und dann ist natürlich der Alte schuld.«

Ich sage: »Das klingt nicht so, als würden Sie das Problem bei sich sehen.«

Tom: »Na ja, doch, ich meine, es ist schon was dran. Ich werde schnell ärgerlich, sag dann auch Dinge, die nicht so nett sind. In der Sache hab ich recht, aber wie ich es sage, das ist dann nicht nett.«

Ich: »Was denn zum Beispiel?«

»Meine Frau regt zum Beispiel auf, wenn ich Lissi mein Dickerchen nenne. Sie meint, das untergräbt ihr Selbstbewusstsein, und dann wird sie in der Schule gemobbt. Na ja, und das stimmt, wer hört so was gerne. Aber mir rutschen solche Dinge immer wieder durch. Und in der Art, wie ich es sage, wird doch klar, dass es liebevoll gemeint ist. Meine Frau hat ihr eben auch immer ein bisschen zu viel Essen hingestellt, Lissi ist ein bisschen mollig mit zwölf, ganz anders als ich, ich hab ein Leben lang Sport gemacht. In der Jugend bin ich auch gemobbt worden, ich weiß, wie das ist, aber ich hab mich rausgearbeitet, heute sagen viele Leute in meinem Umfeld: So eine Statur wie der Tom, die hätte ich auch gerne. Also Sie sehen, solche Probleme. Ich denke, manchmal habe ich Probleme mit der Ehrlichkeit.«

Ich: »Mit der Ehrlichkeit?«

Tom: »Ja, also dass ich zu ehrlich bin, Dinge freiheraus sage, wie ich sie sehe. Die Welt will betrogen sein, so heißt es doch so schön, mir fällt es manchmal schwer, darauf Rücksicht zu nehmen. Man sollte nicht ehrlich sein, sonst fühlen sich die anderen gekränkt.«

Tom gibt mir noch einige Beispiele für Situationen, in denen sich seine Frau, aber auch seine Tochter, »anstellen« würden, also vermeintlich der Wahrheit nicht ins Gesicht blicken, die Tom ungeschönt ausspreche.

Ich: »Vielleicht fühlt sich ein junges Mädchen in der Pubertät auch einfach nur verletzt, wenn ihr Vater ihr einen abwertenden Spitznamen gibt.«

Tom: »Ja, da haben Sie schon recht.«

Ich sage: »Wenn wir schon beim Thema Ehrlichkeit sind: Mir ist ehrlich gesagt noch nicht ganz klar, was Sie hierherführt, was Ihr Wunsch an mich ist. Bislang haben Sie eher Dinge beschrieben, bei denen andere das Problem sind oder die anderen sich übertriebene Gedanken machen, während Sie selbst allenfalls darunter leiden, dass die Welt unehrlich ist.« – Die Worte sind mir schroffer rausgerutscht, als ich es wollte, aber eigentlich meine ich es so, wie ich es sage. Ich spüre eine zittrige Anspannung; es ist, als könne Tom gleich aufstehen und die Tür hinter sich zuknallen.

Tom: »Ich sage es Ihnen ganz ehrlich: Meine Frau wollte, dass ich eine Therapie mache. Sie droht mit Scheidung, wenn ich mich nicht ändere. Ich habe vor ein paar Jahren schon einmal eine Therapie angefangen, aber das war bei so einem jungen Mädchen, die war noch in Ausbildung, die war überfordert. Aber in letzter Zeit ist es wieder so eskaliert, und auch Lissi leidet unter dem Streit.«

Ich: »Vielleicht kommen Sie zur Therapiestunde, um Ihrer Frau zu beweisen, dass nicht Sie das Problem sind, da Sie ja eine Therapie aufsuchen.«

Tom: »Ist es nicht auch so?«

Ich: »Aber hier versuchen Sie mir zu beweisen, dass eigentlich Ihre Frau das Problem ist. Die entscheidende Frage ist, ob Sie hier etwas für sich möchten. Und ich glaube, da waren Sie bislang nicht ganz ehrlich mit mir – und sich.«

Tom: »Wie meinen Sie das?«

Ich: »Dass es Ihnen vielleicht viel schlechter geht, als Sie es mir hier sagen, dass Sie ein Problem haben, unter dem Sie ziemlich leiden.«

Tom mustert mich, lächelt, aber etwas gequält, und sagt: »Sie sind nicht schlecht.«

Ich habe das Gefühl, als hätten wir bislang einen Ringkampf

um die Dominanz im therapeutischen Raum ausgefochten, und einstweilen hätte ich ihn niedergerungen. Als hätte ich mich erst beweisen müssen, und nun kann ein normales therapeutisches Gespräch entstehen. Tom wirkt jetzt anders, eher geknickt, wie ein Junge, der bei etwas erwischt wurde und es bereut. Es tue ihm leid, dass er manchmal so daherrede, aber das sei so eine »Alpha-Männersache«. Er könne leicht den starken Mann geben. Aber das sei er nicht. Eigentlich habe er große Angst, dass seine Frau sich scheiden lasse und seine Tochter mitnehme, das habe sie ihm angedroht. Er liebe beide sehr, ohne sie wisse er nicht, wohin mit sich: »Da bleibt eigentlich nur …« Tom drückt mit dem Finger eine Pistole an seiner Schläfe ab.

Er wisse, dass er ein »Kotzbrocken« sei, mit dem es keiner aushalte, er frage sich, warum seine Frau überhaupt alles so lange mitgemacht habe. Aber andererseits habe er meistens ja doch auch einfach recht. Er könne das nicht beherrschen, er sei cholerisch, es breche einfach so aus ihm hervor, manchmal, das müsse er zugeben, mache ihm das sogar Spaß. Warum, wisse er nicht. »Das liegt wohl an der Vergangenheit«, sagt Tom, ohne das weiter auszuführen. Im Beruf habe er auch ziemlich viele Probleme: Er hat Chemie studiert und in diesem Bereich ein kleines Unternehmen gegründet, doch dem Unternehmen geht es schlecht. Zwei Partner hätten die Firma verlassen und ihn um Geld betrogen, es habe viele Konflikte gegeben, im Augenblick laufe ein Gerichtsprozess. Manchmal, so Tom, habe er das Gefühl, sein Herz mache das alles nicht mit, er leide unter schlaflosen Nächten, habe immer wieder Suizidgedanken, fühle sich überlastet und leer. »So eine Art Burn-out«, sagt er, »aber auf das ganze Leben bezogen.«

Ich sage: »Es geht Ihnen psychisch eigentlich richtig schlecht. Sie sagen Burn-out. Und es gibt so viele Schwierigkeiten mit anderen Menschen, im Beruf, in Ihrer Familie.«

Tom: »Und Sie wissen, was mir helfen könnte? Etwa die ganze Welt einmal ins Klo runterspülen? Oder noch besser: mich!«

Ich: »Als wäre das alles ein großer Unrat und einer muss weg: die ganze Welt oder Sie.«

Tom lacht: »Stimmt doch auch! Am besten beides, würde viele Probleme lösen!«

Ich: »Es könnte erst einmal darum gehen, zu verstehen, was da passiert, wenn Sie mit anderen in Konflikte kommen. Bislang ist noch nicht so wirklich klar, warum das immer wieder geschieht.«

Tom wirkt auf eine berührende Weise erleichtert, dass ich mir offenbar vorstellen kann, mit ihm zu arbeiten. Wir besprechen, wie es weitergehen soll. Er fragt nach einer zweiten Stunde, in meiner Fantasie fast wie ein Junge, der Angst hat, weggeschickt zu werden. Wir vereinbaren schließlich eine weitere Sitzung für die nächste Woche. Beim Rausgehen wirkt er schon wieder gut gelaunt und beschwingt, schaut sich noch einmal im Vorbeigehen die Bilder an meiner Wand an und sagt: »Sie haben einen guten Geschmack.«

Die Stunde lässt mich erschöpft und zweifelnd zurück. Ich habe das Gefühl, als wäre gleich zu Beginn schon etwas Kostbares beschädigt, dem Zauber des Anfangs die Flügel gestutzt worden. Ein Machtkampf hat begonnen, von dem ich ahnungsvoll fürchte, dass er eskalieren könnte. Doch nicht nur unsere beginnende therapeutische Beziehung, sondern nahezu alle privaten oder beruflichen Beziehungen von Tom scheinen vom Scheitern bedroht, sind durchherrscht von Konflikten, Krisen, Komplikationen. Zwar leidet Tom darunter. Aber ihm scheint zugleich nicht wirklich bewusst, dass er selbst es ist, der etwas Zerstörerisches in die Beziehungen bringt. Warum muss er das immer wieder tun: sich gegenüber anderen so überheblich und unausstehlich geben, dass diese sich nur abwenden können – oder unterwerfen, es mit sich machen lassen?

Immerhin ist Tom auf meine Repliken und Gedanken hin in der Lage, doch etwas von sich und seinen Problemen zu erzählen, nicht nur herablassend über andere zu sprechen. Aber, so glaube ich, der Weg zu einer wirklichen Selbstreflexion, einer tiefergreifenden Auseinandersetzung mit sich selbst, ist noch weit. Ich bin mir nicht sicher, wie weit Tom ihn überhaupt gehen kann.

Und was geschieht zwischen Tom und mir? In der kleinen Anfangsszene mit dem Kunstdruck zeigt sich wohl eine besondere Beziehungsdynamik, die mir allerdings erst nach der Stunde bewusst wird, im Eifer des Gefechts – und so wird es mir noch öfter gehen – verstehe ich nicht, was geschieht.

Tom tritt von Beginn an selbstbewusst und forsch auf. Ich dagegen gerate immer wieder in eine Situation, in der ich mich gedrängt fühle, etwas beweisen zu müssen, in der ich mich unsicher – oder, wie im Falle des Kunstdrucks, sogar unehrlich, beschämt, unterlegen fühle. Ich glaube, dass dies eigentlich Gefühle sind, die Tom mir gegenüber empfindet: einem Therapeuten, demgegenüber er sich öffnen und seine intimen Schwierigkeiten mitteilen soll. Besser gesagt: wie er sich mir gegenüber fühlen würde, wenn es ihm nicht immer wieder gelänge, die Situation auf eine subtile Weise umzudrehen. Man könnte auch sagen, Tom wird seine unangenehmen Gefühle los, indem er sie mir zuschiebt, sie mich erleiden lässt, gewissermaßen nach dem Prinzip: den anderen dumm dastehen lassen, damit man sich selbst nicht dumm fühlt.

In der Psychoanalyse spricht man in solchen Zusammenhängen von einer projektiven Identifikation: Er weist mir eine Rolle zu, die ich, ohne es zu merken, annehme, schiebt mir Gefühle zu, die sich für mich so anfühlen, als wären sie meine eigenen, obwohl sie eigentlich von ihm kommen. Einen Augenblick lang fühle ich mich tatsächlich unehrlich und unfähig. In der Fachsprache: Ich identifiziere mich mit seinen Projektionen, also mit dem, was er in mich hineingelegt hat. Für Tom bedeutet das letztlich eine Entlastung von unangenehmen Gefühlen, weil er sie beim anderen untergebracht hat, sie selbst vorerst losgeworden ist. Es liegt ein Moment von Überwältigung in dieser Art der Begegnung, aber auch der Versuch, mir etwas mitzuteilen, indem er es mich gewissermaßen hautnah erleben lässt: »Du sollst fühlen, was ich fühle, du sollst so sein wie ich, dann fühle ich mich nicht ängstlich, beschämt und alleingelassen.«

Welche seelischen Abgründe drohen, wenn es ihm nicht gelingt, diese Gefühle von sich fernzuhalten, er sich alleingelassen und minderwertig vorkommt, davon geben seine suizidalen Krisen Auskunft.

Tom kommt zu den nächsten Vorgesprächsstunden zuverlässig und in derselben freundlich-zugewandten, aber auch überheblich-herablassenden Art. Er zeigt sich nun geradezu betont kooperativ, gewinnend, fast kumpelhaft-vertraulich.

»Die letzte Stunde war gut, hat mich noch einmal zum Nachdenken gebracht. Um ehrlich zu sein, konnte ich Sie auf den ersten Blick nicht leiden, dachte, wieder so ein Therapeutenfuzzi in seiner gediegenen Maisonette-Wohnung im Altstadtviertel.«

Ich: »Sie haben sich für die Kunstdrucke an meiner Wand interessiert.«

Tom: »Ja, so sieht es doch bei diesen Typen aus. Brille auf der Nase, Wollweste über dem Hemd oder Kaschmirpulli über den Schultern, Flüsterton in der Stimme, die typischen Sprüche: ›Was macht das mit Ihnen?‹, ›Wie geht es Ihnen heute?‹. Und dann abends bei einem Glas Chardonnay Tagesthemen auf dem Sofa schauen, sich über Trump empören und am Wochenende durchs Kunstmuseum spazieren und seiner Frau erklären, mit welcher Lasurtechnik der Künstler das Bild angelegt hat.« Tom beschreibt das Klischee eines bildungsbürgerlichen Therapeuten in weiteren, wenig schmeichelhaften Zügen. Ich muss zugeben, dass ich innerlich darüber lachen muss. Tom hat mit dieser ungeschminkten Direktheit irgendetwas Sympathisches und Charismatisches an sich. Er scheint mich einzuladen, mich mit ihm über »die langweiligen Spießer« lustig zu machen. Doch eigentlich geschieht etwas anderes: Subtil spürt er Dinge auf, die vielleicht auch mich nerven könnten, als ertaste er unbewusst, an welcher Stelle er Zugang zu meinen Affekten finden kann. Zugleich erhebt er mich damit in den Stand, etwas Besseres zu sein, mit ihm gemeinsam auf die anderen herabzusehen.

Ich sage: »Die Kunstdrucke an meiner Wand, eine Praxis in der Altstadt. Dadurch hatten Sie schon das Gefühl, ich würde Sie herausfordern, als müssten Sie dagegenhalten.«

Tom: »Ja, das hat irgendwie das Alpha-Tier in mir rausgeholt. Aber das ist natürlich Quatsch. Erstes Gebot eines Psychotherapiepatienten: ›Beurteile deinen Therapeuten nicht nach den Kunstwerken an seiner Wand‹.«

Ich denke: Aber sie hängen ja nun einmal doch da. Tom scheint mich jetzt schon zu jemandem gemacht zu haben, der ich für ihn sein soll: auf keinen Fall ein langweiliger Spießer, sondern jemand, der tickt wie er selbst, mit dem er »kann«, was auch immer das genau heißt.

Er zeigt sich dankbar, dass ich ihm ein wenig »den Kopf gewaschen« habe. »Sie haben es auf den Punkt gebracht: Eigentlich geht es mir beschissen.« Er sei das Problem in seiner Familie, das sei ihm jetzt »völlig klar« geworden, deshalb müsse er jetzt auch eine Therapie machen, er sei hier »genau richtig«. Seine Tochter habe ihm schon im Grundschulalter gesagt: »Du bist der liebste Papa der Welt. Aber manchmal ist ein Monster in dir.«

Ich: »Wie ist das für Sie, wenn Ihre Tochter das sagt?«

Zum ersten Mal wirkt Tom wirklich berührt, schluckt und es entsteht eine Pause, bevor er antwortet: »Sie hat recht. In mir ist ein Monster. Ich weiß nicht, was das ist, warum das immer wieder passiert.«

Ich: »Dann sollten wir uns damit beschäftigen.«

Tom, sofort wieder scherzend: »Super, wo haben Sie den Sauger, um das Viech wegzumachen?«

Tom kommt auf die Ghostbusterserie zu sprechen, die er als Jugendlicher gesehen hat, insbesondere beschäftigt ihn das Monster »Slimer«. In einem Film offenbart sich Slimer als der Geist eines verstorbenen Mörders, der den Ort seines Verbrechens heimsucht, ein »Spießerrestaurant in irgendeiner Vorstadt«. Beim Versuch, ihn zu beseitigen, werden ihm die Beine weggesaugt. Danach ist er nur noch ein Haufen »bösartiger grüner Schleim«.

Ich: »Ich frage mich, ob das auch ein Bild für das ist, was Sie in sich fühlen. Das Monster in sich: etwas Böses, Ekelhaftes. Aber, wenn ich mich recht erinnere, ist Slimer auch immer hungrig.«

Tom: »Das bin ich zumindest nicht! Aber ansonsten genauso durchgeknallt!«

Auf seine Eltern und Familiengeschichte angesprochen, hält sich Tom bedeckt, er erzählt nur einige Anekdoten, aus denen für mich kein lebendiges Bild entsteht. Tom ist Einzelkind und in einer »Vorstadt im Grünen« aufgewachsen, weil sein Vater wollte, dass »der Junge« nicht nur »Hochhäuser und Drogenopfer« sieht. Das habe ihm gutgetan, er sei viel an der frischen Luft gewesen. Sein Vater war als Fachangestellter tätig, seine Mutter Hausfrau. In der Kindheit habe »so weit alles gepasst«.

»Ab und an eine Ohrfeige hier und da, wenn ich was ausgefressen hatte.«

Ich sage: »Ab und an eine Ohrfeige?«

Tom: »Nichts Besonderes. Heute ist ja jedes Kind gleich traumatisiert, wenn die Eltern nicht sofort so springen, wie das Kind es will. Früher war das normal. Hat mir auch nicht geschadet, aus mir ist was geworden. Was man bei den ganzen zarten Schneeflöckchen von heute nicht behaupten kann. Haben Sie schon einmal etwas von Attachment-Parenting gehört? So traumatisiert man in Wahrheit seine Kinder!«

Ich: »Das klingt, als wollten Sie die Erziehung Ihrer Eltern rechtfertigen.«

Tom: »Ne, das auch nicht. Ich schlage meine Tochter zum Beispiel nie, egal, was ist. Also ein, zwei Mal ist mir die Hand ausgerutscht, da hat sie mich auch wirklich aufs Blut gereizt. Aber das hat keine Methode.«

Sein Vater sei streng gewesen, in Wahrheit aber habe seine Mutter die Hosen angehabt. »Das hat sich mein Vater nie eingestanden, hat dann auch mal Autorität markiert, mir auch mal ordentlich eine geknallt oder mir gegenüber den Dicken markiert. Aber wenn es drauf ankam, hat meine Mutter gesagt, wo es langging.«

Er habe schon als Kind viele Probleme gehabt und sei in der Schule auffällig gewesen, ein »Störenfried«, den die Lehrer vor die Tür stellen mussten. Sein Abi habe er mit Ach und Krach geschafft, sich dann aber zusammengerissen und »was Vernünftiges studiert«. Seine Frau habe er zum Ende seines Studiums kennengelernt, sie seien jetzt über fünfzehn Jahre verheiratet. Sie sei eigentlich »extrem attraktiv«, habe aber, so Tom, nach der Schwangerschaft »abgebaut«, weshalb er manchmal keine sexuelle Anziehung mehr empfinde und das Gefühl habe, sie seien eher wie Freunde. »Zerstrittene Freunde«, fügt Tom hinzu. Finanziell gehe es ihnen gut, auch wenn seine Firma immer wieder Schulden mache, er habe rechtzeitig etwas beiseitegelegt.

Tom erwähnt in den Vorgesprächen, dass er schon eine ganze Reihe von Therapieversuchen unternommen habe, immer wieder in akuten Krisensituationen, wenn es in der Firma schwierig gelaufen sei oder seine Frau »mal wieder« mit der Scheidung gedroht habe. Doch auf eine »längere Therapie« habe er sich bislang nicht eingelassen. Zwischen Tom und mir ist ein tragfähiges Arbeitsbündnis entstanden, wobei er sich auch immer wieder versichern zu müssen scheint: »Meinst du es denn auch ernst mit mir?« Tom berichtet, dass er immer wieder in extreme innere Krisen mit Suizidgedanken gerate. Er fühle sich dann wie »das letzte Stück Scheiße auf dieser Welt«, wie etwas, das man am besten wegmache, absauge, »wie diesen grünen Schleim«. Diesmal aber wolle er die Therapie »durchziehen«, er habe gemerkt, dass er nicht nur immer »Pflaster auf die Wunden kleben« könne, sondern der Sache auf den Grund gehen müsse.

Ich habe das Gefühl, dass darin eine ehrliche Absicht liegt, auch wenn ich nicht sicher bin. Ohnehin wird mir mulmig bei dem Gedanken, mich mit ihm auf eine längere Therapie einzulassen: Das Monster, von dem er spricht, ist für mich allzu spürbar. Ich habe die Ahnung, dass mich diese Therapie einige schlaflose Nächte kosten wird, fürchte mich sogar ein wenig vor Tom.

Worunter leidet Tom? Er beschreibt depressive Symptome, zugleich Schwierigkeiten mit einer gewissen Impulsivität. Doch das sind Probleme, die ihn chronisch begleiten und anscheinend nicht nur durch eine akute Belastung entstanden sind. Sie betreffen das, was man psychische Struktur nennt. Von einer strukturellen Störung spricht man, wenn eine Person auf einer ganz grundlegenden Ebene Schwierigkeiten hat, ihr psychisches Gleichgewicht aufrechtzuerhalten, sozusagen etwas in der psychischen Architektur brüchig ist. Das kann sich etwa darin zeigen, dass eine Person dauerhaft Schwierigkeiten hat, stabile Beziehungen einzugehen, Zugang zu den eigenen Gefühlen zu finden oder über sich und die eigenen Handlungen nachzudenken. Die Ursachen können vielgestaltig sein; nicht selten geht es um massiv verunsichernde Erfahrungen oder Verletzungen, die sich bereits sehr früh in der Lebensgeschichte ereignet haben, gewissermaßen in der Bauphase des psychischen Hauses.

Etwas in der Art und Weise, wie Tom mit anderen und sich selbst umgeht, führt immer wieder zu Problemen und Konflikten. Ich glaube, dass dabei massive Selbstwertkonflikte eine Rolle spielen. Das forciert selbstbewusste Auftreten, das »Alpha-Tier-Gehabe« sollten nicht darüber hinwegtäuschen, dass Tom sich aus irgendeinem Grund unzureichend fühlt, als »ekelhaften Schleim«, wie er es selbst mit seiner drastischen Wortwahl beschreibt. Er rettet sich, indem er die anderen zu Schleim macht oder sich klein fühlen lässt, geht zum Angriff über. Dieses Verhalten nennt man in der Psychoanalyse narzisstische Abwehr: den eigenen Selbstwert stabilisieren, indem man andere Personen entwertet oder sie in unterlegene Positionen bringt. Meist geschieht dies mit den besagten Mitteln der Projektion, also indem man anderen Menschen geradewegs das anlastet, wofür man sich selbst an die Nase fassen könnte.

Immer wieder geht es bei Tom um dieses Gefühl der Unterlegenheit, Kleinheit, Kränkung: Der Spießer mit den Kunstdrucken an der Wand ist vielleicht nur die entwertete Gestalt eines Therapeuten, dem gegenüber er sich unterlegen fühlt, beweisen zu müssen glaubt. Auch wenn Tom mich einstweilen vom Spießerverdacht ausgenommen hat, bin wohl dennoch auch und gerade ich damit gemeint. Der »Pseudotherapeut«, zu dem er mich immer wieder machen will, entspringt eigentlich einem Selbstgefühl: nicht echt zu spielen, mit Pseudokunst zu beeindrucken, in Wahrheit aber ein »Schleimer« zu sein.

Von der ersten Minute an ist für mich aber auch etwas sehr Bedürftiges, geradezu Hungriges spürbar, mit dem Tom sich an mich wendet. Ich habe das Gefühl, hinter dem »Monster« steckt auch ein kleiner sehnsüchtiger Junge – und dies ist der Teil, der mir die Hoffnung gibt, dass seine Problematik therapeutisch überhaupt zugänglich ist.

Wir vereinbaren, die Therapie fortzusetzen und zu intensivieren, uns zunächst zwei Mal pro Woche zu sehen. Schon bei der Vereinbarung der Therapiemodalitäten entsteht allerdings ein Konflikt: Tom möchte die Stunden unbedingt selbst bezahlen, obwohl er als privat Versicherter einen Anspruch auf Therapieleistungen hat. Zunächst begründet er dies damit, dass er nichts »Verfängliches« in seiner Krankenakte stehen haben möchte. Im weiteren Verlauf des Gesprächs wird aber noch ein anderer Aspekt deutlich.

Ich sage: »Wenn Sie mich bezahlen, dann haben Sie das hier in der Hand und ich lebe von Ihrem Geld.«

Tom, halb scherzend: »Das tun Sie ja sowieso, vermutlich bezahlen Sie Ihre Stromrechnung nicht mit guten Taten, sondern dem Geld Ihrer Patienten.«

Ich: »Natürlich, das ist mein Beruf. Aber für Sie ist offensichtlich das Gefühl besonders wichtig, dass ich gewissermaßen direkt aus Ihrer Hand bezahlt werde, nicht über eine Versicherung, von der auch Sie wiederum abhängig sind.«

Tom gesteht, dass er mich eigentlich fragen wollte, wie viel ich mit einer normalen Therapiestunde verdiene – um dann aus eigener Tasche einen höheren Satz zu zahlen: »Als Gefahrenzuschlag.«

Ich: »Aber auch, damit ich sehe, wer hier die Hosen anhat.«

Tom: »Das wird sich noch zeigen.«

Ich: »Wie viel Angst Ihnen die Therapie macht! Mit dem Geld wollen Sie unterstreichen, dass Sie unabhängig von mir sind, dass Sie steuern, wer hier was bekommt.«

Mit einem höheren Satz wäre er zudem ein ganz besonderer Patient, im wahrsten Sinne des Wortes: mein wertvollster. Als ich diesen Gedanken ausspreche, scheint Tom zugleich erschrocken und berührt, erwidert aber nichts.

Nach diesem Austausch einigen wir uns darauf, dass Tom die Stunden privat zahlt und ich den üblichen Stundensatz berechne. Womit das Ringen um die Frage der Abhängigkeit aber erst beginnt.

Die Diktatur der Seele

Es folgt eine Phase, in der ich erst einmal kaum emotionalen Bezug zu dem finde, was Tom mit in die Stunden bringt. Unseren Sitzungen scheint der »point of urgency« zu fehlen, der sogenannte Punkt der Dringlichkeit, also ein emotional bedeutsames Anliegen.

Tom berichtet von seiner Arbeit, schildert mir in fast zwanghafter Penibilität, wie er den Tag verbringt, und legt damit einen betäubenden Nebel von Details über unsere Sitzungen. Wie er etwa an der Planung bestimmter chemischer Produktionsreihen tüftelt, Kalkulationen aufstellt, Besprechungen führt, Verträge durchsieht und abschließt. Der Akzent liegt dabei immer auf einer gewissen Pose der Überlegenheit, Tom hat die Dinge im Griff, weiß, wo es langgeht, ist schneller, gewiefter und kundiger als die anderen. Vielleicht liegt darin eine unbewusste Mitteilung: »Lass uns bloß nicht über etwas reden, was mich bedrohen könnte, lass uns sachlich bleiben und lieber über meinen Beruf sprechen, hier habe ich die Hosen an.« Mit seinem Redefluss bemächtigt er sich aber auch meines Denkens, lähmt meine therapeutische Funktion, macht mich, im wahrsten Sinne des Wortes, zu einem müden und einfallslosen Therapeuten.

Schließlich sage ich einmal: »Ich habe den Eindruck, wenn Sie hier in den Stunden über Ihre Arbeit sprechen, fühlen Sie sich sicher, anders, als wenn es um Gefühle und emotionale Beziehungen geht.«

Doch das wischt Tom weg mit einem »In der Geschäftswelt geht es um harte Fakten.«

Ich: »Und auch hier wäre es Ihnen am liebsten, wir würden unsere Begegnung gestalten wie ein geschäftliches Meeting.«

Tom, in durchaus verächtlichem Ton: »Ist ja auch so. Das ist Ihr Beruf, Ich rede, Sie hören mir zu. Dafür bekommen Sie Ihr Geld.«

Ich: »Also haben Sie mich bezahlt, damit ich stillhalte, und Sie können die Stunde nutzen, wie Sie wollen?«

Aus Tom platzt es hervor: »Sie sind meine Therapiehure!«, er lacht, ich schweige, woraufhin er sagt: »Nein, verzeihen Sie, so meine ich es nicht, aber Sie wissen schon, ein bisschen ist es ja so.«

Tatsächlich habe ich das Gefühl, dass ein sadistisches Moment in der Beziehungsgestaltung liegt, dass er mit mir machen kann, was er will, da er ja bezahlt hat. In seiner Beziehungsgestaltung degradiert er andere zu Objekten, Spielfiguren, mit denen er machen kann, was er will, die sich ihm nicht widersetzen. Dies scheint für Tom nicht nur ein Mittel, eigene Ängste in Schach zu halten, sondern auch etwas Lustvolles zu sein.

Emotionale Lebendigkeit kommt vor allem dann in die Stunde, wenn Tom sich über etwas ärgert, allem voran über Frauen. Toms Ansicht nach wird die Geschäftswelt, die eigentlich eine »natürliche Männerdomäne« sei, immer wieder von den »durchtriebenen Listen der Frauen« korrumpiert, wenngleich Tom zugesteht, dass es auch »vernünftige Frauen« gibt, vor denen er »Respekt« habe. Aber »gerade die Hübschen« würden sich mit oberflächlicher Attraktivität, tiefen Ausschnitten und »Augenklimpern« oder »Druck auf die Tränendrüse« Vorteile verschaffen. Für besonders »durchtrieben« hält Tom die »ganzen Feministinnen«, die ihre Interessen mit Frauenquoten und Gleichstellungsbeauftragten durchsetzen wollten. Als »normaler Mann« wäre man mittlerweile im Nachteil und hätte schlechte berufliche Chancen, da überall nur »Frauen oder Behinderte« gesucht würden. Er hätte da ja auch nichts dagegen und fördere »Schwache« selbst nach Kräften, habe zum Beispiel dieses Weihnachten an einer karitativen Lotterie teilgenommen. Aber die Wahrheit aussprechen wolle er trotzdem, auch wenn es die »Moralstasi« in der Gesellschaft mittlerweile verbiete. Wieder einmal fühle ich mich gedrängt, ihm entweder zuzustimmen oder mich selbst als Moralstasi zu erkennen zu geben.

Während Tom Frauen als irgendwie bedrohlich und machtvoll erlebt, spricht er über andere Männer, als wären sie allesamt nicht ganz auf der Höhe, unfähig, verweichlicht. Insbesondere für seine Angestellten hat er meist nur Verachtung übrig. Lustvoll beschreibt er, wie er einen Mitarbeiter, der um eine Gehaltserhöhung gebeten hatte, bei der Verhandlung überlistet: Zwar erhalte dieser nun etwas mehr Geld, verzichte aber auf eine Bonuszahlung und einige Urlaubstage, was unterm Strich dazu führe, dass er nun pro Stunde weniger verdiene als zuvor, was Tom mir hämisch vorrechnet.

Ich: »Das wird ihn vielleicht getroffen haben.«

Tom: »Ach was, das hat der gar nicht gemerkt, der ist nicht gerade die hellste Kerze.«

Ich: »Und doch haben Sie ihm einen Schaden zugefügt: Er hat jetzt weniger, obwohl er Sie um eine Erhöhung gebeten hatte.«

Tom: »Selbst schuld, er hätte ja besser verhandeln können. In der Geschäftswelt muss man sich durchsetzen können, oder man geht unter. Auf mich nimmt auch niemand Rücksicht.«

Wie sich herausstellt, ernährt der betreffende Mitarbeiter mit seinem Einkommen eine ganze Familie. Tom aber äußert kein Mitgefühl, immer wieder kommt er triumphierend auf die Situation zu sprechen, schildert, wie er seine Machtposition als Chef ausgespielt hat. Stets geht es bei den Themen, die Tom beschäftigen, um oben und unten, schlauer und dümmer, stärker und schwächer.

Ich versuche, diese Muster anzusprechen, Tom auf diesem Wege sein Handeln und die damit verbundenen Gefühle mehr zu Bewusstsein zu bringen: die Lust an der Macht, das triumphierende Gefühl, mit anderen nach eigenem Gutdünken verfahren zu können, was sich manchmal geradezu in ein rauschhaftes Erleben steigern kann. Eine rauschhafte Grandiosität, die Tom den ganzen Tag in einen fast hypomanischen Zustand versetzt, als wäre er göttlich-unverwundbar.

Zunehmend zeichnet sich aber auch ab, dass sein Machthunger eigentlich von einem Neidgefühl gespeist wird. Das erschließt sich mir allerdings nur indirekt aus Toms Worten: Der überlistete Mitarbeiter hat anscheinend eine intakte Familie und eine gute Beziehung zu seinen Kindern – auch wenn Tom das, aus Neid, niemals so formulieren würde. Stattdessen regt er sich darüber auf, dass seine Mitarbeiter »zu viele Kinder« bekämen, dass man bei mehr als einem Kind – wie er es hat – keine Aufmerksamkeit mehr für etwas anderes habe, die Arbeit nur noch nachlässig verrichtet werde. Mit Lust lehnt er Urlaubsanträge seiner Mitarbeiter ab, wenn diese nicht den absolut formal korrekten Weg gehen und auf etwas Flexibilität von seiner Seite angewiesen sind, im Verdacht, dass die Mitarbeiter lieber mit ihrer Familie in den Urlaub fahren, als in seiner Firma zu sein, was für Tom einem Verrat gleichkommt.

Ich: »Dann versuchen Sie, den harmonischen Familienurlaub zu torpedieren. Die Mitarbeiter sollen nicht in den Genuss von etwas kommen, was Sie nicht haben.«

Doch meine Versuche, Toms Wut und Neid anzusprechen, verfangen kaum, prallen an Tom einfach ab. Beim Sprechen komme ich mir oft vor, als würde ich ihm Moral predigen, zur »Moralstasi« werden, ein verkniffener Typ, der die Drei nicht auch mal gerade sein lassen kann, ihm seinen Erfolg nicht gönnt. Immer wieder fühle ich mich in der Gegenübertragung dumm, lächerlich, unterlegen – oder aber erschöpft, kann kaum zuhören. Kollegen, denen ich in der Intervision von der Behandlung erzähle, fragen mich: »Ärgerst du dich nicht?« Seltsamerweise fehlt dieses Gefühl in den Stunden bei mir.

Tom berichtet immer wieder von heftigen Konflikten. Eine Situation ist mir vor allem in Erinnerung. Öfter schon hat Tom über seine aggressive Fahrweise berichtet, wenn irgendein »Intelligenzallergiker« wieder mal die linke Spur besetzt. Einmal kommt Tom aus eigenem Verschulden zu spät zu einem wichtigen Geschäftstermin. Er parkt auf einem Behindertenparkplatz vor dem Büro. Als er vom Gespräch zurückkehrt, konfrontiert ihn eine Frau mit seinem rücksichtslosen Parkverhalten, was Tom fast zum Explodieren bringt. Er beschimpft die Frau, fährt mit quietschenden Reifen davon. Noch in unserer Therapiesitzung einige Stunden später ist er in Rage, sitzt breitbeinig auf dem Sessel, wütet vor sich hin: Zum ersten Mal wird seine Impulsivität, seine ganze zerstörerische Wut auch in der Stunde voll spürbar. Was gehe es die Frau an, wo er parke, wahrscheinlich sei die nur neidisch auf sein Auto gewesen, so »hässlich, wie die war«, würde sie doch nur »impotente Fischgräten« als Mann bekommen, wahrscheinlich habe sie auf einen guten

Fang gelauert. Überhaupt der ganze »Unsinn mit den Behindertenparkplätzen«! Er zahle doch Unmengen an Steuern, da solle doch »irgendein Zivi den Rollstuhl schieben«, da brauche doch nicht jeder einen gesonderten Parkplatz vor der Tür. Er respektiere Rollstuhlfahrer, weil er ihnen zutraue, sich selbst einen Parkplatz zu suchen. »Die ganzen Moralweiber wollen nur ihr Ego polieren, indem sie sich für irgendjemand einsetzen.«

Ich fühle mich abgestoßen davon, wie Tom spricht, und bin zugleich erschrocken über das Ausmaß an vernichtendem Hass: Es ist, als würde Tom die anderen mit seinen Worten auslöschen wollen. Erstmals fühle ich richtigen Ärger in mir aufsteigen, werde mit einem Mal ganz wach und sage: »Ich frage mich, worauf Sie eigentlich wütend sind. Ursprünglich haben Sie einen Fehler begangen, Sie waren zu spät zum Termin, Sie haben einen Parkplatz besetzt, der aus guten Gründen für andere vorgesehen ist. Die Frau hat Sie auf diesen Fehler aufmerksam gemacht, und genau das verzeihen Sie ihr nicht, weil Sie nämlich in Wahrheit recht hatte und Sie sich von ihr vorgeführt fühlten.«

Meine Intervention lässt Tom verstummen, sein Redeschwall bricht ab. Bis zum nahen Ende der Stunde bleibt er wortkarg, ohne auf das, was ich gesagt habe, weiter einzugehen.

In der nächsten Stunde spreche ich ihn darauf an. Doch Tom behauptet, sich an meine Worte nicht mehr zu erinnern.

Ich: »Dann haben Sie ausgeschaltet, was ich gesagt habe.«

Tom: »Möglich.«

Immer mehr zeigt Tom sich von seiner »hässlichen« Seite, das »Monster«, von dem wir zu Beginn der Therapie gesprochen haben, macht sich nun in meiner Praxis breit. Ich verstehe diese Entwicklung als Teil der Intensivierung des therapeutischen Prozesses. Tom wird offener, spricht frei von der Seele, was er fühlt. Auf einer unbewussten Ebene richtet sich seine Wut wohl auch hier gegen mich als Übertragungsfigur. Mit der Frau am Parkplatz werde zugleich auch ich niedergemacht, bin auch ich jemand, der ihn mit seinen »Fehlern« konfrontiert, was ihn zur Weißglut bringen kann. Immerhin vertraut er der therapeutischen Beziehung so weit, dass er zunehmend seine destruktive Seite offenbart. Oder hat er das Gefühl, sich meiner bemächtigt zu haben und nun keine Rücksicht mehr nehmen zu müssen?

Im Verlauf der Therapie entscheiden wir, in einem Setting mit vier Wochenstunden zu arbeiten, aus dem Gefühl heraus, dass seine innere Situation drängender wird, etwas Heftigeres Raum greift, das einen entsprechenden Halt im therapeutischen Rahmen benötigt. Gerade, wenn im Therapieprozess massive Affekte in Bewegung kommen, kann es wichtig sein, dass die nächste Stunde nicht zu weit weg ist. Aber so kommt Tom mir auch noch näher, wird zu einem beinahe täglichen Gast im Therapieraum.

Ich erfahre nun auch etwas mehr von seiner Familiengeschichte, wenngleich nicht wirklich als zusammenhängende Erzählung, sondern nur in Andeutungen und Anekdoten, die eher Assoziationen in mir wecken als ein vollständiges Bild erstehen lassen.

Toms Eltern sind beide Kriegskinder und in der Nachkriegszeit in einer Kleinstadt in Bayern aufgewachsen. Die Mutter entstammt einer sudetendeutschen Familie aus der ehemaligen Tschechoslowakei, die nach dem Zweiten Weltkrieg vertrieben wurde, als die Mutter ein Säugling war. Die mütterliche Familie hatte einen schlechten sozialen Status, die Großeltern mussten, so Tom, »niedrigen Diensten« nachgehen. Toms Mutter hat deshalb auch kein Gymnasium besuchen oder studieren können, obwohl sie eigentlich, so Tom, »heller im Kopf ist als der ganze Bildungspöbel heute«. Die Mutter sei in »trostlosen« Verhältnissen aufgewachsen und schlecht behandelt worden, die Großeltern hätten sich nur dafür interessiert, dass »Geld in die Familienkasse kommt und man im Ort etwas gilt«. Die väterliche Familie hingegen hatte ein Geschäft in der Kleinstadt und lebte in bescheidenem Wohlstand. Bei der Ehe seiner Eltern sei es vor allem um einen sozialen Aufstieg für die Mutter gegangen, die Großeltern hätten ihr gesagt: »Den Mann nimmst du, etwas Besseres kriegst du nicht.«

In Toms Schilderungen zeichnet sich ein Elternhaus ab, in dem eine kalte und lieblose Atmosphäre herrscht. Anders als zu Beginn der Therapie idealisiert er seine Erziehung nun weniger, scheint mir einen recht ungeschönten Bericht zu geben. Der Vater arbeitete viel in seinem Geschäft. Ihm schien das Kind eher lästig, etwas, das ihn in seinem Leben nicht stören sollte – und wenn Tom doch »störend« wurde, dann geriet der Vater schnell in Wut, bis hin zur Gewalttätigkeit. Die Mutter war mit der Ehe unzufrieden, im Grunde mit ihrem Leben tief unglücklich, richtete all ihre Aufmerksamkeit auf ihren einzigen Sohn. In mir entsteht das Bild eines Vaters, der am Alltag mit seinem Kind desinteressiert ist, der Tom allenfalls als lästigen Buhler um seine Zeit und Aufmerksamkeit empfindet; und einer Mutter, die ihren Sohn als Entschädigung für ihre lebensgeschichtlichen Enttäuschungen nimmt, ihren eigenen Ehrgeiz und Wunsch nach Anerkennung im Kind zu verwirklichen sucht. Sie habe ihn vergöttert, alles für ihn getan – zugleich sei sie sehr hart gewesen, sehr leistungsbezogen. Das Schlagen habe die Mutter dem Vater überlassen, aber von ihr sei es abhängig gewesen, was der Vater mit ihm machte, er habe, so sagt es Tom, »ganz nach ihrer Pfeife getanzt«. Die Erziehungsmethoden erinnern an Dressur nach dem Prinzip »Zuckerbrot und Peitsche«, nicht an feinfühlige Zuwendung.

Tom: »Für jede Notenstufe gab es eine Ohrfeige. Bei einer 6 sechs Ohrfeigen, bei einer 5 fünf Ohrfeigen. Bei einer 1 gab es auch noch eine Ohrfeige, denn es gibt immer etwas, das man besser machen kann.«

»Egal, wie sehr Sie sich anstrengen, wie gut Sie sind, nie ist es gut genug, immer gibt es noch einen Anlass, Ihnen eine Verletzung zuzufügen. Nur, wenn Sie absolut perfekt sind, kann niemand Ihnen wehtun.«

Die Mutter hatte die Fantasie, dass Tom ein Filmstar werden sollte, ähnlich wie Heinz Rühmann, den sie zu dieser Zeit verehrte. Als Tom in die Pubertät kommt, zerschlägt sich die Wunschfantasie vom frühtalentierten Kinostar. Tom zeigt wenig Interesse und Begabung. Tief enttäuscht und gekränkt wird die Mutter Tom gegenüber gehässig, macht sich über sein »Gekrächze« im Stimmbruch lustig, äfft ihn nach, beinahe als wolle sie sich an ihm für ihren geplatzten Traum rächen. Doch auch der Vater war in dieser Zeit keine Unterstützung, habe Tom gesagt, es sei ihm egal, was er beruflich mache, Hauptsache, er verdiene sein eigenes Geld, dass er ihm nicht weiter auf der Tasche liege.

Ich mache Tom darauf aufmerksam, wie viel von seiner eigenen Geschichte sich in der Beziehung zu seiner Tochter und seiner Frau und auch in seinem Beruf wiederholt. Er hat diese harte, unnachgiebige, ewig fordernde und verurteilende Seite verinnerlicht, geht mit anderen Menschen um, wie er es selbst erlebt hat. Wie ein Kind, denke ich, das die Schläge seiner Eltern mit der Puppe nachspielt, sie quält und auf den Boden pfeffert, wenn sie »etwas falsch gemacht« hat – nur um im nächsten Moment alles zu bereuen, eine fürchterliche Angst zu bekommen, alles kaputt gemacht zu haben und nun ganz alleine zu sein.

In der Psychoanalyse spricht man auch von einer Identifikation mit dem Angreifer. Der Begriff bezeichnet die Überlebensstrategie von Menschen in ohnmächtigen Situationen, etwa Kindern in Beziehung zu lieblosen oder gewalttätigen Eltern. Für ein Kind ist die Vorstellung unerträglich, Eltern zu haben, von denen es einerseits in jeder Hinsicht abhängig ist, die aber zugleich nicht gut zu ihm sind, vielleicht sogar die Quelle von Angst und Misstrauen. Es findet eine Art Uminterpretation der Wirklichkeit statt, in einer Weise, dass die Eltern in der eigenen Wahrnehmung doch als gute Eltern erscheinen können: »Das Schlimme, das sie mir antun, ist in Wahrheit gar nicht schlimm, sondern etwas Gutes, Berechtigtes.« Das wird noch in den Schilderungen Toms spürbar, wenn er über die Gewalt spricht, die er in der Familie erfahren hat. Die Schläge etwa seien »zu dieser Zeit normal« gewesen oder »haben nicht geschadet« oder seien gar »verdient«. Kinder in einer ohnmächtigen Position identifizieren sich mit den gewalttätigen Eltern, rechtfertigen und entschuldigen ihre Handlungen. Nur so ist es psychisch erträglich, ihnen ausgeliefert zu sein. Daraus kann, psychoanalytisch gesprochen, ein Täterintrojekt entstehen: ein innerer Täter, beispielsweise in Form einer Überzeugung, Gewalt oder Demütigungen seien etwas Legitimes. Aus dieser Überzeugung heraus kann die Person selbst zum Täter werden, wenn sie später einmal in Machtpositionen ist und der andere ihr ausgeliefert. Doch für solche Zusammenhänge ist Tom noch nicht aufnahmefähig. Sein Kommentar dazu: »Klar, dass Sie als Psychodoc jetzt mit der Kindheit kommen«, womit er sich mit einem herablassenden Spruch einer wirklichen Auseinandersetzung entzieht.

In Toms Erzählungen zeichnet sich allem voran die Urgeschichte einer tiefen Beschämung ab: von Grund auf nicht richtig zu sein, wie er ist, sich beweisen zu müssen und bloßgestellt zu werden, wenn er versagt.

Der gewissermaßen archetypische Brennpunkt der Beschämung liegt in einem medizinischen Problem seiner Kindheit. Als Tom mir davon erzählt, spüre ich in seiner Geschichte die symbolische wie die reale Bedeutung seiner vergrabenen Überzeugung, dass etwas an ihm mangelhaft, vielleicht sogar ekelhaft ist. Tom litt als Kind an einer Phimose, einer angeborenen Vorhautverengung. Die Mutter habe sich obsessiv damit beschäftigt, an ihm »rumgemacht«, wie um einen unerträglichen Makel zu beseitigen, auf den sie zugleich immer wieder hinweisen musste. Ich deute: »Als würde von früh an etwas mit Ihrem Körper und Ihrer Männlichkeit nicht stimmen.«

Als Tom etwas älter war, wurde die Vorhautverengung durch eine Operation endlich korrigiert. Doch noch heute spricht die Mutter immer wieder darüber, erzählt Anekdoten, die Tom provozieren und rasend wütend machen. Das Verhalten der Mutter erscheint mir tatsächlich übergriffig. So wie Tom es schildert, spricht sie über Deformationen seines Geschlechtsteils, als würde darin eine wichtige und bedeutsame Einsicht verborgen liegen. Tom und seine Mutter haben bis heute eine hochemotionale, verwickelte Beziehung, telefonieren täglich, sind sehr eng und vertraut, streiten sich zugleich ohne ersichtlichen Grund »bis aufs Blut«, wie Tom sagt. Der Vater starb, als Tom Anfang 30 war, was Tom seiner eigenen Aussage zufolge nicht groß berührt habe. Ich denke: was für eine Enttäuschung er gegenüber dem Vater empfindet – wie sehr er den Vater aber auch ausschaltet, ihn zu etwas völlig Unbedeutendem macht, zu einer vermeintlich unwichtigen Randfigur, obwohl er doch eine zentrale Person in seinem Leben gewesen sein muss. In der Übertragung bin ich für Tom vielleicht beides: der Vater als lästiger männlicher Rivale, den er psychisch ausschaltet, indem er ihm kein Gramm Bedeutung zumisst, ihn oft nicht einmal wahrnimmt, wie eigentlich alle Männer in seinem Umfeld. So, wie er ständig überhört, was ich sage, weil er – wie ich später erfahren werde – in Wahrheit eine große Angst vor mir hat. Ich bin aber auch Mutter, die ersehnte, geliebte, von der er bis zum heutigen Tag emotional abhängig ist – und die ihn sich zugleich immer wieder klein fühlen lässt, allmächtig scheint, im Besitze des geheimen Wissens, dass er in seiner Männlichkeit eigentlich tief beschädigt ist. Die größte Gefahr droht aber nicht von mir, sondern von seiner eigenen Sehnsucht. Einer ihm noch unbewussten Sehnsucht, die ihn an die Therapie bindet, weshalb ich mir mittlerweile sicher bin, dass er sie nicht abbrechen wird. Allein schon, dass es ihm inzwischen möglich ist, mir von diesen ihn tief beschämenden Themen zu erzählen, zeigt, trotz aller emotionalen Distanzierungsversuche, dass er mir inzwischen zumindest ein Stück weit Vertrauen schenkt.

In diesen Erzählungen ist zwar bereits vieles von dem Schmerz, den Kleinheitsgefühlen, Kränkungen, Enttäuschungen, von der Wut und der verinnerlichten Härte enthalten, doch für Tom emotional nicht zugänglich. Tom berichtet eher resolut, rational und mit scharfem Blick, er ist ein durchaus begabter Geschichtenerzähler. Aber Tom spricht in einer Weise, als gingen ihn selbst diese Begebenheiten seiner Geschichte nicht viel an, lässt also wenig von dem erkennen, was man in der Psychoanalyse ein emotionales Bewusstsein nennt. Gerade dadurch aber fällt es ihm schwer, Vergangenheit und Gegenwart zu trennen, begegnen ihm unbewusst die Figuren seiner Geschichte in jeder neuen Beziehung wieder, die alte Sehnsucht und den alten Hass weckend.

Therapiepausen und Urlaubsunterbrechungen scheinen Tom wenig anhaben zu können, wenngleich mir auffällt, dass er – nach nun über einem Jahr Therapie – gerade während meines Urlaubs in sehr heftige Auseinandersetzungen mit seiner Familie gerät.

Der Umgang mit seiner Frau Stefanie ist phasenweise charmant-gewinnend, er beschenkt sie, vergöttert sie, bezahlt gemeinsame luxuriöse Reisen und Restaurantbesuche – und bleibt dadurch immer in der machtvollen Position. Wie im Verlauf der Therapie erkennbar wird, lebt er eigentlich weit über seine Verhältnisse, denn die Firma ist keineswegs so erfolgreich, wie er es mir anfangs dargestellt hatte. In der Ehe hält er die finanziellen Fäden in der Hand, er hat die Verfügungsgewalt über alle möglichen Verträge, Versicherungen, verwaltet Stefanies Konto und kontrolliert ihre Ausgaben, scheinbar ausschließlich zu ihrem eigenen Wohl. Seine Frau ist tatsächlich in vielerlei Hinsicht ökonomisch abhängig von ihm. Die gemeinsame Bindung scheint in weiten Teilen auf Angst gebaut: Tom fürchtet sich davor, dass Stefanie ihn »bis aufs Hemd« ausnimmt, wenn sie sich scheiden lässt, um »mit irgend einem Anwalt« durchzubrennen, was ihn nur dazu veranlasst, sie finanziell noch fester an sich zu binden. Tom macht aber umgekehrt auch seiner Frau in vielerlei Hinsicht Angst. In dem Moment, wo die Situation eskaliert, sie sich trennen will, diesmal vermeintlich »wirklich«, bricht etwas Vernichtendes aus Tom hervor, wird er so rasend wütend, dass er Stefanie, zumindest im ökonomischen Sinne, mit Auslöschung droht: »Wenn du dich scheiden lässt, mach ich dich fertig, bis du nackt auf der Straße liegst.« Doch auch gegen sich selbst richtet Tom in solchen Momenten seinen Hass, wird suizidal. Immer aber gelingt es ihm, die Situation irgendwie zu retten, Stefanie bei sich zu halten, und er ist wieder obenauf.

Tatsächlich ergeht es mir in der therapeutischen Arbeit mit Tom ähnlich. Obwohl er nicht nur einmal das Monster, wie er es nennt, den »Kotzbrocken« raushängen lässt, gibt er sich zugleich mir gegenüber Mühe, keinen endgültigen Bruch zu provozieren, es wiedergutzumachen, wenn er das Gefühl hat, den Bogen überspannt zu haben. Aber eine kleine Kränkung genügt, damit eine brutale Seite in ihm Oberhand gewinnt, er unverschämt, verächtlich, herablassend wird. Zugleich beobachte ich in meiner Gegenübertragung das seltsame Phänomen, dass er mir, gerade da, wo er am unausstehlichsten ist, über die Maßen leidtut. Obwohl er oft genug das Messer wetzt, scheint mir Tom wie jemand, der eine dünne Haut hat, jemand, den man auf keinen Fall verletzen, geschweige denn verlassen darf. Er vermittelt mir in solchen Momenten das Gefühl, ihn mit besonderer Vorsicht behandeln zu müssen, was gerade deshalb schwierig ist, weil er selbst keine Rücksicht nimmt.

Sosehr Tom auf die fortwährende Loyalität seiner Frau bedacht ist und sie mit Machtinstrumenten zu sichern sucht, so rücksichtslos und untreu kann er sich ihr gegenüber verhalten. Er lügt ohne Bedenken, erzählt auch in der Therapie ganz offen davon, als würde er sich in keiner Weise schuldig fühlen. Mehrfach hat er sie schon betrogen, manchmal auf geradezu krasse Weise, etwa, als er einmal direkt nach einem Streit zu einer »alten Bekannten« fährt, um »Dampf abzulassen«, womit er sexuellen Kontakt meint. Noch am selben Abend sei er vermeintlich reumütig und einsichtig zu seiner Frau zurückgekehrt, hatte »Versöhnungssex« mit ihr, natürlich ohne den Seitensprung nur wenige Stunden vorher zu erwähnen. Tom erzählt das keineswegs schuldbewusst oder wie etwas, das beiden beteiligten Frauen gegenüber im höchsten Maße entwertend und verächtlich ist. Vielmehr, als sei ihm da ein genialer Schelmenstreich gelungen, etwas, das andere sich nicht trauen oder für unmöglich halten: seine Frau betrügen und zugleich ihr Vertrauen gewinnen, während sie denkt, er sei einsichtig geworden.

Ich: »Sie haben triumphiert, dass Sie das alles können, dass Sie die Frauen beherrschen, wie Sie wollen, eine nach der anderen, und am Ende kriegen Sie sie doch wieder.«

Sexualität scheint für Tom eher ein weiterer Schauplatz, auf dem ein Machtkampf um Dominanz und Unterwerfung ausgetragen wird. Befriedigend ist für Tom die Vorstellung, den anderen, man darf wohl durchaus in archaischer Weise sagen: »die Frau«, zu beherrschen, sie mit seiner übermännlichen Potenz gefügig zu machen; das ist zumindest sein präferiertes Szenario beim Konsum von Pornografie. Während, was Tom zunächst nur andeutet, seine reale Potenz sich immer wieder als wenig standhaft erweist.

Wie er die Beziehung zu seiner Frau schildert, frage ich mich für eine Weile, ob er nicht doch psychopathische Züge hat; wenngleich er ein gewisses Maß an Selbstbeherrschung bewahrt. Tom wird nicht körperlich gewalttätig, wendet aber ohne Zweifel massive emotionale und psychische Gewalt an. Innerlich fühle ich mit Stefanie mit, wünsche mir heimlich, dass sie sich trennt. Doch weil ich ahne, dass dies für Tom alles nur noch schlimmer machen würde, fürchte ich mich zugleich davor. Als würde Stefanie etwas kompensieren, von der Therapie und mir weghalten, von dem ich Angst habe, dass es ohne sie ungeschützt über mich hereinbrechen könnte. Tatsächlich realisiert sich in der Beziehung zu Toms Frau, wie eigentlich in all seinen Beziehungen, jener traumatische Wiederholungszwang, in dem er anderen das antut, was ihm selbst geschehen ist, was er sich aber auch selbst immer wieder zufügt. Seine Frau ist ein Gegenüber, von dem er emotional abhängig ist, gegenüber dem er riesige Verlustängste hat. Zugleich ist sie aber auch ein Gegenüber, das er zu hassen, zu verachten scheint, das er wie das Letzte behandelt. Wer Stefanie wirklich ist, erfahre ich kaum, in mir entsteht eher das Bild: Seine Frau ist wie ein Platzhalter für »die Frau« überhaupt.

Ich frage mich, ob Tom mit »der Frau« nicht immer auch die Mutter meint, sie nicht der unsichtbare Schatten ist, gegen den Tom seine hasserfüllten Attacken fährt. Hierbei geht es nicht unbedingt nur um die reale Mutter, sondern auch um eine innere, die sich in seinem Erleben wie eine Schablone über alle Frauen legt, ein sogenanntes mütterliches Objekt. Diese innere Mutter ist geschlechtsunabhängig, sie steht für alle Menschen, die bestimmte sehnsüchtige Gefühle in ihm wecken und etwas Mütterliches für ihn entwickeln könnten, also auch für die »Mutter Therapeut«, die ich bin. Doch diese Gefühle rühren an Erfahrungen, die für Tom zutiefst verletzend und beschämend waren, wogegen er alle Gegenmittel mobilisiert, die im Waffenschrank der narzisstischen Abwehr zu finden sind. Tom steht vor dem Dilemma, dass er hasst, was er am meisten liebt, weshalb er auch zerstören muss, was er am meisten braucht. Nur eine absolut perfekte Beziehung, ohne Irritation und ohne Differenzen, eine Art embryonale Verschmolzenheit, scheint ihn dieses Dilemmas entheben zu können. Doch eine solche Beziehung gibt es nicht. Wer sehnsüchtige Gefühle in ihm weckt, wird in seinem Erleben auch zu jemandem, der ihn zu enttäuschen und zu verletzen droht. Deshalb ist Tom für die kleinsten Unstimmigkeiten sensibel, fühlt sich sofort angegriffen – und schaltet auf Angriff.

Im Verlauf unseres zweiten und dritten Therapiejahres wird die destruktive innere Welt voller Gewalt sichtbar, die Tom beherrscht. Tom ist sehr mit dieser Destruktivität identifiziert, hält sie, in einer perversen Verkehrung, für Stärke.

Seine Traumwelt ist gezeichnet von Szenen des Horrors. Er berichtet in dieser Phase der Therapie von Träumen, in denen er auf der Jagd nach einem Mörder ist, ihn durch unheimliche Waldlandschaften verfolgt, ehe sich plötzlich die Rollen verkehren und der Mörder ihn jagt – oder er selbst der Mörder ist. In den Träumen fließt Blut in absurden Mengen, bis alles rot ist und in Flammen steht, »als wäre nachts hinter meinen Augen die Hölle«. Dann wieder berichtet er von Träumen, in denen eine Art göttliches Wesen ihn in ein erlösendes Blau am Himmel aufnimmt, ehe das Traumbild sich in einen reinen Farbeindruck auflöst und er in einem orgiastischen Empfinden von Blau erwacht, im nächsten Moment aber so heftiges Herzrasen bekommt, dass er denkt, er werde sterben. Dann wieder Verfolgungsträume, Träume davon, dass das ganze Land unter die Herrschaft eines kaltblütigen Faschisten gerät, der alle, die ihm widersprechen, grausam foltert; Träume von einem Weltkrieg, der die Stadt, in der er lebt, gänzlich verwüstet, nur noch Ruinen bleiben, in denen Kinder hausen. Alles ist zerstört, doch der Krieg endet nicht, obwohl es kein Land mehr gibt, das man erobern kann.

Ich sage: »Haust dort irgendwo auch das Kind, das in Ihnen ist?«

Die Träume helfen mir, ein Bild von seiner inneren Welt zu gewinnen. Das, was er mit anderen macht, seine gewaltsamen und konfliktreichen Beziehungen, setzen letztlich immerzu auch ein Stück seiner eigenen Seelenlandschaft in Szene: eine blutige Hölle, eine Seele im Kriegszustand. Tom ist selbst auch Opfer dieses Systems, das seine Träume mit so drastischen Bildern zeichnen, sicherlich auch mit einer Neigung zur dramatischen Übertreibung: Es muss schon Weltkrieg, allmächtiger Diktator und göttliche Rettung sein, darunter geht es nicht bei Tom. Dennoch: Der Faschist, der in Toms Träumen immer wieder auftritt und grausame Gewalttaten vollbringt, ist vielleicht das Sinnbild der narzisstischen Organisation seiner Psyche. Der Psychoanalytiker Herbert Rosenfeld, ein Verfolgter des Naziregimes, vergleicht in seinen Forschungsarbeiten die psychische Struktur von Narzissten mit der Verfassung eines totalitären Staates. Im Zentrum steht ein mächtiger Tyrann, ein sogenanntes malignes Über-Ich, das die eigene Psyche in seiner Gewalt hat, dem man sich mit Haut und Haaren verschreiben muss, das dafür Stärke garantiert und Unverwundbarkeit. Aber es duldet keine Abweichung, jede Schwäche, jedes Gefühl von Abhängigkeit, Sensibilität, Liebe wird mit Foltermaßnahmen abgetötet. Es ist eine innere Welt, in der das Prinzip herrscht: Nur der Starke hat das Recht, zu leben. Gerade Beziehungen, die seine abhängige, liebessehnsüchtige und vermeintlich schwache Seite in ihm wecken, bedrohen diese Organisation des Selbst und werden attackiert. Was für eine Bedrohung für Tom von der Therapie ausgeht, aber auch was für ein Wagnis, auf das er sich einzulassen versucht!

Das Traumbild, immerhin, fügt hilflose Kinder in die Szenerie, als suche irgendetwas in Tom doch nach einem Platz für seine zarten, verletzlichen Anteile. Doch übermächtig scheint das Destruktive. Das Zerstören ist Potenz, und besser die Welt in Schutt und Asche legen als schwach sein und impotent. Inwiefern sich in Toms innerer Welt auch transgenerationale Motive verschränken, Gesellschaftsgeschichte, mit denen die Eltern als Kriegskinder ja in Berührung gekommen sind, ist auch im Verlauf der Therapie nur schwierig zu rekonstruieren. In seiner Familie wird nicht über die Vergangenheit gesprochen, die meisten Personen, die etwas berichten könnten, leben nicht mehr. Meine Assoziation in der Behandlung verweist mich immer wieder auf den Krieg, die deutsche Gewaltgeschichte in Osteuropa und die Logik faschistischer Organisationen: Wer sich mit dem Tod identifiziert, dem kann niemand mehr etwas anhaben, der ist allmächtig, auch wenn er dabei riskiert, sich selbst und die ganze Welt zu vernichten.

Wo ist der Teil, der nicht mit der mörderischen Macht identifiziert ist, der ausbrechen will? Diese Frage ist die entscheidende für die Therapie. Es gibt eine Seite in Tom, die Leid empfindet, wo er ein Gefangener seines eigenen Folterlagers ist – was er mir aber nur sagen kann, wenn der äußere Druck einer Krise über ihn hereinbricht, er verzweifelt ist, er zum kleinen Jungen wird.

Meinen eigenen Halt und mein Zutrauen für die Behandlung finde ich in vielen Phasen der Therapie weniger in dem, was Tom sagt, als im äußeren Rahmen unserer Begegnung. Tom kommt regelmäßig und pünktlich zu den Stunden, zahlt seine Rechnungen zuverlässig – irgendetwas in ihm will die Therapie fortsetzen, will nicht, dass sie endet, scheitert.

Ich sage Tom einmal: »Ich frage mich, wo dieser Junge jetzt gerade ist, dem all das angetan wird? Der verfolgt wird, verletzt und gefoltert? Das sind Sie in Wahrheit auch, nicht nur der starke Mann.«

Tom quält mich, wenn er darüber spricht, wie er seine Tochter behandelt. Ich habe selbst zwei Töchter und kann väterlich mitfühlen, wie sich ein Mädchen in den Selbstunsicherheiten der Adoleszenz fühlt. Irgendwie scheint er seine Tochter zu lieben – und zugleich emotional geradewegs zu misshandeln, niederzumachen, wenn sie nicht seinen Vorstellungen entspricht. Sie soll genauso sein wie er: sportlich, schlagfertig, vermeintlich selbstbewusst, durchsetzungsstark. Wenn sie es nicht ist, unterstützt er sie aber nicht, gibt ihr kaum Rückhalt, sondern macht sie fertig, bestraft sie für Misserfolge in der Schule oder wenn sie ihm »zu dick« vorkommt. Besonders quälend sind für mich jedoch Szenen, in denen für mein Empfinden eigentlich etwas Zärtliches, Liebevolles zwischen Vater und Tochter entstehen könnte, seine Tochter einen Versuch unternimmt, sich ihrem Vater zu öffnen, von ihm gesehen und anerkannt zu werden, manchmal in ganz unscheinbaren Augenblicken. So etwa, als sie ihrem Vater auf einer Autofahrt einen Witz erzählte und sie schon vor der Pointe ins Lachen verfällt. Als Tom von der Situation berichtet, fühle ich, wie sehr seine Tochter sich eigentlich wünscht, ihm etwas bieten zu können, das ihm gefällt, und sei es nur ein Witz. Für einen Moment lässt sie locker, kann ihr Lachen nicht kontrollieren. Doch statt sich von dem Lachen anstecken zu lassen, wird Tom gehässig. Ihr Lachen habe so »bescheuert« geklungen, er äfft sie nach, bis sie verstummt und mit Tränen in den Augen auf der Rückbank sitzt. Danach habe er kein Mitleid empfunden, sondern eher eine Befriedigung. Das Kind müsse lernen, wie sie auf andere wirke, wenn sie sich so gehen lasse. Tom verrät mir auch, dass er seiner Tochter manchmal Aufgaben überträgt, dabei aber absichtlich kleine Fallen stellt, sodass er ihr anschließend vor Augen führen kann, was sie wieder falsch gemacht hat.

Die Beziehung zu seiner Tochter scheint mir hochgradig beschädigt, destruktiv. Mir tut Lissi so leid, wie sie immer wieder versucht, die Liebe ihres Vaters zu gewinnen, und dabei immer wieder in das Messer der Beschämung läuft. Einmal mehr wiederholt Tom hier die Destruktivität seiner eigenen Beziehungserfahrungen, ist mit der Täterseite identifiziert.

Ich sage: »Ihre Tochter, das sind Sie selbst! Sie schreiben Ihr das zu, was Sie nicht sein wollen: erfolglos, unbeholfen.«

Oder: »Sie beschämen Ihre Tochter, wie Sie selbst beschämt wurden, quälen sie, wie Sie selbst von Ihren Eltern gequält wurden.«

Doch solche Deutungen und alle Versuche, eine wirklich substanzielle Verbindung zwischen seinem Verhalten und seiner Geschichte herzustellen, bleiben nahezu wirkungslos. Gerade, weil in den Deutungen vielleicht etwas Wahres liegt, kann Tom sie nicht annehmen. Es ist, als handle er außerhalb der Therapie geradewegs gegen das, was wir in der Therapie erarbeiten, wie um mir zu beweisen, dass ich gar nichts ausrichten kann mit meinen Worten. Nach bald drei Jahren zeichnet sich immer klarer das zentrale Dilemma dieser Therapie ab: Nur, wenn Tom imstande ist, etwas von mir anzunehmen, werde ich ihm helfen können. Dazu müsste er sich aber eingestehen können, dass er meine Hilfe braucht. Doch gerade an diesem Punkt – Hilfe brauchen, abhängig sein – liegt ein lebensgeschichtliches Trauma. Die Erfahrung, auf mich angewiesen zu sein, würde ihn mit überwältigenden Gefühlen der Ohnmacht in Berührung bringen, und es drohte eine selbstzerstörerische Spirale. Es handelt sich um das, was der Psychoanalytiker Gerhard Schneider eine aporetische Situation nennt, ein scheinbar unauflösbarer Widerspruch in manchen Therapien, der jeden Fortschritt blockiert: Das, was ihm helfen könnte, ist zugleich das, was ihn gefährdet. Tom ist gefangen.

Wie wird Veränderung möglich? Gibt es eine Hoffnung für Tom, oder ist der »faschistische Diktator« seiner Innenwelt wirklich übermächtig und wird auch über unsere therapeutische Begegnung triumphieren? Ich ahne, dass die Antwort auf diese Frage zwischen uns liegt, dass das, worüber wir sprechen, nicht länger draußen bleiben darf, sondern in den therapeutischen Raum kommen muss, mit all seinen bedenklichen Folgen.

Die Geschichte der Scham

Über drei Jahre arbeiten Tom und ich nun schon zusammen. Wir haben zwar im bürokratischen Sinne keinen äußeren Druck, etwa durch ein begrenztes Stundenkontingent der Krankenkasse, denn Tom zahlt die Stunden nach wie vor selbst. Dennoch frage ich mich in dieser Zeit immer mehr, ob die Therapie sinnvoll ist. Zwischen Tom und mir hat sich eine mehr oder weniger vertrauensvolle Beziehung entwickelt, Tom berichtet offen über die Konflikte seines Alltags. Auch ist das Ausmaß der Destruktivität für mich verständlicher geworden. Aber ändert sich dadurch etwas für Tom? Ohne Zweifel, therapeutische Prozesse können gerade bei gravierenden strukturellen Schwierigkeiten langwierig sein. Aber sollten sich nicht wenigstens kleine Fortschritte abzeichnen? Hier und da nimmt Tom etwas von dem auf, was ich sage, kehrt etwas aus der Therapie in seinem Sprechen wieder. So kann er etwa den Gedanken annehmen, dass er eigentlich eine sehr sensible Seite hat, sich nach Nähe und Geborgenheit sehnt. Aber ein wirklich reflexiver Raum ist nicht entstanden, eine tiefgreifende Veränderung ereignet sich nicht. Tom gerät nach wie vor in dieselben Konflikte. Immer wieder kommt er mit ähnlichen Problemen, auf die ich mit ähnlichen Worten reagiere. Aber das meiste prallt an ihm ab.

Fast nie kommt Tom, wie andere Analysanden, mit dem Satz in die Stunde: »Ich habe noch einmal darüber nachgedacht, was Sie beim letzten Mal gesagt haben.« Oder: »Das Thema der letzten Stunde hat mich noch beschäftigt.« Normalerweise vergisst er, worüber wir in der vorherigen Stunde gesprochen haben. Oder aber er memoriert unsere Gesprächsinhalte, gibt den Wortlaut wieder wie bei einer Prüfung, ohne dass eine innere Auseinandersetzung erkennbar wird. Die Therapie ist wie eine Sisyphusarbeit. In jeder Sitzung bemühe ich mich aufs Neue, die immer gleichen Zusammenhänge herzustellen, seine Gefühle und inneren Konflikte zu deuten – und immer wieder lässt er den Stein den Berg herunterrollen. Manchmal habe ich den Eindruck: mit sadistischem Vergnügen.

Ich spreche ihn darauf an, aber er schützt Unwissen vor, er könne sich eben nicht an unsere Gespräche erinnern. Oder aber er korrumpiert psychoanalytische Begriffe, beginnt, sich selbst zu analysieren, als wäre er sein eigener Therapeut: »Das muss ich verdrängt haben.«

Wenn ich doch einmal etwas treffe, was ihn berühren könnte, neutralisiert Tom meine Deutung, indem er sie sich aneignet, nach dem Prinzip: »Ja genau, das meine ich ja, das habe ich ja immer schon gesagt.« Worauf das Gesagte meist folgenlos verpufft. Es kann nichts von mir kommen, was er nicht schon in sich hat: die traurige Prämisse der narzisstischen Einsamkeit. Aber nur ein Gott kann sich selbst befruchten, etwas Neues aus sich selbst heraus zeugen. Das Neue, in diesem Sinne Fruchtbarkeit, entsteht unter Menschen nur, wenn man das andere in sich hineinlässt.

Manchmal merke ich, wie ich innerlich kapituliere, die Stunden einfach über mich ergehen lasse, die Zeit absitze; oder aber ich werde ärgerlich und konfrontativ, will ihn zur Einsicht zwingen, meine Intervention in den Hals stopfen: »Erinnern Sie sich nicht? Darüber haben wir doch schon oft ausführlich gesprochen!« Was Tom wohl nicht ganz zu Unrecht so auffasst, als wäre ich enttäuscht. In dieser Phase fällt auch einmal Toms Satz: »Was haben Sie denn! Sie machen eben Therapie mit einem Narzissten.« Tom kapert seine eigene vermeintliche Diagnose und nutzt sie für seine Abwehr: »Ich weiß schon, was du über mich denkst, du kannst mir nichts Neues erzählen, du bist mit deinem therapeutischen Latein am Ende.« Er triumphiert, wenn ich ärgerlich werde, als hätte er mich endlich aus der Fassung gebracht, zugleich wirkt er dabei vollends verzweifelt.

In einer ruhigeren Minute denke ich: Hat Tom nicht irgendwo recht? Liege ich mit meinen Versuchen, ihn zu verstehen, nicht völlig daneben, laufen meine Deutungen ins Leere, weil ich nur glaube, etwas von ihm zu erfassen. Was hilft ihm meine Wahrheit, wenn er sie nicht mit seiner Wahrheit verbinden kann? Ich komme mir vor wie ein Klischee: der Analytiker, der mit seinem Patienten über Jahre intensive Gespräche führt und treffende, tiefsinnige intellektuelle Einsichten gewinnt. Am Ende ist der Therapeut vermeintlich klüger, aber an den Problemen des Patienten hat sich nichts geändert.

Mir fällt Toms Traumbild ein vom Krieg und der zerbombten Stadt und den Kindern, die in Ruinen hausen. Endlich kommt mir der Gedanke, dass dieser Traum auch zwischen uns stattfindet, er auch von unserer therapeutischen Beziehung erzählt. Denn unser gemeinsames Kind, das Produkt unserer Arbeit, wird immer wieder ausgebombt, darf nicht wachsen. In jeder Stunde steckt ein Stück Hoffnung, und in jeder Stunde löscht Tom diese Hoffnung aus. Es ist auch ein Angriff auf meine Hoffnung, mein Glauben an eine Veränderung.

Tom wird in dieser Zeit immer mutloser, er macht mir und der Therapie Vorwürfe, dass sich nichts ändert, eine Analyse offenbar auch nicht das Richtige für ihn ist. Er recherchiert und präsentiert mir Interviews mit einem renommierten Psychologieprofessor, in denen von der Ineffizienz und Wirkungslosigkeit der Psychoanalyse die Rede ist, greift damit mich und meinen Beruf frontal an. Ich fühle mich in den Stunden wie geprüft, als würde dieser Professor bei jeder Intervention mit im Raum sitzen, den Kopf schütteln und auf Effizienz pochen: »Was bringt das denn? Was bringt das denn? Mein Gott, sind Sie ineffektiv!« Gleichzeitig verachtet Tom andere Ansätze, hält stärker pragmatische und verhaltensbezogene Therapieformen für eine »Angelegenheit für Laborratten«. Ich merke, es geht ihm nicht darum, dass er die Therapie beenden will, sondern darum, zu beweisen, dass sie nichts bringt, dass ihm überhaupt nichts helfen kann und am allerwenigsten ich. Als wären sein Gegensteuern und Neutralisieren genau darauf ausgerichtet, diesen Beweis gegen mich zu führen.

In einer Stunde sage ich schließlich: »Sie lassen mich fühlen, dass Sie hier eigentlich nicht wirklich etwas brauchen können, dass Ihnen das alles hier nicht viel helfen kann. Und Sie versuchen mich dazu zu bringen – sogar mit Experteninterviews von Professoren –, endlich zuzugeben, dass ich Ihnen nicht helfen kann. Aber ich glaube, die größte Angst, die Sie haben –«

»Ist was?«, fällt Tom mir ins Wort.

»Ihre größte Angst ist, dass es Ihnen gelingen könnte. Dass ich Ihnen am Schluss recht gebe und das wiederhole, was Stefanie gesagt hat: ›Du änderst dich einfach nicht, ich gebe auf, ich muss mich trennen.‹«

Tom schweigt eine ganze Weile, doch ich habe das Gefühl, er denkt wirklich über etwas nach.

Ich sage schließlich: »Dann hätte der Faschist gesiegt, auch hier und auch über mich. Und das Kind, das sich irgendwo versteckt, hätte auch hier keinen Schutz gefunden. Die Therapie wäre gescheitert – aber wer verliert dann wirklich?«

Tom gesteht, dass er zu Beginn jeder Stunde, wenn wir uns zur Begrüßung die Hände schütteln, damit rechnet, dass ich ihm das Ende der Therapie mitteile, ihn rauswerfe, »den Ekelschleim wegputze«, wie er sich, unter Bezugnahme auf unsere Ghostbuster-Metapher, drastisch ausdrückt.

Ich sage: »Sie erwarten, dass ich mich angewidert von Ihnen abwende.«

»Und das wäre ja nur richtig so, ich wundere mich, warum Sie das nicht längst schon gemacht haben.«

»Aber ich bin noch hier und Sie auch.«

»Ja, aber nur, weil Sie Geld dafür bekommen!«, meint Tom.

»Also mag ich Sie in Wahrheit nicht, ertrage Sie nur, weil ich bezahlt werde.«

Tom schluckt. Genau das denkt er über mich.

»Und das Schlimmste ist«, ergänze ich nach einer Weile, »dass Ihnen das etwas ausmacht. Weil ich Ihnen doch etwas bedeute!«

Wieder gibt es ein langes Schweigen. Tom wirkt betreten und nachdenklich, sagt schließlich: »Vielleicht ... Aber ich will auch nicht, dass Sie mich dafür mögen, wie ich bin! Meinen Sie, dass ich das nicht sehe, was andere von mir denken? Ich bin ein Arschloch, ein Kotzbrocken, ich bin Schleim!«

»Ich soll Ihre hässliche Seite sehen. Und nicht etwas Schlechtes gut nennen, nur weil Sie mich dazu gebracht haben.«

Wieder ein Schweigen, in das ich nach einiger Zeit sage: »Was Sie sich nicht vorstellen können, ist, dass ich die Arbeit mit Ihnen fortsetze, obwohl ich mit klaren Augen sehe, was Sie tun.«

»Ja!«, ruft Tom aus, »Warum machen Sie das? Nicht für Geld? Dann, weil Sie so gnädig sind, so ein toller, hilfsbereiter Mensch?«

»Das wäre für Sie die sichere Lösung: dass ich Geld will oder meine Helferneurose befriedige. Gefährlich wird es erst für Sie, wenn ich mit Ihnen weiterarbeite, weil ich daran glaube, dass in Ihnen jemand ist, der so sehr hofft, dass ich ihn nicht aufgebe.«

Erneut verfällt Tom zunächst in Schweigen. Doch anders als sonst so häufig wird spürbar, dass er meine Worte nicht beiseitegeschoben hat. Habe ich etwas in Tom berührt?

Tatsächlich zeigt sich Tom in den nächsten Wochen von einer weicheren, zugänglicheren Seite. »Der Faschist« hat sich jetzt als Metapher etabliert, wird so etwas wie ein Bezugspunkt, auf den wir uns verständigen können. Tom selbst kommt immer wieder darauf zurück, wenn er nach einem herablassenden Redeschwall sagt: »Na ja ... jetzt mache ich wieder den Faschisten« – was bedeutet, dass ein Stück Bewusstsein für seine Verfasstheit entstanden ist.

Es ist, als würde sich Tom zum ersten Mal überhaupt Gedanken über unsere Beziehung machen. Mir scheint, in ihm flackert die Hoffnung, dass ich etwas an ihm mögen könnte. Es entsteht etwas beinahe Kindlich-Anschmiegsames, zugleich in manchen Momenten fast etwas Übergriffiges, wenn Tom mich manchmal versehentlich duzt, vielleicht so sehr von dem Wunsch beseelt, die Grenzen zwischen uns aufzuheben, die der therapeutische Rahmen setzt. Ich habe immer wieder die Gegenübertragungsfantasie, dass er mir zu Beginn der Stunde in die Arme fallen und mich nicht mehr loslassen wird. In diesen Momenten ist er äußerst verletzbar. Ein missverständliches Wort, eine Bemerkung, die etwas reflexiven Abstand zwischen uns bringt, kränkt und enttäuscht ihn zutiefst. Dann wieder ist Tom verächtlich und abweisend wie eh und je oder verharrt in den Schilderungen aus seinem Berufsleben, als ob er nach Momenten der empfundenen Nähe wieder Abstand zwischen uns setzen wollte. Doch zum ersten Mal, es ist nun das vierte Jahr der Behandlung, kann Tom mir zugestehen, dass er gerne kommt, dass ich ihm möglicherweise sogar wichtig bin.

Ein Zeichen, dass sich die therapeutische Beziehung intensiviert hat, ist auch, dass ihm die Urlaubspausen schwerer fallen. Nicht, dass er einräumt, mich zu vermissen – er kündigt vielmehr an, in meiner Abwesenheit gar nicht an mich zu denken, sich lieber auf etwas anderes zu konzentrieren, in der Arbeit Dinge nachzuholen –, aber gerade das gelingt Tom nun immer weniger. Ihm geht es schlechter in den Pausen, er wird krank, bekommt Kreislaufprobleme oder Sehstörungen, die sogar eine Abklärung im Krankenhaus notwendig machen. Oder aber er fällt in »Löcher«, brütet die Zeit vor sich hin, ist erschöpft. Manchmal berichtet er nach Urlaubsunterbrechungen auch von einer »Fresssucht«, in mehreren Nächten sei er mit dem Auto zu einem Burgerladen gefahren, habe alles Mögliche in sich hineingestopft, »Hauptsache, Trashfood«. In ihm sei plötzlich eine alles verzehrende Gier, die sich durch nichts stillen lasse. Einen Zusammenhang mit der Therapieunterbrechung streitet er vehement ab, schiebt die Problematik auf körperliche

Ursachen: »Zu viel Stress gehabt in der letzten Zeit, das pumpt den Körper leer und ich muss dann halt nachtanken.«

Tatsächlich kann Tom diesen Zusammenhang, sich leer und schlecht zu fühlen, weil eine wichtige Person nicht da ist, noch nicht in die Sprache der Gefühle übersetzen. Er erlebt den Schmerz der Getrenntheit, den Hunger nach dem anderen, auf einer konkret-körperlichen Ebene: ein Loch im Magen, das sich nicht füllen lässt.

Obwohl Tom noch kaum einen bewussten Zugang zu dieser Ebene des Empfindens hat und meine Deutungen in diese Richtung mit einem »Ah ja, könnte sein« auf das Gleis der Bedeutungslosigkeit schickt, geschieht dennoch etwas zwischen uns. Die narzisstische Abwehr, die Wand zwischen Tom und mir, bekommt zunehmend Risse. In dieser Zeit entsteht Toms Wunsch, sich auf die Analysecouch zu legen.

»Ich habe gelesen, dass man das in einer Psychoanalyse so macht. Warum machen wir keine richtige Analyse? Ich will das Mal ausprobieren.«

Ich bin nicht sicher, ob das eine gute Idee ist. Das Couchsetting ist kein Heiligtum in der Psychoanalyse, in das man nach einer Bewährungsphase eintritt, um endlich »richtig Analyse« zu machen, sondern ein Hilfsmittel, das sich danach bemisst, ob es etwas Förderliches zum therapeutischen Prozess beiträgt. Zu Beginn unserer Therapie wäre dieses Setting undenkbar gewesen. Es hätte wahrscheinlich entweder in Abbruch oder in eine sogenannte maligne Regression geführt, also einen Zusammenbruch seiner psychischen Abwehr, ohne dass in der therapeutischen Beziehung schon genügend Vertrauen entstanden ist, um ihm auf eine andere Weise Halt zu geben. Auch jetzt sehe ich dieses Setting nicht ohne Bedenken. Das Couchsetting bedeutet, dass ich als reales Gegenüber für Tom in den Hintergrund trete. Dies kann einerseits den Zugang zum eigenen Erleben fördern, die Pforte zu den inneren Objekten und der Welt der Fantasien weiter öffnen, andererseits aber auch in etwas Haltloses führen, weshalb gerade bei strukturellen oder traumatischen Störungen Vorsicht geraten ist. Dadurch, dass ich nicht mehr als reales Gegenüber greifbar bin, ihm nicht mehr sichtbar als sogenanntes Realobjekt gegenübersitze, werde ich vermehrt ein inneres Gegenüber, zu einem Protagonisten seiner inneren Welt beziehungsweise ein sogenanntes Übertragungsobjekt. Und welcher Art die Figuren seines Seelenlebens sind, davon haben seine Träume ja bereits Auskunft gegeben. Tom hat ohnehin Schwierigkeiten damit, andere Menschen ungetrennt von seinen eigenen Empfindungen und Fantasien zu betrachten. Sollte man das noch fördern? Wird damit die Horrorwelt seines Traumlebens nicht auch nach unserem Therapieraum greifen? Andererseits: Geht dieses Anliegen nicht auch mit einem Wunsch einher, noch einmal anders mit sich selbst und mit mir in Kontakt zu kommen, mehr Kontrolle abzugeben? Wir besprechen sein Anliegen eine ganze Weile, einigen uns schließlich darauf, es einmal auszuprobieren.

Die nächsten Stunden ruminiert Tom, nun liegend, über Sachthemen, bis ich ihn frage: »Wie ist das nun für Sie, hier auf der Couch zu liegen?«

»Ist eigentlich nicht anders.«

Schweigen.

»Na ja, komisch ist es schon. Ich weiß jetzt gar nicht, was Sie über mich denken. Ob Sie heimlich hinter meinem Rücken den Kopf schütteln oder lachen, wenn ich etwas sage.«

»Das können Sie jetzt nicht mehr sehen, umso mehr müssen Sie darauf vertrauen, dass ich es nicht tue.«

»Vertrauen ist nicht meine Stärke, das wissen Sie ja.«

»Ja, das weiß ich. Umso mehr weiß ich auch, was das für Sie bedeutet, dass Sie es versuchen«, sage ich.

Der intensivierte Kontakt mit der inneren Welt wird im Verlauf der nächsten Wochen immer mehr fühlbar. Nicht nur durch das Zaubermittel »Couch«, sondern, weil das Hinlegen für Tom eine hohe Bedeutung hat, er sich tatsächlich in eine wortwörtlich »unter-legene« Position begibt, was ja, wenn man das Gefühl hat, dabei nicht beschämt und niedergemacht zu werden, auch etwas Behütetes und Schönes haben kann. Für Tom aber, für den Unten und Oben so eine große Rolle spielt, ist es ein Wagnis.

Tom beginnt sich während der Stunden Szenen auszumalen, etwa wenn er fantasiert, was er in diesem oder jenem Moment am liebsten gesagt hätte; er beginnt, zu den Personen, die in seiner Innenwelt auf die Bühne treten, in direkter Rede zu sprechen, appelliert, bespricht, beschimpft die Menschen, als wären sie wirklich im Raum. Ich bin von Beginn an in Sorge, ob diese Innenwelt nicht übermächtig wird, andererseits wirkt er nun in einem lebendigeren Kontakt mit seinen Gefühlen.

Tatsächlich gibt es einige positive Bewegungen in dieser Therapiephase, aber –auch das werde ich aus dieser Behandlung lernen – gerade das Gute kann für Tom bedrohlich sein.

Immer öfter spricht Tom in der Stunde über gravierende Erfahrungen, sein Sprechen legt, ohne dass ich danach frage, zunehmend traumatisches Material frei. Ich habe Sorge, dass es zu viel wird, dass er tatsächlich die Kontrolle verliert, weil das, was er in den Stunden anrührt, zu überwältigend ist. Zum Stundenende hin versuche ich, wie es im Therapeutenjargon heißt, ein wenig »den Deckel draufzumachen«. Aber mit der Büchse der Pandora ist es bekanntlich so eine Sache. Tom kommt ins Sprechen. Was in seiner Vergangenheit wirklich geschehen ist, kann ich nicht sagen, dies festzustellen ist auch nicht meine Aufgabe. Die Realität jedoch, die mir im therapeutischen Raum begegnet, ist eine mithin verheerte seelische Landschaft.

Er berichtet etwa von einem aktuellen Streit mit seiner Mutter, von dort leitet ihn seine Assoziation weiter zu früheren Erinnerungen. Er sei ein »Problemkind« gewesen, habe viel ausgefressen, sei mit anderen in Konflikt gekommen. Bereits im Kindergarten sei er auffällig gewesen, habe auch einmal ein anderes Kind, so Tom, »unsittlich berührt«. Er wisse nicht mehr, warum, habe sich schon damals nicht unter Kontrolle gehabt. Er habe früh etwas »Triebhaftes« in sich gehabt, das einfach aus ihm rausplatzte, das habe ihn oft in Schwierigkeiten gebracht. Er sei sehr wild gewesen, habe nie still sitzen können, die Spiele anderer Kinder unterbrochen, was letztlich dazu geführt habe, dass er bis in die frühe Jugend ein »Outsider« gewesen sei. All das habe seine Eltern mehr als unglücklich gemacht. Die zu Beginn der Therapie erwähnten Ohrfeigen, aus denen er »etwas für das Leben gelernt« habe, offenbaren sich als teils massive Schläge und demütigende Strafen. Auf der Couch steigt Tom das Bild des Vaters vor Augen, wie er den Gürtel aus der Hose zieht, um Tom damit zu verprügeln, meist im Wäscheraum, »wahrscheinlich, weil man dort die Schreie nicht hören konnte«. Die Prügel seien aber nicht das eigentlich Schlimme gewesen. Was Tom bis zum heutigen Tag verfolgt, ist vielmehr das vor Wut verzerrte Gesicht des Vaters, das Höhnische in seinen Augen, manchmal fast etwas Sadistisch-Lustvolles. Als der Vater die Tür zum Wäscheraum geschlossen habe, da sei in Tom »keine Gewissheit mehr gewesen, ob es noch eine Grenze gibt«. Der Vater ist plötzlich nicht mehr nur eine abwesende Randfigur in seinem Leben, sondern machtvoll bedrohlich. Es geht um Situationen des totalen Ausgeliefertseins, aber auch immer wieder um eine existenzielle Beschämung. Die Mutter sei geradezu rasend geworden, wenn er sich als Kind in die Hosen gemacht habe, habe angeekelt geschimpft und ihn bloßgestellt. Es sei ihm noch lange über die frühe Kindheit hinaus wiederholt passiert, dass er seinen Urin nicht halten konnte, nachts, aber auch tagsüber, weshalb er es bis ins späte Jugendalter gemieden habe, mit zu Freunden nach Hause zu gehen. Als er es in der ersten Klasse kurz vor der Schule am Morgen einmal nicht mehr ganz bis zur Toilette schafft, wird die Mutter wütend, schickt ihn mit der nassen Unterhose los. Er hatte das Gefühl, fürchterlich nach Urin zu stinken, alle hätten angewidert geschaut, keiner habe etwas gesagt, aber alle, so ist sich Tom sicher, hätten an diesem Tag gemerkt, was er für ein »ekliger Widerling« ist.

»Der Ekelschleim«, sage ich, »wie müssen Sie sich geschämt haben.«

»An diesem Tag hätten sie mich besser erschießen sollen, als mich in die Schule zu schicken«, sagt Tom.

Wie Splitter schießen solche Szenen durch den therapeutischen Raum. Szenen, in denen Tom Gewalt erfährt, aber auch Szenen, in denen er Gewalt ausübt, gegenüber Altersgenossen, aber auch gegenüber Tieren, die er als Kind malträtiert und quält, auf eine Weise, die mich schaudern lässt.

Ich fühle mich beklommen, bedrückt, beängstigt, halte das, was er berichtet, manchmal kaum aus. Ich habe Mitleid mit Tom, muss an den kleinen Jungen denken, einen Jungen, der eigentlich in Panik ist. Es ist aber auch ein Junge, in dem etwas Mörderisches, Unberechenbares sein Unwesen treibt.

Es sind Schilderungen eines Gestern, aber in der Art, wie Tom sie berichtet, werden sie auf schaurige Weise gegenwärtig, als würde das, wovon er spricht, gerade jetzt geschehen. Mir wird ganz unheimlich zumute, als könnte das Band zur Realität reißen und ich hier mit ihm in diesem Raum eingesperrt bleiben, in einer Welt aus Wahnsinn und Schmerz, aus der wir keinen Ausweg mehr finden. Manchmal bekomme ich während des Zuhörens ein Pfeifen in den Ohren, oder mein Gehör fällt kurz aus, ich höre nurmehr wie durch Watte, als wollte in mir ein psychosomatisches Symptom einen Schutzwall errichten. Tom beschießt mich mit seinen Schilderungen, so, wie diese Szenen ihn vielleicht in seinem Inneren heimsuchen.

Immer wieder berichtet er Situationen, in denen die Eltern geradezu brutal werden. Die Eltern sind in Toms Erzählungen nicht einfach nur kalt und grausam, sondern scheinen erbittert darum zu kämpfen, ihn zu dem zu machen, was sie für ein »gutes Kind« halten. Doch Tom enttäuscht sie immer wieder. Dies sei eigentlich das Schlimmste gewesen, sagt Tom, zu merken, dass er in den Augen seiner Eltern nicht das Kind ist, das sie sich wünschen. Tom erinnert sich an einen bestimmten Tag, als er etwas ausgefressen hat. Der Vater kommt nach Hause, erfährt es von der Mutter. Tom rechnet mit Prügel. Aber dieses Mal bleiben sie aus. Der Vater sieht ihn nur an, mit einem Blick, der nicht einmal mehr enttäuscht ist, und geht an ihm vorbei. Das, so Tom, sei noch schlimmer gewesen als jeder Hieb mit dem Gürtel.

Tom: »Dieser Blick hat gesagt: Du bist nicht mehr mein Kind.«

Ich: »Ein vernichtender Blick.«

Tom schluckt: »Ich habe mich geschämt, unendlich geschämt … besser geschlagen werden als so angesehen.«

Ich: »Und noch besser: selber zuschlagen. Und sei es auf das Kind, das in Ihnen ist. Es mit den eigenen Händen auslöschen.«

Nicht geliebt zu sein, nicht das Kind zu sein, das sich die Eltern, seine Mutter gewünscht haben, scheint mir das schlimmste der vernichtenden Gefühle. Daraus leitet sich ab, ein Schleimwesen zu sein, eklig, Dreck, den man wegsaugen muss. Das ist der seelische Raum, der niemals geöffnet werden darf, weil in ihm ein vernichtendes Selbstgefühl weggesperrt ist; ein Raum, aus dem man keine Schreie hören soll.

Doch die Wände werden dünner. Es geht Tom schlechter, und ich habe das Gefühl, nicht nur aufdecken und deuten zu dürfen, sondern ihn stützen und schützen, ihn immer, vor allem am Ende der Stunde, wieder zur Realität hinführen zu müssen. Etwa, indem ich ihn frage, wie er den restlichen Tag verbringt, wie er sein Wochenende gestaltet, wie er jetzt nach Hause kommt.

Zu dieser Zeit berichtet Tom von Träumen, die für ihn »eigenartig realistisch« sind. An einem Nachmittag schläft er zu Hause auf der Couch ein und träumt, dass er auf ebendieser Couch aufwacht, weil das Telefon klingelt, ganz realistisch mit genau dem echten Klingelton. Das Krankenhaus meldet sich, seine Mutter ist gestorben – nach einem Streit, den Tom am selben Tag tatsächlich mit ihr hatte. Da schreckt er plötzlich aus dem Schlaf auf, ist in einem panischen Zustand, kann Wachen und Schlafen nur noch schwer unterscheiden. Selbst noch in unserer Sitzung am nächsten Tag wird er von Angst und Schreckensvisionen beherrscht, aber auch von suizidalen Impulsen.

Vielleicht würde mancher Psychoanalytiker hierin einen Todeswunsch oder Hassgefühl gegen die Mutter in seiner Traumbildung am Werk sehen: »Soll sie doch verrecken«, wie es Tom manchmal wutgetrieben auch hier in der Stunde gerufen hat. Aber er ist in einer Hassliebe mit der Mutter verwickelt, braucht sie, wie er sie verachtet, fühlt sich ihr gegenüber schuldig, wie er ihr die Schuld gibt.

Ich bin in dieser Phase der Therapie sehr vorsichtig mit meinen Deutungen, um Tom nicht weiter zu destabilisieren. Im Vordergrund steht für mich auch weniger der Inhalt seines Traumes als sein überrealistischer Charakter. Toms Traumfunktion versucht das, was an traumatischem Material in ihm rege wird, einzubinden, seelisch zu verstoffwechseln, zu Traumbildern und damit integrierbaren psychischen Inhalten umzuformen. Aber das gelingt kaum noch, Traum und Wachen greifen ineinander über, Traumbild wird beinahe zu Wahrnehmung. Die Realitätsprüfung, jene Funktion des Ichs, die Innen und Außen, Fantasie und Wirklichkeit voneinander trennt, scheint mir bedroht. Zwar können intensive therapeutische Prozesse zu einer sogenannten Regression führen, das heißt ein intensives emotionales Wiedererleben der eigenen Geschichte, eine Begegnung mit seinen Monstern. Heilsam ist diese Begegnung aber nur, wenn ein Analysand zugleich mit einem Fuß in der Realität bleibt, weiß, dass er etwas erlebt, was nicht jetzt geschieht, sondern bereits geschehen ist. Das Alte soll sich nicht einfach bloß wiederholen, sondern muss mit anderen, hilfreichen Erfahrungen im Hier und Jetzt verknüpft werden, damit etwas Neues entstehen kann.

Tom wandert für mein Gefühl auf einem schmalen Grat. Auch auf der Couch kommt er manchmal in einen somnambulen Zustand, spricht so, dass ich mir nicht sicher bin, ob er klar orientiert darüber ist, dass das, was er erlebt, eine Erinnerung ist und nicht die Wirklichkeit; ob er überhaupt noch da ist und mit mir in Kontakt oder mit einem »inneren anderen«. Ich fordere ihn in solchen Momenten auf, sich aufzusetzen, mich anzusehen oder sich zu bewegen, sage: »Ich höre Ihnen zu, ich bin hier« – was Tom hilft, sich wieder zu erden.

Manchmal wird Tom wütend, in einem plötzlichen Umschwung extrem verächtlich, gegen die Welt, gegen sich, gegen mich, schreit beinahe auf der Couch, dass der ganze Dreck wegmüsse, Liebe, Nähe, was einen schwach macht, dass man endlich die Pille erfinden solle, die die Gefühle ausschaltet. »Aber die gibt es ja eigentlich schon«, lacht Tom höhnisch, »Zyankali.« Er wird wegen Kleinigkeiten wütend auf seine Frau, dann aber wieder ganz kleinlaut und von Schuldgefühlen gemartert; er reißt sarkastische Witze über die dummen Psychologen, die er im Radio gehört hat, was wohl auch auf mich zielt. Trotz aller Heftigkeit – seine Wut und Verächtlichkeit wecken in mir keine Unterlegenheitsgefühle mehr.

Einmal sage ich: »Sie haben so eine furchtbare Angst, dass all das wieder geschieht, dass Sie in all dem Schlamm versinken. Und wieder ist niemand da, der Ihnen Halt gibt.«

Tom: »Hören Sie sich das doch an. Mein ganzes Leben ist scheiße, in mir ist nur Scheiße! Warum soll ich mich hier damit auseinandersetzen?«

Tom wird krank, fängt sich eine Erkältung nach der anderen ein, von der er sich kaum noch erholen kann. Er fehlt in der Firma, die, wie er mir berichtet, ohnehin große Schwierigkeiten hat. Jetzt stellt Tom seine Arbeit so dar, als wäre sie völlig nichtig und wertlos, eigentlich auch nur Ekelschleim. Tom schafft es nur noch mit Mühe, seinen Alltag aufrechtzuerhalten, etwas in ihm will alles abbrechen, hinschmeißen: »Scheißfirma, Scheißfamilie.«

Ich frage: »Und Scheißtherapie?«

Tom: »Ja, vor allem, weil ich jetzt nicht mehr aufhören kann!«

Er wird abhängiger, von der Therapie, aber auch von seiner Familie. Je schlechter es ihm geht, desto weniger boshaft ist er gegenüber seiner Frau. Er brauche sie jetzt sehr, entschuldige sich immer wieder bei ihr, ist am Boden zerstört wegen scheinbarer Nichtigkeiten. Trotz dieses Umschwungs habe ich immer noch das Gefühl, dass er Stefanie für seine eigenen Bedürfnisse stark funktionalisiert. Sie selbst wird für mich als Person weiterhin kaum greifbar. Dennoch, die Beziehung wirkt durch seine Krise etwas gefestigt, zumindest in seiner Darstellung. Seine Tochter hingegen, die mittlerweile fast 17 Jahre alt ist, verschließe sich ihm gegenüber. Gerade jetzt, wo es ihm schlecht gehe, wolle sie nicht mit ihm reden, nichts mit ihm zu tun haben, antworte nur karg und ausweichend, ziehe vor allem mit ihren Freundinnen und Freunden durch die Gegend.

Tom: »Ich weiß schon, was das heißt. Habe ich ja auch so gemacht in meiner Jugend: Man hasst seine Eltern, nein, Lissi hasst mich, will nichts mehr mit mir zu tun haben.«

Ich habe das Gefühl, Extreme ausgleichen zu müssen. Wo es vorher nur um Toms grandiose Fähigkeiten ging, geht es jetzt um seine totale Verworfenheit. Der verstärkte Kontakt mit seiner inneren Welt führt dazu, dass sein Selbsthass Oberhand gewinnt, er alles an sich verwirft, alles, was er hat, seine Vergangenheit und Gegenwart, seine Fähigkeiten, alles ist nichts. Ich sage Dinge wie: »Es gibt nur ein Extrem, jetzt schmeißen Sie alles auf die Müllkippe. Aber es gibt auch immer noch das Kind, das irgendwo in Ihnen haust und das auch Ihnen etwas bedeutet.«

Das Meer der Schmerzen

Es ist Herbst in unserem mittlerweile fünften Behandlungsjahr. Über Monate ringt Tom mit seinem psychischen Gleichgewicht. Mal ist er für einige Tage fast überschwänglich, überaktiv, dabei rauschhaft überheblich, als wäre er auf nichts und niemanden mehr angewiesen, hätte sich aller menschlichen Belange entledigt, träumt davon, alle Zelte abzubrechen und irgendwo in den Alpen ein Restaurant zu eröffnen. Dann wieder, und das ist der vorherrschende Zustand, ist er zutiefst niedergeschlagen, fragil, halb in einem Zustand derealisierter Benommenheit, halb in offener psychischer Krise. Auch körperlich wirkt er dann völlig ausgelaugt, seine Haut scheint auf einmal schlaff und fahl an seinem Gesicht herunterzuhängen.

In dieser Zeit schildert Tom wieder einmal einen Traum. Es ist seit einer ganzen Weile der erste Traum, der so etwas wie eine kohärente Geschichte erzählt:

Tom träumt, dass er in einer brasilianischen Favela lebt, in einer Blechhütte, unweit der Villa eines Drogenbarons, in der er ein und aus geht. Er ist Mitglied einer Jugendbande, die durch die Stadt zieht und Häuser ausraubt, um dem Drogenbaron Juwelen zu beschaffen. In seiner Wellblechhütte hütet Tom aber ein Geheimnis: Er hat einen kleinen Nacktmull am Strand gefunden, eine unbehaarte und fast blinde Höhlenratte, die er aufzieht. Der Nacktmull sieht sehr hässlich aus und ist völlig unbeholfen, kann sich nicht einmal von alleine umdrehen, aber Tom versorgt ihn und liebt ihn, so sehr wie nichts anderes auf der Welt. Die anderen dürfen davon nichts erfahren. Immer wieder ereignen sich Szenen im Traum, in denen Bandenmitglieder Tom besuchen und er, in panischer Angst, das Tier gerade noch verstecken kann, ihm dabei, um es letztlich zu schützen, auch Gewalt antun muss, etwa indem er es hektisch in eine Schublade stopft. Einmal aber kommt eine Gruppe von Jugendlichen in seine Hütte und der Nacktmull wird entdeckt. Die ganze Gruppe lacht höhnisch, auch Tom tut so, als hätte er mit dem Tier nichts zu tun, als wäre es nur zufällig in sein Haus gekrochen, er leugnet jede emotionale Bindung, um nicht niedergemacht zu werden. Die Gruppe quält den Nacktmull aus sadistischem Vergnügen, bis alle beschließen, das Tier an den Strand zu bringen. Tom soll es mit seinen eigenen Händen im Ozean ertränken, zur Belustigung der Gruppe. Tom tut es, drückt sein geliebtes Tier unter Wasser, bis es stirbt. Währenddessen spielt er den anderen vor, dass es ihm Freude macht, er lacht laut auf, während es ihn innerlich vor Schmerz zerreißt und er mit einer Panikattacke aus dem Traum aufschreckt. Beim Aufwachen habe er noch das Zittern des Tiers an seinen Händen gespürt. Die ganze Nacht kann er nicht mehr schlafen, auch der Tag ist noch in die Traumstimmung getränkt.

Toms Traumschilderung erschüttert mich und berührt mich

zugleich zutiefst. Mit keinen anderen Worten hat er bislang seine innere Situation, die narzisstische Tragödie, so eindringlich zur Sprache gebracht. Er selbst tötet das in sich, was er doch eigentlich so liebt, damit er nicht schwach wird, denn schwach sein heißt untergehen. Er zwingt sich zu einem höhnisch-herablassenden Gelächter, das seinen Schmerz übertönen soll über das, was er sich selbst antut und allen, die er doch eigentlich liebt. Der Nacktmull ist so ganz und gar kein glanzvoller Traumavatar, kein narzisstisch-grandioses Wesen, sondern Sinnbild für etwas tief Verletzliches, bedürftig nach Nähe und einem sicheren Versteck und gerade darum Toms seelischer Wahrheit so nahe.

Ich sage: »Der Nacktmull, das sind auch Sie selbst.«

Tom: »Wieder so eine Art Slimer? Eigentlich sind die Dinger doch ganz erbärmliche Kreaturen. Können nicht sehen, kein Fell, nix … aber irgendwie auch ganz putzig.«

Ich: »Vielleicht eine neue Variante von Slimer. Aber was an dem Traum so besonders ist: Sie lieben diesen Nacktmull mit Ihrem ganzen Herzen, obwohl er so verletzlich und gar nicht glanzvoll ist.«

Ich denke: Er ist doch nicht vollständig mit der Zerstörung identifiziert, er kann, wenngleich nur im Traum, wahrnehmen, dass der Nacktmull eigentlich das Wertvolle ist, nicht die Juwelen des Drogenbarons.

Tom schweigt nachdenklich. Er habe in der Schule einmal in einem Biologiebuch über Nacktmulle gelesen, dass diese sich unter der Erde ganz eng aneinanderschmiegen, um sich gegenseitig zu wärmen. Das habe er abstoßend empfunden.

Ich: »Weil es Ihnen eigentlich so nahekommt.«

»Hm«, macht Tom und schweigt.

Der Traum beschäftigt uns über eine ganze Zeit, er wiederholt sich auch immer wieder mit einigen Variationen und unterschiedlicher Szenerie, manchmal konfus fragmentiert, manchmal als zusammenhängende Geschichte, jedoch stets mit einem tragischen Ende. In einem Traum setzt er den Nacktmull aus, lässt ihn aufs Meer treiben, wissend, dass er nicht überleben wird. Der Traum findet keine Lösung, aber er kann Toms innere Situation in ein Bild bringen, den Mord am bedürftigen Selbst als etwas Grausames, Furchtbares darstellen, seine höhnische Maske als das, was sie ist: ein »Verrat am Selbst«.

Ich sage einmal: »Sie unterdrücken alles Liebesbedürftige in sich … aber man darf nicht vergessen, warum: um in einem verwahrlosten und gefährlichen Viertel zu überleben. Da muss man stark tun, um nicht ausgelöscht zu werden. Vielleicht haben Sie die Welt schon von früh an so erlebt.«

Ich denke auch an die transgenerationale Dimension des Elends in Toms Familie. Die Bedrohung, ausgelöscht zu werden, mag wohl auch ihren realen Kern haben, in Krieg und Vertreibung gründen, wobei auch hier vielleicht Täterschaft und Opfersein verschwimmen. Das vermeintlich Schwache auszulöschen, das, was, in Toms Worten, »hilflos und hässlich« ist, hohnlachend und gnadenlos zu liquidieren: Zeichnen sich darin nicht auch die Fratzen der Geschichte des 20. Jahrhunderts ab? Eine Tat, die der Traum gar nicht nach Brasilien hätte verlegen müssen, sondern die durchaus in Deutschland ihren Meister hat, und vielleicht auch in seiner Familie? Diese Tür zu seiner Familiengeschichte macht Tom in der Behandlung nicht auf, weiß vielleicht auch wenig darüber, kann auf meine Nachfragen nicht antworten. Ich kann nur ahnen und mutmaßen, ohne zu wissen: Gibt es eine Tätergeschichte in Toms Familie, hat diese Logik der Gewalt einen wahren historischen Kern? Meine Assoziationen führen mich zu den Totenkopf-Einheiten, die ohne Gnade morden, die alles Mitgefühl, das sie hemmen könnte, in sich selbst »ausgemerzt« haben. Oder ist in

Toms Familie die Geschichte einer Opfererfahrung mit ihrer fatalen Psychologie eingeschrieben? Es darf nichts Schwaches in mir sein, denn alles Schwache liefert aus, macht zum Opfer? Psychoanalytiker, die in der Nachkriegszeit Nachfahren von Tätern sowie Opfern des Faschismus in Therapie hatten, haben oft davon berichtet: Seelenlandschaften, die von einem wahnsinnig anmutenden Schrecken und Zerstörung beherrscht sind, haben oft eine historische Verbindung zu realen Erfahrungen, tatsächlichen Landschaften des Wahnsinns und der Zerstörung, Feldern von Leichen.

Die Angst vor der Auslöschung ist in der Familie aber immer auch sozial zu verstehen: ein Nichts zu sein, nichts zu haben, nichts zu gelten. Die mütterliche Familie verliert mit der Vertreibung nicht nur ihre Heimat, sondern auch ihren sozialen Status. Der soziale Abstieg bedeutet eine tiefe Kränkung: als sogenannte Rucksackdeutsche Bittsteller bei den Alteingesessenen zu werden, ein Niemand am neuen Ort, jemand, der unerwünscht ist und sich überflüssig fühlen muss. Ein Gefühl, das vielleicht auch nicht mit Geld und Lastenausgleichgesetz zu heilen ist. Das Gefühl, hässlich zu sein, verweist vielleicht auf eine generationenumspannende Verinnerlichung der Erfahrung, nicht gewünscht zu sein, und aus diesem Gefühl des Hässlichen leitet sich auch der Hass ab, der Toms Seele beherrscht.

Toms Familie, insbesondere die Mutter und letztlich er selbst, fügt sich nicht fatalistisch in das Schicksal, sondern wendet eine ungeheuerliche Anstrengung auf, sich den Fluten des Elends und der Scham zu entreißen, etwas zu erreichen, aufzusteigen, wobei dies mit einem Gewaltakt gegen das eigene Selbst erkauft ist: den Nacktmull, das kindliche Selbst ertränken, um dazuzugehören. All dies hat Tom, wenngleich nur noch mittelbar von Krieg, Vertreibung und Armut betroffen, tief verinnerlicht: Die Geschichte wiederholt sich in seinem Innern, als eine Seelentragödie, und er reicht die Rollen auch an die nächste Generation, seine Tochter, weiter.

»Sie beziehen das jetzt bestimmt wieder auf meine Geschichte, meine Kindheit«, meint Tom.

»Sie nicht?«, sage ich.

Tom, nachdenklich: »Doch, doch, da ist schon etwas dran. Elendsviertel weiß ich nicht, war ja alles tipptopp, darauf haben meine Eltern schon geachtet. Aber …«, Tom überlegt, »trotzdem war alles so gnadenlos.«

Gnadenlos … eine ganze Weile schwebt dieses Wort noch in der Stille.

Ich sage schließlich: »Wie die Gang in Ihrem Traum, der Sie sich angeschlossen haben. Wer überleben will, muss gnadenlos sein.«

Tom: »Aber was soll man sonst machen? Hier, bei Ihnen in der Praxis, da spielen Gefühle vielleicht eine Rolle. Aber da draußen in der Welt, da ist man nichts, wenn man schwach ist, da wird man niedergemacht. Ich weiß, wie es ist, fertiggemacht zu werden, das weiß ich nun wirklich! Sie können mich nicht überzeugen, dass es anders ist auf der Welt!«

Ich: »… sagt die Gang. Deshalb schnell den Nacktmull aus der Welt schaffen, den wir hier in der Therapie gefunden haben, ihn im Meer ertränken, nicht dass man denkt, das könnten Sie sein.«

Tom: »Ist wahrscheinlich das Beste für ihn … wissen Sie: Dieser Ozean, das ist die Welt. Man ersäuft einfach darin, wenn man ausgesetzt wird und sich nicht wehrt und paddelt und strampelt. Aber selbst das hilft am Ende nichts.«

Ich sage: »Dieser Ozean, das ist Ihr endloser Schmerz.«

Es entsteht ein langes Schweigen. Tom seufzt, zum ersten Mal entwindet sich ihm so etwas wie ein menschlich-kreatürlicher Laut. Dann springt er plötzlich auf: »Ich bekomme keine Luft, ich bekomme Panik.«

Ich: »Es hat Sie berührt, was ich gesagt habe.«

Aber Tom ist in heller Aufregung. Er meint, verschwommen zu sehen, zittert am ganzen Leib, kommt in eine psychosomatische Krise, ringt um Atem. Ich habe das Gefühl: Jetzt ist er der Nacktmull, der ertränkt wird. Ich lasse ihn aufstehen, im Zimmer umhergehen, bis er sich gegen Ende der Stunde etwas beruhigt hat. Ich spreche mit ihm ab, wie er den Rest des Tages verbringen wird.

Zur nächsten Stunde wird es nicht besser: Tom legt sich schweigend auf die Couch, versucht etwas zu sagen, ringt mit sich, dann beginnt er plötzlich heftig zu schluchzen und zu weinen, sein ganzer Körper wird von Eruptionen erfasst. Wieder springt er auf, in Panik, er habe das Gefühl, seine Beine sterben ab, er kann sich nicht mehr bewegen, wenn er noch länger liegen bleibt.

Mir selber, obwohl ich nicht völlig überrascht von der Entwicklung bin, ist es dennoch bange zumute, es sind unerträgliche Gefühle im Raum.

Ich sage: »Sie haben Angst, nie mehr hier loszukommen, hilflos ohne Beine wie der Nacktmull. Aber ich bin nicht der Drogenbaron.«

Doch der Ozean droht unseren Raum zu überfluten, ist nicht mehr einzudämmen. Es ist ein traumatischer Schmerz, am Rande des Erträglichen und vielleicht darüber hinaus. Kann Tom in mir, in unserer Beziehung Halt finden, oder ist es zu viel, bedarf es eines Dritten, eines Psychiaters, der ihm ein beruhigendes Medikament verschreibt? Mit viel Unsicherheit, abwägend, durchleide ich mit ihm die Stunden. Tom weint in den Stunden unkontrolliert, ringt mit dem Atem, mit Derealisationszuständen, mit Panik, dann mit einer irren Wut, wenn er plötzlich aufschreit, seine Eltern beschimpft, mich beschimpft, die ganze Welt anklagt, ehe er wieder in ein zittriges Elend gerät.

Tom wird extrem abhängig, erträgt keine Trennung, keine Pausen. Jetzt ist er nicht mehr nur kleiner Junge, sondern Säugling, der an meiner Brust hängt und in panische Angst verfällt, wenn man ihn ablegt. Nur die Stunden geben ihm etwas Halt, sind ein Rettungsreifen in seinem Kampf gegen das Ertrinken, zugleich sind sie, bin ich ja die Quelle des Übels. In der Übertragung bin ich die Figur, die er am dringendsten braucht, die Mutter, zugleich die, die ihn so leiden lässt, die ihn misshandelt, quält, in den Ozean des Schmerzes wirft. Dementsprechend ist es für Tom auch sehr schwierig, in die Stunden zu kommen. Obwohl er sie gerade jetzt so dringend braucht, muss er sich jedes Mal überwinden, zu kommen und nicht einfach zu Hause im Bett liegen zu bleiben.

An manchen Tagen habe ich das Gefühl, ich verliere die Kontrolle, kann ihn nicht mehr halten, muss ihn in die Klinik einweisen – doch das hieße ja dann wirklich, ihn im schlimmsten Moment wegzuschieben. Er kommt zu den Stunden, schafft es, die Termine einzuhalten, ich vertraue letztlich, selbst betroffen und voller Angst, auf den analytischen Rahmen.

Nach den Stunden bin ich mitgenommen, habe kaum inneren Raum für etwas anderes. Die Unsicherheit, ob die Therapie nicht völlig entgleist, begleitet mich bis in den Schlaf, lässt mich morgens früher aufwachen. Eine Intervisionsgruppe hilft mir, auch die Rücksprache mit einer erfahrenen psychiatrischen Kollegin. Kommt Tom mal ein paar Minuten zu spät, erschrecke ich, fürchte, er könnte sich etwas angetan haben oder in einen Unfall verwickelt worden sein. Zugleich sagt Tom, dass er nicht suizidal ist, sichert zu, dass er wiederkommen wird.

Diese Phase der Therapie ist für mich hochgradig anstrengend, doch es ist vielleicht von entscheidender Bedeutung, dass mich Toms Schmerz mitreißt, ich mitfühlen kann, mit meinen Gefühlen nun ganz in sein Schicksal verwickelt bin: Die Mauer zwischen uns hat endlich Durchlässe, ich bin nicht gleichgültiger Beobachter, sondern Mutter, die mitleidet, sich ängstigt, ihn zu halten versucht, hofft, dass es endlich besser wird. Nicht als personales Du, als Gegenüber bin ich für ihn jetzt wichtig, sondern gewissermaßen als Raum, als Umgebung, die ihn umhüllt, am Leben hält – ähnlich einer Gebärmutter, die das schutzlose Leben umschließt. Tom wehrt sich immer wieder dagegen, versucht zu seiner dominanten Position zurückzufinden, dies aber schon beinahe hilflos, im Sog der therapeutischen Regression, die ihm wie eine fremde Macht erscheint, die ihn unter Wasser taucht. Doch ich denke an den Traum und die Bewegung der letzten Monate: Er selbst hat diese Tür geöffnet.

In manchen Therapiepausen wird Tom mir geradewegs unheimlich. Er berichtet davon, dass er an freien Tagen um meine Praxis herumgeschlichen sei, um zu sehen, ob Licht brenne.

Ich sage: »Es wäre für Sie unerträglich, dass ich da bin, Sie aber nicht, was ja bedeutet, es ist gerade jemand anderes da.«

Doch die Deutung trifft es nicht, auf einer Ebene von Konkurrenz, wo es um die anderen geht, bewegt sich Tom im Augenblick nicht mehr. Er meint, der Grund sei vor allem, dass ihn in seinen Krisen die Nähe zur Praxis etwas beruhigen konnte. Er habe sogar einmal im Auto in der Nähe der Praxis übernachtet, weil er nur so einschlafen konnte.

Ich sage: »Zu wissen, dass die Praxis noch da ist, ich noch da bin, das war das Einzige, was Sie beruhigen konnte. Wenigstens ein bisschen Nähe.«

Tom schluchzt, verflucht sich dafür, dass er sich nicht mehr im Griff hat, sagt dann aber auch den Satz: »Das ist mir jetzt auch egal, jetzt muss alles raus! Mein Gott, mein Gott, ist das alles kaputt in mir!«

Der Zustand zieht sich über Wochen hin, Tom, aber auch ich, leisten seelische Schwerstarbeit. Was geschieht hier? Ist »Regression« nicht ein viel zu technischer, oberflächlicher Begriff, der mich im Angesicht des Sturms noch an meine psychoanalytischen Konzepte klammern lässt? Worauf kommt es jetzt an?

Es ist schwer, Worte für das zu finden, was sich in Tom vollzieht – nicht alles, was in einem Menschen geschieht, kann mit Worten gesagt werden, nicht alles, was in einer Psychoanalyse geschieht, muss von Worten begleitet werden.

Wenn ich es dennoch für diese Fallschilderung zu formulieren versuche, dann ist es für mich, als würden sich die Wochen seiner Krise wie zu einem einzigen Klagelaut verdichten. Als hätte sich das ausgebombte Kind aus dem Griff des Faschisten befreit, auch aus dem Versteck des Unbewussten, wo es sich in der ganzen Therapie verborgen hatte, und würde nun zu schreien wagen. Was ist in diesem Schrei? Der Schmerz und die Verzweiflung über all die Zerstörung, die in ihm ist, die Klage über die Qualen der inneren Diktatur, unter der er sein Leben verbracht hat. Ein Schrei der Wut und des Vorwurfs, ein Schrei der Angst, vor dem Zusammenbruch, vor den Schlägen seines Vaters, vor der Ohnmacht, vor den Schreckbildern seiner Geschichte, die er nicht mehr kontrollieren kann. Aber auch der Schrei des Täters, der so vieles zerstört und das Recht auf Tränen verloren hat und doch erstickt in Trauer. Zuletzt aber ist er ein Kind, das nach seiner Mutter ruft.

Ich weiß nicht mehr, was ich in dieser Zeit in der Therapie zu Tom gesagt habe, kann mich kaum an einzelne Deutungen und Interventionen erinnern. Aber in dem Augenblick, da ich diesen Schrei wirklich höre, habe ich das erste Mal das Gefühl, in der Therapie für Tom hilfreich zu sein. Fühlt Tom das? Fühlt er, dass ich es fühlen kann, dass ich nicht weiche, obwohl es mich graut, ich mich zeitweilig überfordert fühle, an mir zweifle, und dass ich trotzdem jetzt nicht fortgehen will, sondern mit ihm in das Auge des Sturms sehe? In diesem Moment sind wir zum ersten Mal wirklich in Kontakt.

Nach mehreren Wochen legt sich der Sturm ein wenig. Tom ist erschöpft, zermürbt, gewinnt in den Stunden aber zunehmend an Fassung, kehrt auch wieder – wie als Zeichen der Konsolidierung – seine überhebliche Seite hervor, aber nicht nur. Er wisse nicht, was die letzten Wochen los gewesen sei, aber es habe sich irgendwie gut angefühlt, vor mir zu weinen. Er hätte sich das nie vorstellen können, vor jemand anderem eine Träne zu vergießen, und schon gar nicht vor einem anderen Mann.

Ich: »Aber Sie haben es getan und ich habe Ihre Tränen gesehen. Und Sie sind noch da.«

Tom, irgendwie zufrieden: »Ja, ich bin noch da.«

Doch Momente der Besserung bleiben sehr fragil. Über ein Jahr lang beschreibt die Therapie einen schwankenden Kurs, fällt Tom immer wieder in Krisen. Er ringt mit Gefühlen der Abhängigkeit, die für ihn nach wie vor ambivalent bleiben. Immer wieder tastet er nach der einen vermeintlich großartigen Möglichkeit, sich doch über sein Fühlen und Sehnen hinwegzusetzen, etwa wenn er träumt, dass er auf einem Schiff auf dem Meer zu einem neuen Kontinent schwebt, sich von der Strömung treiben lässt; er aber ist unsterblich, in seiner Koje perfekt versorgt, tief behaglich in dem Gefühl, alles um sich zu haben, was er braucht – nur eben keine anderen Menschen. Aber in dem Traum steckt auch das Motiv von Aufbruch, von neuen Kontinenten.

Tom ist sicherlich kein neuer Mensch geworden, und es wäre auch ein falscher, narzisstisch grandioser Anspruch an die Therapie, selbst einer so langen, dass sie unter allen Umständen eine Art Neu- oder Wiedergeburt bewirken kann. Tom bleibt Tom. Aber endlich wohnt diesem Satz für mich auch etwas Sympathisches inne, will ich ihn irgendwie auch nicht anders. Habe ich aufgehört, die Mutter zu sein, die von ihm enttäuscht ist? Hat er aufgehört, der Sohn zu sein, der mich immer wieder zur Verzweiflung bringt? Auch das wäre zu viel gesagt. Aber endlich doch wird für mich fühlbar, dass ihm ein wenig seelische Spielräume zuwachsen, zwischen den gnadenlosen Polen: Vernichten oder Vernichtet-Werden – sich etwas Drittes abzeichnet. Die hässlichen Seiten an ihm sind nicht verschwunden, aber, und das ist eigentlich das Berührende, sie sind nicht mehr ausschließlich vorherrschend. Er zeigt etwas, das man wirklich lieben kann, ohne dass man eine Wand aus Kälte und Verachtung überwinden muss. Sein größerer seelischer Spielraum wird nun auch an manchen Alltagssituationen sichtbar, etwa wenn Tom berichtet, dass er auf der Autobahn von einem »Hampelmann« rechts überholt wird – aber, sagt Tom: »Es war dann doch irgendwie anders als sonst. Es hat mich gar nicht so sehr aufgeregt. Ich dachte: Brauchst du jetzt die Lichthupe? Musst du es rauslassen? Nö, lass ihn einfach fahren, soll sich jemand anderes mit ihm rumschlagen.«

Es gibt auch eine Szene mit einem seiner Mitarbeiter, der Tom einen Fehler beichtet. Tom: »Der konnte kaum sprechen, so viel Angst hatte der, als wäre ich der Henker persönlich. Ich hab ihm gesagt: ›Sie müssen nicht mit den Beinen schlottern, das passiert doch jedem Mal, das kriegen wir schon hin.‹« Der Mitarbeiter habe erstaunt reagiert, Tom für das Gespräch gedankt. Tom ist überrascht, wie viel Angst der Mitarbeiter vor ihm hatte – ich wiederum finde das nicht so überraschend. Aber dass es so etwas wie eine gelungene, positive Gegenseitigkeit gibt, und sei es in so einer kleinen Szene, das ist für mich wie ein Stein des Neubeginns auf den Trümmern. Tom kann das wahrnehmen, er kann Beziehungen nach einem anderen Schema gestalten als nach Oben-Unten, Dumm-Schlau, Mächtig-Impotent. Manchmal bekommt Tom plötzlich fast etwas bärenhaft Behütendes gegenüber seinen Mitarbeitern, das mich rührt.

Wie kleine Schätze bringt mir Tom solche Berichte aus seinem Alltag, und es sind wirklich Geschenke an mich, denn sie bedeuten, dass unsere Arbeit vielleicht doch nicht vergebens ist.

Dann wieder ist Tom aufbrausend, herablassend. Gerade wenn er unter Druck gerät oder er sich wegen irgendetwas schuldig oder angegriffen fühlt, greifen schnell die alten Muster. Aber selbst in den Ausrastern scheint die Spitze der Heftigkeit gemildert, geht von Tom nicht mehr etwas so Bedrohliches aus wie ehedem.

In der Therapie gibt es von nun an so etwas wie die Suche nach dem Guten in ihm. Jetzt erst entsteht der Spielraum, sich über seine Biografie wirklich Gedanken zu machen, Dinge in Zusammenhang zu bringen, wofür wir uns Zeit nehmen.

Er berichtet von einem Chemielehrer, der ihm viel geholfen und den er bewundert habe. Aber nicht nur, weil er, so Tom, fast alles gewusst habe, sondern »weil er mich, glaube ich, mochte, weil er gesehen hat, dass etwas in mir steckt. Das hat mich total motiviert, ich hab mich richtig reingehängt, vielleicht bin ich deshalb so gut in Chemie gewesen.«

Es ist die Kontur, die Idee eines, psychoanalytisch gesprochen, guten Objektes, einer wirklich zugewandten Person in seinem Leben, an das er sich nun erinnert, in dem auch ich mich ein wenig sehe, wenngleich wir in der Therapie eine andere Art von Chemie, Bindungslehre, betreiben.

Gegen seine Eltern ist er voller Vorwurf. Er klagt seine Mutter an als ein Wesen ohne Herz, ohne Verstand, eine, so zitiert Tom, »Vogelscheuche im Baum des Lebens«.

Ich kann seine Erbitterung verstehen, frage mich aber, ob es wirklich so einfach ist: die Mutter nur die Schlechte, das böse Prinzip im Leben, dem man alle Schuld zuschiebt, von dem man nichts zu erwarten hat. Etwas öffnet sich in Tom, als ich ihn frage, ob es nicht auch gelungene, schöne Momente gegeben hat. Zuerst fällt ihm nichts ein, aber in der nächsten Stunde sagt er, das Thema habe ihn beschäftigt. Irgendwo sei er ihr auch dankbar, er habe keinen Zweifel daran, dass sie sich sehr für ihn eingesetzt habe, auf ihre Weise das Beste für ihn wollte. Das Schönste sei aber gewesen, wenn sie einmal nicht an ihm »herumgemacht« habe, sondern wenn »einfach mal Frieden« war. Ganz selten sei das der Fall gewesen. Wenn die Mutter mal ganz müde war, dann sei sie irgendwie zugänglicher gewesen. Er erinnert sich an eine gemeinsame Einkaufstour. Mit sieben oder acht begleitete er seine Mutter bei ihren Besorgungen, es gab viel Streit. Auf der Rückfahrt im Bus aber, mit den vollen Tüten, sei sie müde und zufrieden gewesen, sogar ein wenig eingenickt. Er habe seinen Kopf auf ihren Schoß gelegt – die Leute im Bus, so Tom, »haben bestimmt gedacht: wie gut sich die beiden verstehen! Und für einen kurzen Moment hab ich das auch gedacht!«

Es macht mich traurig, wie er das sagt: Der Traum von einer harmonischen Beziehung mit der Mutter haftet an einer unschuldigen Szene, in der die Mutter einmal von ihm ablässt und er wenigstens so tun kann, als dürfte er sich bei ihr ausruhen, sich an sie anschmiegen.

Auch Tom wirkt traurig, als er diese Erinnerung schildert. Es ist, als führten ihm gerade die wenigen guten Erinnerungen vor Augen, was er so sehr gebraucht hätte und nicht bekommen hat. Dieses versäumte Gute ist etwas, das nicht wiederzubringen ist, nicht wiedergutzumachen. Letztlich auch nicht durch eine Analyse, sosehr die Erfahrung heilsam ist, doch etwas Liebenswertes an sich zu haben, nicht Schleim zu sein. In dem Moment, wo Tom so etwas wie Lebendigkeit in sich zulässt, beginnt vielleicht auch etwas wie ein notwendiger, auf die Vergangenheit gerichteter Trauerprozess.

Doch sein Leben geht ja auch weiter, es gibt auch eine Gegenwart. Was ist mit Toms Familie, seiner Frau und seiner Tochter?

Das leere Haus

Tom und ich arbeiten nun bald sechs Jahre zusammen; eine lange Wegstrecke, auch für eine psychoanalytische Therapie. Ich habe ihn in den letzten Jahren öfter gesehen als so manche meiner Freunde oder Verwandten. Gerade seit dem letzten krisenhaften Jahr ist etwas Vertrauensvolles zwischen uns entstanden, und ich kann mich auch mal auf eine Sitzung mit ihm freuen. Während die erste lange Therapiephase darin bestand, die narzisstische Abwehr zu bearbeiten und eine tragfähige Beziehung zu entwickeln, und die zweite von der Krise bestimmt war, beschäftigt mich in der dritten Phase immer mehr die Frage von Toms Zukunft und seinem Leben jenseits der Therapie. Es ist nicht ungewöhnlich, dass Patienten in psychoanalytischen Therapien zeitweise sehr abhängig von der therapeutischen Beziehung werden, die Therapiestunden sehr brauchen, um überhaupt im Alltag zurechtzukommen. Mit einer etwas unlebendigen Metapher gesprochen: Wenn in einem Haus tragende Wände bearbeitet werden, braucht es für eine Weile einen anderen Halt, Stützsäulen, damit das Haus nicht zusammenfällt. In der Arbeit mit Tom geht es letztlich darum, etwas an seiner psychischen Struktur zu verändern, was nur in der stützenden Matrix einer vertrauensvollen Beziehung – und mit einem ausreichenden Reservoir an Zeit – möglich ist. Letztlich ist aber jede therapeutische Beziehung eine Beziehung auf Zeit, sollte jede Therapie dabei helfen, einmal ohne Therapie, aber eben auch ohne pathologische Abwehrstrategien leben zu können. Wie weit sind wir in unserer gemeinsamen Arbeit damit gekommen? Wie geht Tom mit anderen Menschen, insbesondere seiner Familie um?

Seine Tochter Lissi ist mittlerweile volljährig und schließt die Schule ab, mit ihr ist der Kontakt weiterhin schwierig. Sie wolle nicht viel mit ihm zu tun haben, sagt Tom, vertraue sich mit ihren Sorgen lieber der Mutter oder ihren Freundinnen an. Ihre Pläne nach dem Abitur kenne er nicht. Er wisse auch nicht, ob er sie danach fragen solle, sie würde es ihm schon erzählen, wenn sie möchte.

Die Beziehung mit seiner Frau sei hingegen harmonischer geworden. Manchmal, so Tom, wäre es wie früher, würde er sie auch begehren, als wäre Stefanie »noch eine junge Frau wie damals«. Auf jeden Fall gebe es weniger Streit, ab und an würden sie abends einfach mal zusammen auf dem Sofa sitzen und fernsehen, ohne etwas zu sagen. Tom empfindet das als »gut«, »idyllisch«. Für mein Empfinden zeichnet sich darin auch ein Moment der Leere in der Beziehung ab. Doch insgesamt wird es zwischen beiden ruhiger, entspannter. Tom kommt zum Beispiel nach Wochenenden, an denen seine Frau und er gemeinsam einen Ausflug unternommen haben, spürbar gelöst und wohlgestimmt in die Sitzung.

Umso überraschender ist es für Tom, und auch mich, als Stefanie sich am Ende unseres sechsten Therapiejahres, wenige Wochen vor Weihnachten, von ihm trennt. Sie stellt ihn vor vollendete Tatsachen: Sie hat jemand anderes kennengelernt und will mit ihm zusammenziehen. Innerhalb von einem Tag packt sie ihre Kisten und zieht aus, ohne dass es eine Aussprache gibt. Ich bin verdutzt über diesen radikalen Schlussstrich, kann, was Tom mir berichtet, kaum aufnehmen. Hat sich Stefanie wirklich von Tom getrennt? Während der Stunde, aber auch im Laufe der nächsten Wochen bin ich wie taub, kann gar nicht wirklich mitfühlen, was die Trennung für Tom bedeuten muss, während er vor sich hin wütet, um im nächsten Moment wieder weinend in sich zusammenzufallen. Meine Fühllosigkeit beschäftigt mich: Bin ich vielleicht mit einem verleugnenden Teil von Tom identifiziert, der die Trennung nicht wahrhaben will, weiterhin meint – das wird aus seinen Wutanfällen deutlich –, mit einem gewaltvollen Akt wieder Herr der Lage zu werden? Doch Tom ist ja auch verzweifelt, verletzt. Vielleicht habe ich mich vielmehr selbst taub gemacht – taub gegenüber Toms Schock, taub aber auch gegenüber einer lang in mir bestehenden Angst: der Aussicht, mit einem Schlag zur einzig verbleibenden Bezugsperson in Toms Leben geworden zu sein. Wird mir das zu viel? Kapselt Tom sich jetzt ganz in die Therapie ein? Mein Empfinden in dieser Zeit ist beinahe klaustrophobisch gefärbt.

Was Stefanie letztlich zur Trennung bewogen hat, weiß ich nicht. Überrascht hat mich die Trennung letztlich auch, weil diese Art ko-abhängige Beziehungen, trotz ihrer hohen Konflikthaftigkeit, meist sehr dauerhaft sind. Doch vielleicht haben sich über die Jahre ihrer Beziehung – beinahe zwei Jahrzehnte waren sie zusammen – zu viele Verletzungen angesammelt, die sich nicht mehr heilen lassen. Erstaunlich aber ist, dass Stefanie die Beziehung gerade in dem Moment beendet, da es zum ersten Mal wirklich begründete Hoffnung darauf gibt, dass Tom sich ändert. Wurde die Beziehung von einem verborgenen Mechanismus aufrechterhalten, haben sich die beiden vielleicht genau in dieser konflikthaften Einstellung gebraucht? Oder hatte bislang der Faschist in Tom allein die Beziehung zusammengezwungen, mit den Mitteln von Angst und emotionaler

Erpressung? Und in dem Moment, da Tom etwas weicher und weniger gewaltsam wird, er selbst aus dem Gefängnis seiner narzisstischen Organisation entkommt – kann auch Stefanie sich endlich lösen?

In jedem Fall wohnt der Wendung etwas Tragisches inne, erfüllt sich tatsächlich die größte Furcht, welche die narzisstische Diktatur in Betrieb gehalten hat: »Wenn du aufhörst, die Menschen mit Gewalt an dich zu binden, wirst du ganz verlassen sein.«

Wie geht Tom nun damit um? Kehrt er in sein narzisstisches System zurück, macht er mir Vorwürfe? Oder kann er sehen, dass dies auch die Konsequenz dessen ist, was er anderen Menschen angetan hat?

In den nächsten Stunden ist Tom vor allem aufbrausend, wütend, beschimpft Stefanie und ganz besonders ihren neuen »Macker«. Er ergeht sich in Rachefantasien, gerät, psychoanalytisch gesprochen, in einen »paranoid-schizoiden Modus«: Schuld sind die anderen, das Schlechte ist draußen, er wird vom Bösen anderer verfolgt, die ausschließlich niederträchtige Motive haben, er mobilisiert Aggression, hier abermals gegen das drohende Gefühl von Trauer und Schuld. Doch dieser Modus hält nicht an, kippt bald in einen Zustand elender Verzweiflung und Niedergeschlagenheit. Ich merke darin, wie er mit der eigenen Schuld in Kontakt kommt.

Er klagt sich an, bezichtigt sich, der schlimmste Ehemann und Vater auf der Welt zu sein. Tom: »Ich habe alles kaputt gemacht, alles! Weil ich schlecht bin, von Grund auf schlecht bin, nur Schlechtes in mir habe!«

Es steckt ein Stück Wahrheit darin: Er war kein guter Ehemann und auch kein guter Vater. So gerne ich Tom auch mit Worten entlasten würde, Therapie kann nicht im Beschwichtigen bestehen, im Sinne eines »alles halb so wild gewesen«.

Natürlich auch nicht darin, Tom Vorwürfe zu machen, ihm seine Schuld aufzurechnen, als würde ich nun nachtragend und rachsüchtig die Quittung ausstellen: »Siehst du, das hast du jetzt davon.« Trost und Befreiung vom Alp der Schuld gewährt letztlich vielleicht nur die integrative Kraft des Verstehens: was eigentlich geschehen ist und warum. Dessen innezuwerden ist auch der Schlüssel, um es nicht zu wiederholen.

Und wieder, wie in tragischer Erfüllung seiner Geschichte, höre ich an dieser Stelle den kleinen Jungen, der in seiner Ohnmacht all das zerstört hat, was ihm eigentlich am wichtigsten ist. Darin liegt der Bann des Wiederholungszwangs, die Tragödie von Toms Narzissmus. Nun erst zeigt sich, wie sehr Toms machtvolles Auftreten zu Beginn der Therapie von Ängsten gespeist war: Bindungen zu erzwingen, weil er nicht glaubt, dass ihn jemand aus Freiheit lieben könnte. Immerhin, etwas ist nun anders. Die Erfahrung unserer Arbeit, aber auch der Umstand, dass Tom weiter in die Therapie kommt, mit mir darüber spricht. Dass ich ihn nicht verlasse, immer noch da bin, unsere Beziehung dieses Schicksal nicht wiederholt, trotz aller Krisen – überlebt diese Hoffnung auch das Ende seiner Ehe?

Über Monate sprechen wir in der Therapie über die Trennung, die widersprüchlichen Gedanken und Gefühle, die Tom damit verbindet. Ich steuere gewissermaßen dagegen, wenn er bedrohlich Kurs auf eine der Klippen nimmt, sage etwa Dinge wie: »Sie sind sehr wütend auf Stefanie. Aber darin steckt auch eine ganz schöne Wut auf sich selbst.« Oder: »Hier gibt es wieder nur ein Entweder-oder: Entweder ist Stefanie an alldem schuld – oder Sie. Auf einen von beiden müssen Sie einschlagen.«

Noch lange Zeit nach der Trennung glaubt Tom, weiterhin Macht über Stefanie zu haben. Insbesondere über materielle Dinge versucht er, wieder Zugriff auf sie zu erlangen: Er behält das Haus, die Einrichtung, die Autos, schlicht und ergreifend »alles, was ich von meinem eigenen, hart erarbeiteten Geld gekauft habe«, wie er behauptet. »Soll sie doch mal merken, wie es da draußen in der Welt wirklich zugeht«, meint Tom. »Ich habe ihr ermöglicht, in einer schönen Blase zu leben, das ist jetzt vorbei.« Dass Stefanie gar nicht mehr auf ihn angewiesen zu sein scheint – zumindest überlässt sie ihm kommentarlos alles, was er an sich reißt –, will er kaum wahrhaben. Immer wieder aufs Neue ist er empört, wenn sie sich ihm weiter entzieht, je mehr er Druck auszuüben versucht. Vielleicht war Stefanies Hauruck-trennung im vollen Bewusstsein vollzogen. Sie wusste, dass sie noch am selben Tag alles, was ihr wichtig ist, würde mitnehmen müssen – auch Lissi.

Lissi ist eine junge Frau geworden, macht in diesem Jahr ihr Abitur. Sie geht mit ihrer Mutter fort, wenngleich Tom weiß, dass sie bald nach dem Schulabschluss ans andere Ende Deutschlands ziehen will, zum Studieren. Was, wisse er immer noch nicht, seit der Trennung und dem Auszug sei der Kontakt ganz abgebrochen.

In den ersten Tagen nach dem Auszug hat Tom versucht, Lissi auf ihrem Handy zu erreichen, manchmal fünf, sechs Mal innerhalb einer Stunde. Nicht etwa, um zu erfahren, wie es ihr mit der Trennung ihrer Eltern kurz vor ihrem Abitur geht, sondern, weil er hofft, über Lissi zu erfahren, was Stefanie macht und wo sie sich befindet. Doch Lissi scheint ihren Vater gut zu kennen, sie bleibt für ihn unnahbar, reagiert bald nicht mehr auf seine Kontaktversuche. Dass Stefanie und Lissi sich seinem Allmachtsanspruch entziehen, bedeutet jedoch nicht, dass Tom diese Grenzen anerkennt. Doch genau darauf käme es für mein Gefühl nun an. Er kann Stefanie nicht beherrschen, genauso wenig seine Tochter. Er ist nicht omnipotent in seinen Beziehungen, sosehr er mit Stefanie und in seiner Firma bislang diese Illusion zu realisieren versucht hat. Das aber, was in menschlichen Beziehungen am wichtigsten ist, kann man nicht erzwingen, wird einem nur aus Freiheit geschenkt, niemals als Tausch oder durch Erpressung. Kurzum: Er ist angewiesen auf den anderen, wie jeder Mensch, der sich nach Beziehung sehnt.

Tom hat lange Schwierigkeiten, dieser Tatsache ins Auge zu sehen. An manchen Stellen aber, dies wohl auch das Ergebnis unserer mehrjährigen gemeinsamen Arbeit, öffnet sich bei Tom eine Tür. Wenn nicht in Bezug auf Stefanie, so doch zumindest in Bezug auf Lissi.

Ich: »Sie verfolgen sie ja fast.«

Tom: »Was heißt verfolgen! Sie geht ja nicht ran. Die zieht sich einfach aus der Affäre.«

Ich: »Und warum sollte sie auch nicht. Sie erreichen sie nicht, weil es in Wahrheit gar nicht Lissi ist, mit der Sie sprechen wollen.«

Tom schweigt, liegt eine ganze Weile bewegungslos auf der Couch, wechselt das Thema. Aber in die nächste Stunde kommt er verändert, sagt, er habe abends noch einmal über unser Gespräch und seinen Umgang mit Lissi nachgedacht, bekennt schließlich: »Da habe ich wohl wieder einmal den Faschisten raushängen lassen.«

Danach stellt er die Anrufe ein, wendet sich nun aber dem anderen Extrem zu. Er meldet sich gar nicht mehr und lässt es geschehen, dass der Kontakt mit Lissi vollständig auf Eis liegt. In den Stunden klagt er und schuldigt sich an.

An Weihnachten ist Tom schließlich ganz alleine. Ein Mann von 50 Jahren, der beruflich einiges erreicht hat, in einem schönen Haus wohnt – aber das Haus ist leer. Das leere Haus scheint mir wie ein Sinnbild für Toms Leben, wie ein Stück Ruine, durch die noch das Echo seiner zerstörten Beziehungen hallt.

Trauert Tom? Bereut er? Ich stelle mir vor, dass dieser Trauerschmerz nur schwer zu tragen ist. Vielleicht liegt in dem Haus auch ein Stück Zukunft: eine Leere des Noch-nicht. Zunächst aber ist es der Raum des Nicht-mehr, des unwiederbringlich Verlorenen. Stefanie wird nicht zurückkehren – erst jetzt beginnt Tom zu realisieren, was das für ihn bedeutet. Trotz all seiner Schuld tut mir Tom an diesem Weihnachten sehr leid. Und auch als er aus den Weihnachtsferien wiederkehrt und wir unsere Arbeit wieder aufnehmen, wirkt er noch sehr in sich gekehrt und schweigsam.

Im Laufe der ersten Monate des neuen Jahres entschließt sich Tom, mit Stefanie einen milderen Ton anzuschlagen. Nicht, dass er sich mit ihr versöhnen wollte, das betont er immer wieder, aber zumindest doch einen Zustand herbeiführen, in dem »wir miteinander reden können wie zwei vernünftige Erwachsene«. Das ist für Tom nicht immer ganz einfach, er fühlt sich schnell durch Stefanie provoziert. Doch irgendwann gelingt es den beiden, wenn nicht gerade herzlich, so zumindest pragmatisch miteinander zu kommunizieren.

Ein brennender Schmerz bleibt in Tom, wenn er an seine Tochter denkt. Es verletzt ihn, als er merkt, dass die Zeit des Abiturs näher rückt, Lissi sich aber noch immer nicht gemeldet hat. »Ich würde Lissi gern zum Abiball begleiten. Davon habe ich immer geträumt, seit ich sie mit ihrer Schultüte das erste Mal in die Schule gebracht habe. Aber der Zug ist wahrscheinlich abgefahren«, sagt Tom. Stefanie, die sporadisch in Kontakt zu Tom steht, erzählt ihm ein wenig von Lissi, doch auch solche Gespräche sind selten.

Er leidet darunter, von seiner Familie nicht mehr gebraucht zu werden, ein Gefühl, das er all die vergangenen Jahre immer nur über finanzielle Abhängigkeiten herzustellen wusste. Tom weiß nicht, wie seine Frau es anstellt, sich und Lissi finanziell zu versorgen. Nie verlangt sie etwas von ihm, nie bittet sie ihn um etwas. Tom vermutet »dahinter« den »Macker« oder, dass Stefanie nicht nur in Bezug auf Männer »doppelte Buchführung« betrieben habe. Er ist darüber furchtbar gekränkt, was im Hinblick auf das Beziehungsende ja auch verständlich ist, denkt zugleich kaum daran, dass er selbst seine Frau jahrelang betrogen, in der Therapie sogar damit geprahlt hatte. Er fühlt sich von Stefanie ausgeraubt, benutzt, hinters Licht geführt. Tom wirkt ohne seine sonst so mächtige Waffe Geld hilflos und klein. Wie kann er in Kontakt mit einem Menschen kommen, ohne sich des anderen zu bemächtigen? Wie kann er dem anderen etwas von sich zeigen, ohne ihn dabei zu manipulieren oder ihn zu überwältigen? Wie kann er sich wirklich für das interessieren, was der andere denkt und fühlt?

Meist tut Tom sich mit Gedanken in diese Richtung schwer, wiegelt auch Überlegungen ab, wie eine andere Beziehung zu seiner Tochter möglich sein könnte. Tom: »Sie will keinen Kontakt mehr, das muss ich respektieren.« Ein anderes Mal referiert er in verdrehender Weise auf meine eigenen Worte: »Sie meinten doch selbst, dass ich sie mit meinem Verhalten bloß verfolge. Die meldet sich schon, wenn sie was möchte.«

Ich sehe in Toms passiver Haltung gegenüber Lissi einerseits so etwas wie eine erste Auseinandersetzung mit der Tatsache, dass er Beziehungsfragen nicht mit Macht und Gewalt lösen kann. Es ist etwas richtig daran, dass er Lissi Raum lassen muss, wenn noch einmal so etwas wie eine Beziehung entstehen soll. Doch dies scheint bei ihm zunächst vor allem mit Gefühlen der Resignation und gänzlichen Ohnmacht einherzugehen: Kann er keine Kontrolle mehr ausüben, kommt es ihm im anderen Extrem so vor, als habe er nichts mehr in der Hand, könne nichts mehr ausrichten und bewirken, habe keine Bedeutung mehr für andere.

Trotz aller Schuldanklagen und Verzweiflung: Tom gerät nicht mehr in den tiefen Strudel, in dem wir uns einst schon in der Therapie befunden haben. Anders als damals trägt ihn unsere Beziehung. Auch in seiner Firma hat sich Tom inzwischen ein einigermaßen stabiles Umfeld geschaffen, eine zumindest solide Arbeitsbeziehung zu den meisten Mitarbeitern, worin er ebenfalls etwas Haltgebendes erfahren kann, etwas, das ihm in dieser Zeit Sinn gibt, er einen Ort hat, an dem er gebraucht wird. Auch wenn er so manche Nächte schlaflos verbringt, er wird nie so krank, dass er Meetings verschieben oder Kunden absagen müsste.

Eines Tages im Frühjahr kommt Tom sichtlich gut gelaunt in die Sitzung, das erste Mal seit einer langen Zeit. »Lissi hat mir geschrieben«, eröffnet er die Stunde. »Dabei hab ich nicht einmal etwas gemacht.« Tatsächlich stellt sich aber heraus, dass er doch etwas gemacht hat. Am Vorabend zu Lissis mündlichen Prüfungen schreibt er ihr eine Nachricht. Er liest sie mir vor: »Ich drücke dir die Daumen. Papa.« Am Nachmittag unserer Stunde kam ihre Antwort: »Danke. Hat geholfen.« Tom kann zunächst gar nicht begreifen, warum ausgerechnet diese Nachricht Lissi zu einer Antwort bewogen hat.

Ich: »Vielleicht, weil Sie in Gedanken endlich einmal bei ihr waren.«

Tom: »Es war ganz spontan. Ich hatte mir eigentlich gar nichts dabei gedacht, ich wollte damit gar nichts bezwecken.«

Gerade das ist es, was einen Kontakt ermöglicht hat. Tom denkt an Lissi, macht sich Gedanken über sie und teilt ihr das mit, ohne im Gegenzug etwas von ihr zu wollen: eine spontane Geste, einem ehrlichen Gefühl entsprungen, nicht einer wie auch immer gearteten Intention. Tom hat die Neigung, jetzt sofort zuzupacken, seine Tochter einzuladen oder ihr anzubieten, sie zu besuchen, mit Blumen nach der nächsten Prüfung zu erscheinen – aber Tom kann nach dem Gespräch in der Therapie sehen, dass dies vielleicht zu schnell, zu bedrängend wäre. Stattdessen formuliert Tom die nächste SMS als Frage: »Wenn du möchtest, kann ich dich nach der Prüfung abholen und wir trinken einen Kaffee?«

Worauf Lissi antwortet: »Danke. Ich bin dann schon mit meinen Freundinnen unterwegs.«

Die Beziehung zwischen Tom und seiner Tochter ist nicht so einfach zu heilen. Zunächst scheint sogar der kurz entstandene Kontakt wieder einzuschlafen. Auch lädt Lissi ihren Vater nicht zum Abiball ein, was Tom sehr traurig macht. Doch er drängt seine Tochter nicht, kann mithilfe der Therapie die Fragilität des Bandes erkennen, das zwischen ihm und ihr besteht. Lissi trägt sicher viele Verletzungen durch ihren Vater in sich, muss ihn dies vielleicht auch fühlen lassen. Es geht jetzt nicht um ein schnelles Wiedergutmachen, sondern ein Anerkennen dessen, was geschehen ist. Davon wird Lissi nicht abweichen, in keine voreilige Versöhnung einstimmen, für mein Gefühl mit Recht. Tom erträgt die Zurückweisungen, schaltet sich nicht herrschsüchtig oder bemächtigend ein, wenngleich ihm das sehr schwerfällt. Immer wieder bringt er vorformulierte Nachrichten in die Stunden, um sie dort mit mir zu besprechen – meist schickt er sie nach der Stunde nicht ab. Dass ihm dies überhaupt möglich ist, Tom die Körbe seiner Tochter einsteckt, ohne sich an ihr zu rächen, ohne sie zu verfolgen; auch, dass er mit mir sprechen und darüber nachdenken kann, ohne Dinge gleich machtvoll durchzudrücken, zeigt, wie weit er in der Therapie gekommen ist. Tom: »Erst als abwesender Vater werde ich ihr ein guter Vater. Das ist die traurige Bilanz.«

Während der Sommerpause, es ist inzwischen das siebte Jahr, hat Tom einen Entschluss gefasst. Er will Stefanie einen Teil des Vermögens überschreiben und ist bereit, in eine Scheidung einzuwilligen, falls sie das möchte. »Krieg verloren«, kommentiert er lakonisch seine eigene Entscheidung. Aber er sehe es auch als ein gewisses Schmerzensgeld, das er Stefanie zu zahlen habe: »Ich werde zwar dadurch nicht die Vergangenheit los. Aber ich muss sie dann wenigstens nicht weiter in die Zukunft tragen.« Er wolle endlich einen Schlussstrich unter dieses Kapitel setzen.

Ganz so einfach, wie Tom sich das vorstellt, vollzieht sich das Ganze dann natürlich nicht. Stefanie zeigt sich nicht etwa dankbar, wie Tom es heimlich erwartet hatte. Sein Angebot setzt im Gegenteil eine massive Wut in ihr frei, der sie ihm gegenüber freien Lauf lässt. Tom ringt mit den Provokationen, lässt sich auf Gefechte mit ihr ein, sieht die teils offenkundigen Sticheleien vor lauter Kränkung nicht. Doch Vermögensumschichtung sowie Scheidungsangebot lässt er aus dem Spiel, nutzt sie letztlich nicht als Druckmittel gegen Stefanie.

Im Herbst wirkt Tom erschöpft, aber auch ruhiger. Er hat, soweit es möglich ist, alles in die Wege geleitet, was in die Wege zu leiten war. Stefanie hat den ihr zustehenden Teil des Vermögens erhalten, die Scheidungspapiere wurden eingereicht. Auf weitere »böse Nachrichten« seitens »der Frau«, wie Tom Stefanie seit Kurzem nennt, geht er nicht mehr ein. »Die Frau hat vielleicht vieles mit mir durchleiden müssen. Aber bei allem, was Recht ist: Auch ich muss sie mir nicht mehr unter allen Umständen antun.«

Tom hat sich über den Sommer komplett neu eingerichtet, das ganze Haus gestaltet er um, wie er betont, nach seinem Geschmack. »Keine beigen Sofas und Teppiche mehr«, sagt er, stattdessen kräftige Farben und moderne Kunstwerke. Darunter ein Kunstdruck des Künstlers, der auch in meiner Praxis hängt und den Tom gleich in unserer ersten Sitzung kommentiert hatte. Nur Lissis altes Kinderzimmer lässt Tom unberührt.

»Das muss bleiben, vielleicht …«, Tom spricht seinen Gedanken nicht zu Ende.

Der zarte Kontakt zwischen Lissi und Tom reißt nicht ab. Er hilft ihr bei ihrem Umzug in die neue Studienstadt, freut sich über die Gelegenheit, mit ihr Zeit zu verbringen. »Sie hat mich danach noch auf ein Bier mit ihren Leutchens eingeladen.« Tom lacht vergnügt. »Schon seltsam, die eigene Tochter so erwachsen zu sehen.« Und nach einer Weile des Schweigens. »Ich bin schon stolz auf die Kleine.« Ich bin sehr berührt davon, wie Tom sich in der letzten Zeit zeigt. Auch ich bin in diesem Moment ein stolzer Vater.

Nicht immer verlaufen die nächsten Monate so glücklich und friedlich, aber es gibt doch immer wieder diese neuen Augenblicke in Toms Leben. Tom entdeckt seine Plattensammlung wieder, hört mit Genuss seine alten Jazzplatten, besucht zahlreiche Konzerte, aber auch andere kulturelle Veranstaltungen, Aufführungen, Vorträge, Vernissagen. Stefanie habe das nie gerne gemacht, erzählt Tom, sei wie ein »alter Kartoffelsack immer nur zu Hause rumgehockt«, habe ihn mitgezogen in »das Joch der Langeweile«. Tom kann es nicht ganz lassen, sich immer wieder über seine Ex-Frau zu erheben. Doch etwas Ärger ist ja auch wichtig, damit er die Trennung vollziehen und bewältigen kann. Und er ist nicht nur in Ärger verstrickt; immer mehr beschäftigt ihn seine neue Freiheit, sein neues Lebensgefühl.

Tom war noch nie in seinem Leben so viel allein. Früher, als junger, unverheirateter Mann, habe er sich in Affären, Arbeit und Alkoholexzesse gestürzt. Immerhin die Arbeit ist ihm weiter eine treue Begleiterin, er arbeitet viel und meist auch gerne. Doch erstmals kann er auch die Zeit allein genießen. Ich vermute, dass ihm dies möglich ist, weil er sich, psychoanalytisch gesprochen, von seinen inneren Objekten nicht mehr derart verfolgt fühlt wie noch zu Beginn der Therapie, er auch mal rasten und innehalten kann. Ebenso sehr, wie er die anderen nicht mehr in seiner Rastlosigkeit verfolgen muss.

Das nächste Weihnachtsfest rückt näher und damit auch das Thema der Trauer; ein weiteres Jahr, in dem Tom einsamen Tagen entgegenblickt. Es fällt Tom schwer, seine Traurigkeit zuzulassen. Auf seine alte Art und Weise und ironisch-verdrehend eine Wendung Freuds aufgreifend, meint Tom: »Tja, der Alte ist wohl oder übel an Weihnachten ganz Herr in seinem eigenen Haus. Aber soll man sich darüber freuen?« Freunde hat er kaum, und die wenigen Bekanntschaften, die er pflegt, verbringen die Feiertage bei ihren eigenen Familien. Die Zeit ausschließlich bei seiner Mutter in seiner Heimatstadt verbringen will Tom nicht: »Zu viel Stress und böse Erinnerungen.«

Kurz vor Weihnachten erreicht ihn ein Anruf von Lissi. Sie fragt, ob sie den zweiten Weihnachtsfeiertag gemeinsam verbringen wollen. Sie würde bei ihm vorbeikommen, auch gerne etwas aus ihrem alten Zimmer holen und das Haus einmal wiedersehen; und ihm etwas von ihren selbst gemachten Plätzchen mitbringen. »Sie hat gleich klargemacht, dass sie nicht übernachten wird«, sagt Tom. Und nach einer Weile: »Ich freue mich trotzdem, bin gespannt, was sie zu erzählen hat.«

An dieser Stelle endet meine Fallerzählung, auch wenn die Therapie noch nicht zu Ende ist. Tom kommt noch weiter, für beinahe drei Jahre, auch wenn wir die Stundenfrequenz reduzieren. Tom möchte Raum für sein eigenes Leben haben, nach vorne schauen; und nutzt die therapeutische Begleitung noch eine ganze Weile dafür. Der Charakter der Therapie ändert sich, ist vielleicht weniger etwas, das Tom unbedingt braucht, als etwas, was er für sich will. Die Therapie ist Reflexionsraum, zeigt Tom aber auch, wie er die Erfahrungen, die er in der Therapie macht, im »echten« Leben wiederfinden kann. Tom findet eine Partnerin, die »ganz anders als Stefanie« ist, trennt sich bald aber wieder, da es »nicht passt«. Mit Lissi hält er den Kontakt; er ist nicht innig, aber doch bedeutungsvoll. Tom unterstützt seine Tochter auf ihrem Weg durch das Studium, trifft sich gelegentlich mit ihr. Einmal sagt Lissi zu ihm: »Papa, du hast dich wirklich verändert«, was Tom sehr berührt.

Der Abschied, den wir in unserem zehnten Therapiejahr voneinander nehmen, würde ein ganz eigenes Kapitel in der Fallerzählung verdienen. Oftmals kehren am Ende von langen Therapieprozessen noch einmal die zentralen Konflikte wieder, haben die Geister der Vergangenheit im letzten Akt noch einmal einen Auftritt, ehe sie endgültig Ruhe finden. Letztlich ist das letzte Kapitel unserer Therapie ein Zurückblicken, ein Kapitel, in dem es um Trauer geht, und auch etwas um Stolz auf das Geleistete. Zuletzt geht es auch um Dankbarkeit, und die ist allemal das Gegenprinzip zum narzisstischen Neid. Einige Wochen vor der letzten Stunde bringt Tom ein Dankeswort über die Lippen. Dafür, dass ich es so lange mit ihm ausgehalten habe, und überhaupt: »Für all die Jahre, die Sie an meiner Seite waren. Und mich nicht aufgegeben haben.« Ich weiß, wie viel dieses Wort bedeutet.

Fast ein Jahrzehnt gemeinsamer Arbeit liegt hinter uns, insgesamt über tausend Therapiestunden. War es diesen Aufwand wert?

Diese sehr lange Therapie kann sicherlich nicht ausschließlich unter dem Aspekt einer Krankenbehandlung betrachtet werden. Sie beschreibt auch eine tiefgreifende persönliche Entwicklung, wobei die Grenzen zwischen beidem fließend sind. Toms Problematik war nicht auf ein bestimmtes Symptom beschränkt oder einen spezifischen Konflikt, sondern hat etwas mit einer globalen Organisationsweise seiner Persönlichkeit und seiner Beziehungen zu tun, die hier immer wieder unter dem Begriff des Narzissmus verhandelt wurde. Wie facettenreich die Realität hinter diesem Begriff ist, habe ich in dieser Therapiegeschichte zu schildern versucht.

Unsere gemeinsame Arbeit verdankt sich einer besonderen Konstellation: Es ist nicht selbstverständlich, dass ein Mann wie Tom diesen Weg mit einer solchen Beharrlichkeit verfolgt. Keine einzige Stunde hat er verstreichen lassen, ohne triftigen Grund abgesagt. Das habe ich an Tom bewundert, und es ist für mich auch immer ein Zeichen dafür gewesen, dass in Tom noch jemand anderes steckt als der »Faschist«. Aus unserer Arbeit lässt sich sicherlich auch kein generelles »Heilmittel« gegen Narzissmus ableiten. Nicht für jeden Menschen mit einer narzisstischen Persönlichkeitsstruktur ist dieser Ansatz der richtige. Und je länger die Therapie geht, desto mehr wird sie zu etwas Individuellem, etwas, das seine eigene Geschichte hat, die sich nur so und nur einmal zwischen zwei Menschen ereignen kann. Auch in meinem Leben sind ja zehn Jahre vergangen, auch ich habe mich verändert und entwickelt. Aber gilt das nicht letztlich für jede Psychotherapie oder sollte für sie gelten, es sei denn, wir wollen Therapie wie eine Pille verstehen, die man standardisiert verabreichen kann?

Ungewöhnlich war die Therapie vor allem auch dadurch, dass Tom die Stunden selbst bezahlte und die Therapie damit prinzipiell offen war, ihrer Eigenzeit folgen konnte. Anders als eine sogenannte störungsfokussierte Analytische Psychotherapie, etwa im Rahmen der Stundenkontingente einer Krankenkasse, wo man sicherlich einen anderen Schwerpunkt hätte setzen müssen, die von vornherein begrenzte Zeit in der Behandlungsplanung mitberücksichtigen. Toms Therapie zeugt von einem sozialen Privileg, auch wenn ich mich natürlich bemühe, für alle Behandlungen die nötige Zeit bewilligt zu bekommen.

Ist es nun gelungen, die narzisstische Persönlichkeitsorganisation von Tom zu transformieren? Ich denke ja, und sogar in einem bedeutsamen Ausmaß. Sicherlich nicht im Sinne eines großen Finales, der großartigen Wendung, einer grandiosen Neuerschaffung seiner Persönlichkeit. Auf eine gewisse Weise ist Tom sogar trauriger und nachdenklicher als vor der Therapie, aber zugleich weniger getrieben, mehr in Kontakt mit sich selbst und seinen Gefühlen. Für andere ist er weniger Verfolger, weil er sich selbst weniger verfolgt fühlt. Er bedroht andere Menschen weniger, weil er sich selbst weniger bedroht wähnt. Etwas, das man auch an seinen Träumen sehen kann, die zum Ende der Therapie hin weniger mörderisch, albtraumhaft und zuweilen sogar pointiert und gewitzt wurden.

Der innere Verfolger war letztlich sein Selbsthass, verinnerlicht durch frühe, mithin traumatische Erfahrungen: wertlos, nichtig zu sein, mit seinen existenziellen Bedürfnissen alleingelassen. Dieser Verfolger hat von ihm abgelassen, je mehr er die Erfahrung in der Therapie verinnerlichen konnte, dass doch nicht nur Schlechtes in ihm ist. Ein kleiner Junge, ein verletzliches Höhlentier, dem ich die Treue hielt, auch wenn er mit aller Vehemenz versuchte, sich und mir die Hoffnung zu nehmen, dass er sich ändern kann. Es hat Jahre gedauert, bis er sich für die Erfahrung öffnen konnte, dass es eine Alternative gibt zur Logik von Macht und Unterlegenheit, nach der er bislang seine Beziehungen geführt hatte. Ich glaube, dass dies nur möglich war, weil Tom in unserer Arbeit etwas Liebenswertes an sich entdecken konnte, wenn man so will: etwas Kindliches-Schutzbedürftiges, den Nacktmull, den er nicht sogleich auslöschen muss aus Angst, dass er mir sonst ohnmächtig ausgeliefert ist.

Die Veränderung in Tom brachte auch eine Veränderung für sein Umfeld mit sich, insbesondere für seine Tochter Lissi, aber auch für seine Mitarbeiter. Eine Therapie ist vielleicht nie nur für eine Person hilfreich, manchmal kann allein sie den Fluch der transgenerationalen Weitergabe durchbrechen, die Weitergabe von Ohnmachtserfahrung und Gewalt an die nächste Generation aufhalten. Es wird sich zeigen, ob Lissi diese Veränderung in ihrem Vater nutzen kann, um auch etwas von ihren eigenen Verletzungen zu heilen und sie nicht abermals weiterzugeben.

Am Ende ist es ein Stück neu gewonnenes Leben, das die Analyse Tom schenken konnte. Und das größte Geschenk, das ein Analysand umgekehrt seinem Analytiker machen kann, ist wohl: seine Entwicklung.

Dank

Unser Dank gilt allen, die uns bei der Entstehung dieses Buches unterstützt haben, vor allem denen, die uns Einblick in ihre therapeutischen Prozesse gegeben und uns ermöglicht haben, diese Geschichten zu erzählen. Für das Gegenlesen und wertvolle Hinweise möchten wir uns bedanken bei: Michael Gingelmaier, Florian Müller, Sarah Khouri, Nike Kössl, Margareta Müller, Susanne Loetz, Moataz Al-Salha. Ein besonderer Dank gilt Lena Däuker für die umsichtige Begleitung sowie Annika Domainko, die in vielerlei Hinsicht die Geburtshelferin dieses Buches gewesen ist.

Weiterführende Hinweise und Literaturempfehlungen

Podcastfolgen mit weiterführenden Informationen und ausführlichen Literaturhinweisen sind zu finden unter dem Titel »Rätsel des Unbewussten« (www.psy-cast.de), überall da, wo es Podcasts gibt. Dort findet sich auch zu jeder Fallgeschichte aus dem Buch eine vertiefende Nachbesprechung.

Einführung in die zeitgenössische Psychoanalyse und ihren wissenschaftlichen Status

Leuzinger-Bohleber, Marianne; Benecke, Cord; Hau, Stephan (2015). Psychoanalytische Forschung. Methoden und Kontroversen in Zeiten wissenschaftlicher Pluralität. Stuttgart: Kohlhammer.

Mertens, Wolfgang (2010). Psychoanalytische Schulen im Gespräch (3 Bde.). Stuttgart: Huber.

Shedler, Jonathan (2011). Die Wirksamkeit psychodynamischer Therapien. Psychotherapeut 56, 265–277.

Podcast:
Folge 1: Was ist Psychoanalyse?
Folge 6: Ist die Psychoanalyse wissenschaftlich?
Folge 18: Heilen durch Verstehen. Wie eine Psychoanalyse wirkt
Folge 53: Konzepte der zeitgenössischen Psychoanalyse
Folge 71–75: Geschichte der Psychoanalyse in Deutschland
Folge 81: Ist die Psychoanalyse evidenzbasiert?

Zur Fallgeschichte Konrad

Auchter, Thomas (2019). Trauer. Gießen: Psychosozial.

Green, André (1983/2011). Die tote Mutter. In: Die tote Mutter. Psychoanalytische Studien zu Lebensnarzissmus und Todesnarzissmus. Gießen: Psychosozial, 233–264.

Haas, Eberhard (1990): Orpheus und Eurydike. Vom Ursprungsmythos des Trauerprozesses. Jahrb. Psychoanal., 26, 230–252.

Rohde-Dachser, Christa (2010). Schwermut als Objekt. Über Struktur und Inhalt der Borderline-Depression. Psyche, 9/10, 862–889.

Podcast:
Folge 2: Übertragung und Gegenübertragung
Folge 44: Trauer. Der Weg durch das Schattenreich
Folge 61: Auf der Suche nach dem verlorenen Selbst. Psychoanalyse und Lebensgeschichte
Folge 69: Das Phantom der Leere. Zur Psychodynamik der Weißen Depression
Folge 79: Wissenwollen – Nichtwissenwollen. Über die Macht der Neugierde

Zur Fallgeschichte Maike

Dohm, Lea; Peter, Felix; van Bronswijk, Katharina (2021). Climate Action – Psychologie der Klimakrise. Gießen: Psychosozial.
Kirchhoff, Christine; Uhl, Tom David; Lohl, Jan (Hg., 2018). Prokrastination (Themenheft). Psychosozial, 41, 153, Heft III.
Küchenhoff, Jan (2019). Depression. Gießen: Psychosozial-Verlag.
Mentzos, Stavros (2001). Depression und Manie. Psychodynamik und Therapie affektiver Störungen. Göttingen: V&R.
Podcast:
Folge 5: Das falsche Selbst
Folge 25: Widerstand. Warum wir nicht wollen, was wir wollen
Folge 40: Der Ödipuskomplex. Zeitlos oder überholt?
Folge 48: Depression
Folge 67: Arbeitsstörungen und Prokrastination. Und ewig wächst der Berg der Schande
Folge 75: Das Klima ändert sich. Psychoanalyse in der neoliberalen Gesellschaft

Zur Fallgeschichte Aliya und Shadi

Durban, Joshua (2019). Heimat, Heimatlosigkeit und Nirgendwosein in der frühen Kindheit. Psyche, 73/1, 17–41.
Heinemann, Evelyn; Hopf, Hans (2021). Psychische Störungen in Kindheit und Jugend. Symptome, Psychodynamik, Fallbeispiele, psychoanalytische Therapie.
Grinberg, Léon; Grinberg, Rebeca (2016). Psychoanalyse der Migration und des Exils. Gießen: Psychosozial.
Traxl, Bernd (2018). Psychodynamik im Spiel: Psychoanalytische Überlegungen und klinische Erfahrungen zur Bedeutung des Spiels. Gießen: Psychosozial.

Podcast:
Folge 24: Das Geheimnis der Kuscheltiere. Übergangsobjekte
Folge 33: Containing
Folge 34: Frühkindliche Traumatisierungen
Folge 76: Kinderanalyse. Die Gespenster im Kinderzimmer
Folge 77: Was Armut mit uns macht

Zur Fallgeschichte Tom

Balzer, Werner (1993). Der Tod und der Kompaß. Überlegungen zur trügerischen Plausibilität bei der psychoanalytischen Behandlung narzißtischer Patienten. Jahrbuch der Psychoanalyse, 31, 9–47.
Schneider, Gerhard (2005). Die Gefahr der Heilung – psychische Veränderung als tödliche Bedrohung. Jahrbuch der Psychoanalyse, 51, 81–114.
Trimborn, Winfrid (2003). Der Verrat am Selbst – Zur Gewalt narzißtischer Abwehr. Psyche – Zeitschrift für Psychoanalyse, 57(11):1033–1056
Podcast:
Folge 36: Der lange Schatten des Traumas. Transgenerationale Weitergabe
Folge 37: Die Tragödie des Narzissmus
Folge 38: Maligner Narzissmus. Eine Quelle von Hass und Gewalt
Folge 60: Neid. Verborgene Triebkraft menschlicher Entwicklung?
Folge 62: Wohin die Liebe fällt? Psychoanalyse der Paarbeziehung
Folge 78: Negative Übertragung. Warum wir das Schlechte brauchen, um das Gute zu finden

Register

Ablösungskonflikte 120, 129 f.
Abstinenz, therapeutische 125
Abwehr, narzisstische 229
Agieren 127
Ahnungsvermögen, träumerisches 185
Angststörung 108
Aporetische Situation 251
Arbeitsmodelle von Bindung, innere 117, 122
Autismus 164

Basis, internalisierte sichere 171
Beziehungsstörung, verinnerlichte 22
Bilanzieren 76
Bindung 11, 66, 70 f., 117, 124, 137, 144–146, 152, 171, 188, 196, 212, 216, 243, 268, 285
Bindungsangst 154
Bion, Wilfred 85
Burn-out 221

Containing 42
Couchsetting 258

Denken 20, 38 f., 50, 56, 58, 128, 224, 229
Depression 13, 15, 25, 89, 108, 184
Durban, Joshua 170 f., 201

Einsamkeit 38, 63, 68, 100, 139, 143 f., 216, 253
Eltern, innere 128 f., 149
Elternübertragung 126
Emotionales Bewusstsein 242
Episode, depressive 108
Erikson, Erik H. 151
Erzählen 27, 37, 43, 79 f., 85, 131, 242

Familien-Ich 137
Freud, Sigmund 10, 35, 72, 148, 294

Gegenübertragung 21 f., 126 f., 235, 244, 257
Generationenkonflikt 151 f.
Generativität 151, 153

Haas, Eberhard 210
Halten 196
Heilanalyse, störungsfokussierte 296
Heimatverlust 170 f., 201
Hier und Jetzt 127, 265
Holding 196

Identifikation mit dem Angreifer 239
Identifikation, projektive 223

Komplexe 152 f.
Konservierung 71

Modus, paranoid-schizoider 284
Mutismus 162, 169

Narzissmus 216, 285, 296
Neugier 86, 115, 124, 179, 204
Nirgendwosein 87, 170

Objekte, innere 8, 33, 40, 55, 65, 84 f., 95, 153, 185, 199, 208, 246–248, 251, 259 f., 267, 293
Objekt, gutes 279
Objekt, mütterliches 246
Ödipuskomplex 10, 152
Organisation, narzisstische 247, 284, 297

Parentifizierung 120, 139
pavor nocturnus 163, 194
Pfützentrauern 204, 210
Projektion 224, 229
Prokrastination 7, 103 f., 113
Psychosomatik 89, 263, 273
Psychotherapie, Analytische 10
Psychotherapie, Tiefenpsychologisch fundierte 10
Punkt der Dringlichkeit 231

Realitätsprüfung 57, 265
Realobjekt 259
Regression 198, 265, 275 f.
Regression, maligne 258
Rosenfeld, Herbert 247

Schneider, Gerhard 251
Schuldgefühl 92, 115, 118, 122–124, 127, 134, 136, 138–140, 146 f., 169, 189, 206, 265
Selbstwertkonflikte 229
Spätadoleszenz 113, 120 ,146, 155
Spielen 178, 204
Störung, strukturelle 228
Struktur, psychische 228

Täterintrojekt 240
Tod, zweiter 208
Transgenerationalität 248, 270, 272, 298
Trauer 35, 48, 70 f., 90, 94, 96, 109, 148, 152, 167, 170, 177 f., 184, 198, 201, 204 f., 208, 210 f., 213, 276, 281, 284, 288, 294 f.
Trauerarbeit 70, 72, 95
Trauer, armierte 201 f.
Trauma 10, 80 f., 84 f., 89, 145 f., 158, 167, 170 f., 199, 202, 227, 245, 251, 259 f., 264, 273, 297
Träume 49–51, 53–55, 57, 60, 72, 97, 163, 196, 205 f., 208 f., 214, 246, 248, 254, 259, 264 f., 267–270, 272, 275, 277, 297
Trennungsaggression 70

Über-Ich, malignes 247
Überlebensschuld 208
Übertragung 21 f., 39, 178, 181, 237, 241, 274
Übertragungsobjekt 259
Urvertrauen 144

Verdrängung 10, 29, 252
Verlustangst 144
Verstummen 168, 177, 236

Wahres Selbst 115
Walking Dead Syndrom 51
Wegdriften 55, 58
Widerstand, unbewusster 112
Wisstrieb 86